DR. FRAWLEY
MIT DEM HERZEN DENKEN

Dr. David Frawley

Mit dem Herzen denken

Die Psychologie des Ayurveda

Aus dem Amerikanischen übersetzt
von Rita Penny

WINDPFERD

Wichtiger Hinweis

Die in diesem Buch vorgestellten Informationen sind sorgfältig recherchiert und wurden nach bestem Wissen und Gewissen weitergegeben. Dennoch übernehmen Autor und Verlag keinerlei Haftung für Schäden irgendeiner Art, die direkt oder indirekt aus der Anwendung oder Verwendung der Angaben in diesem Buch entstehen. Die Informationen in diesem Buch sind für Interessierte und zur Weiterbildung gedacht.

Titel der Originalausgabe
Ayurveda and the Mind, the Healing of Consciousness

Published in 1997 by Lotus Press, P.O. Box 325, Twin Lakes, Wisconsin 53181

Übertragung aus dem Amerikanischen: Rita Penney

4. Auflage 2017

Die deutsche Erstausgabe erschien 1999 in der Reihe Schangrila
unter dem Titel *Vom Geist des Ayurveda*

Umschlaggestaltung: Andrea Barth | Guter Punkt – Agentur für Gestaltung
unter Verwendung einer Illustration von Shutterstock
Lektorat: Kristina Lohfeldt
Satz und Layout: Marx Grafik & ArtWork
Gesetzt aus der Adobe Garamond
Druck und Bindung: C. H. Beck, Nördlingen

FSC www.fsc.org MIX Papier aus verantwortungsvollen Quellen FSC® C019821

Printed in Germany
ISBN 978-3-86410-151-9
www.windpferd.de

Inhalt

Vorwort

An der Schwelle des nächsten Jahrtausends steht die Menschheit vor beispiellosen Herausforderungen. Wir suchen neue Wege, um den Anforderungen, die das moderne Leben an uns stellt, zu begegnen, während ein ständiger Informationsfluss unsere Aufmerksamkeit fordert. Obwohl wir in vielerlei Hinsicht die Möglichkeit haben, ein reicheres und ausgefüllteres Leben zu führen als jemals zuvor, ist es offensichtlich, dass wir neue Strategien entwickeln müssen, um zu überleben und uns als Individuen und als Spezies weiterzuentwickeln.

Unsere westliche Kultur ist dynamisch, pulsierend und nimmt Veränderungen begierig auf. Unsere Begeisterung für alles Neue befähigt uns, technologische und philosophische Grenzen zu überwinden, die vor hundert Jahren noch unvorstellbar waren. Aber diese Faszination für Veränderungen fordert von der Gesellschaft ihren Tribut. Viele Menschen fühlen sich entwurzelt und abgeschnitten von den großen Traditionen, die der Menschheit über Jahrtausende Leitung und Beistand gewährt haben.

Die antike vedische Tradition, die von den großen Sehern in Indien empfangen worden ist, bietet uns bereitwillig eine Fülle an praktischem Wissen, wie wir ein gesundes und sinnerfülltes Leben führen können. Die vedische Weisheit ist zeitlos und grenzenlos und deshalb auch auf unser modernes Zeitalter anwendbar. Wir können uns glücklich schätzen, in Dr. Frawley jemanden zu haben, der diese tiefgründigen Weisheiten interpretieren und übersetzen kann, so dass sie von allen, die sie aufnehmen, in ein lebendiges Wissen umgewandelt werden können.

In seinem Buch *Mit dem Herzen denken* lässt Dr. Frawley wieder einmal sein geistiges Licht brillieren, um die praktische Anwendung von Ayurveda und Yoga auf den Geist zu beleuchten. Durch seine klare Darlegung der vedischen Prinzipien und deren Ausdruck wird ein einfacher, aber doch tief greifender Zugang zur psychologischen und emotionalen Heilung ermöglicht. Dieses Buch erinnert uns daran, dass der Geist ein empfindliches Organ ist, dessen Gesundheit von seiner Fähigkeit abhängt, Nährstoffe aus der Außenwelt zu extrahieren. Wenn wir Gift in Form von Gefühlskränkungen, Misserfolgen und Enttäuschungen angesammelt haben, müssen wir diese Unreinheiten aus unseren mentalen und emotionalen Schichten entfernen, um wahre emotionale und spirituelle Freiheit zu erlangen.

Im Gegensatz zur modernen psychologischen Wissenschaft, die bis vor kurzem an der Zweiteilung von Körper und Geist festgehalten hat, geht die ayurvedische Psychologie ganz klar davon aus, dass Körper und Geist eine Einheit bilden. Der Geist ist eine Ansammlung von Ideen, der Körper eine Ansammlung von Molekülen und doch sind beide Ausdruck des Bewusstseins und beeinflussen sich gegenseitig.

Dieses Buch ist eine sehr wertvolle Quelle beim Studium von Ayurveda, Yoga, Tantra und Psychologie. Es zeigt sich wieder das einzigartige Talent von Dr. Frawley, antikes vedisches Wissen zu verarbeiten und es uns als Nahrung für Körper, Geist und Seele zu übermitteln. Er war mir ein wertvoller und hoch geschätzter Lehrer und ich habe eine große Achtung vor seiner liebevollen Weisheit, die er so bereitwillig mit mir und der Welt teilt.

Dr. David Simon,
Mitbegründer von *The Chopra Center* und Bestsellerautor

Einleitung

Ayurveda ist eine außergewöhnliche ganzheitliche Medizin aus Indien, die auf eine lange yogische und spirituelle Tradition zurückblicken kann. Diese Medizin ist eine unglaublich reiche Quelle, die unsere ganze Existenz vervollkommnen kann. Es ist eines der weltältesten und vollständigsten Naturheilkundesysteme, das unglaubliches Wissen der Menschheit in sich birgt, und das jeder von uns kennen sollte.

Das vorliegende Buch untersucht den vielleicht wichtigsten und am wenigsten verstandenen Teil des ganzen Systems: die psychologischen Aspekte des Ayurveda. Es dringt in die ayurvedische Sicht des Geistes und sein tief greifendes und kompliziertes Verhältnis zu Körper und Seele ein. Es wird eine umfangreiche ayurvedische Behandlung für den Geist vorgestellt, die zugleich gesundheitsunterstützend wirkt und Krankheiten vorbeugt. Sie umfasst verschiedene Methoden, von der Diät bis zur Meditation. Sie stammen aus klassischen ayurvedischen Texten, in denen meist Abhandlungen über den Geist und die entsprechenden Behandlungsmethoden enthalten sind. Sie knüpfen eng an die Lehre des Yoga an, aus der der Ayurveda seine Sicht des Bewusstseins und des Geistes herleitet. Ich habe allerdings nicht nur die traditionellen, psychologischen Abhandlungen des Ayurveda untersucht, sondern mich bemüht, sie auf unsere moderne Welt zu übertragen. Ayurveda, die Wissenschaft des Lebens, ist keine tote Wissenschaft, sondern wächst mit der Entwicklung des Lebens, an dem sie teil hat.

Struktur des Buches

Um dieses Buch zu verstehen, muss man keine Vorkenntnisse des Ayurveda besitzen, obwohl dies sicherlich hilfreich ist. Die grundlegenden Faktoren des Ayurveda, wie die biologischen Temperamente (Doshas), werden vor allem in Bezug auf die Psychologie vorgestellt. Auf dieser Basis steigt das Buch dann tiefer in den Sachverhalt ein. Es möchte dem Leser ein ausreichendes Wissen vermitteln, so dass er oder sie die Informationen und Techniken des Ayurveda ins eigene Leben und Bewusstsein integrieren und zu deren Verbesserung beitragen kann. Dieses Buch ist jedoch nicht nur als einführende Literatur gedacht, sondern kann auch von Psychologen und Therapeuten benutzt werden.

Ich möchte mich hiermit nicht dafür entschuldigen, ein zu wissenschaftliches Buch über Ayurveda geschrieben zu haben. Es gibt eine ganze Anzahl von Büchern, die in den Ayurveda einführen. Inzwischen besteht jedoch Bedarf an tief greifenderen Abhandlungen, die diese wichtige Wissenschaft näher beleuchten. Die Tiefen des Ayurveda müssen aufgedeckt werden, als Ergänzung zu den allgemeinen Einführungen.

Dieses Buch ist in vier Teile gegliedert, gefolgt von einem Anhang:

Teil I. Ayurvedische Psychologie: Yogische ganzheitliche Medizin

Teil II. Die Energien des Bewusstseins

Teil III. Ayurvedische Therapien für den Geist

Teil IV. Spirituelle Anwendung der ayurvedischen Psychologie: Der Weg des Yoga

Der erste Teil erklärt die ayurvedische Sicht des Geistes und des Körpers und deren Funktionen. Er beginnt mit den drei Gunas (Sattva, Rajas und Tamas), den drei biologischen Temperamenten (Vata, Pitta, Kapha) und den fünf Elementen (Erde, Wasser, Feuer, Luft und Äther) und zeigt deren Beziehung zum Geist. Hier wird auch ganz allgemein die Natur und Funktion des Geistes aus ayurvedischer Perspektive untersucht.

Der zweite Teil fährt mit einer genaueren Untersuchung der verschiedenen Funktionen der Erkenntnis durch Bewusstsein, Intelligenz, Geist, Ego und durch das Selbst fort. Hier zeigt sich ein tieferes und detaillierteres Verständnis des Geistes als in der modernen Psychologie, denn alle Ebenen des Geistes, vom Unterbewusstsein bis zum Überbewusstsein, werden einbezogen.

Im dritten Teil des Buches untersuchen wir verschiedene ayurvedische Therapien für den Geist, beginnend mit beratenden Methoden und der Behandlung des Geistes aus ayurvedischer Sicht. Es gibt immer eine äußere und eine innere Therapie. Unter den äußeren Therapien versteht man körperliche Behandlungen wie Diäten, Heilpflanzen und Massagen. Die inneren Therapien arbeiten mit Sinneseindrücken und bestehen hauptsächlich aus Farb-, Mantra- und Aromatherapien.

Der vierte Teil des Buches behandelt spirituelle und yogische Praktiken aus ayurvedischer und psychologischer Perspektive und umfasst alle Therapien, die in den vorhergehenden Kapiteln vorgestellt wurden. So können wir das Wissen des Ayurveda nicht nur für unsere körperliche und geistige Gesundheit anwenden, sondern auch für unsere spirituelle Entwicklung. Der Anhang umfasst verschiedene Tabellen zu den Funktionen des Geistes und ihren Entsprechungen. Fußnoten, Glossar, Literaturverzeichnis und Index finden sich am Ende des Buches.

Der Inhalt von *Mit dem Herzen denken* baut auf meinen vorhergehenden Büchern auf und reflektiert deren Aussagen. Es gibt ein Kapitel über Ayurveda und der Geist in *Ayurvedic Healing: A Comprehensive Guide.* Die Natur des Bewusstseins, aus einer eher spirituellen und meditativen Perspektive, wird in meinem Buch *Beyond The Mind* untersucht. Die vorliegende Publikation kann dazwischen eingeordnet werden. Sie hat aber auch einige Gemeinsamkeiten mit *Tantric Yoga and the Wisdom Goddesses: Spiritual Secrets of Ayurveda,* in dem die Chakren und die Energien des feinstofflichen Körpers untersucht werden. Die aufgeführten Bücher geben noch mehr Informationen über den Gesamtzusammenhang, zu dem auch diese Veröffentlichung gehört.

Mein Wunsch ist es, durch dieses Buch eine intensivere Beschäftigung mit der psychologischen Seite des Ayurveda und seine Verknüpfung mit der Wissenschaft des Yoga anzuregen. Dies wird einen neuen, wichtigen Ausblick auf das Verständnis von Mensch und Gesundheit im kommenden Jahrhundert geben.

Frieden für den Geist aller Lebewesen!
Frieden für alle Welten!

Dr. David Frawley
(Vamadeva Shastri)
Oktober 1996

Die Quelle des Bewusstseins im Herzen

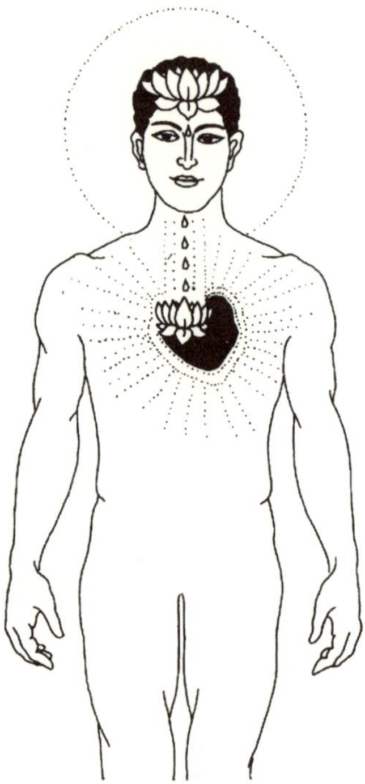

TEIL I

Psychologie des Ayurveda: Yogische ganzheitliche Medizin

In diesem einführenden Kapitel werden wir die wichtigsten Gedanken und Begriffe der Psychologie des Ayurveda vorstellen, um den späteren Zusammenhang verständlich zu machen. Wir beginnen mit den biologischen Temperamenten, mit Vata (Luft), Pitta (Feuer) und Kapha (Wasser). Dies sind die Grundlagen für die Bestimmung der physischen und psychischen Konstitution. Dem folgt eine Auseinandersetzung mit den drei Qualitäten (Gunas) Sattva, Rajas und Tamas, die die geistige und spirituelle Natur bestimmen. Dieser Abschnitt beinhaltet zwei praktische Selbstbefragungen. Der erste Test zur Bestimmung der ayurvedischen Konstitution beschließt das Kapitel über die Konstitution, und ein Test über die geistige Natur beschließt das Kapitel über die Gunas. Sie sollten diese Selbstbefragungen durchführen, um den Folgeinhalt persönlich besser nutzen zu können.

Danach werden die Natur und die Funktionen des Geistes in Bezug auf die fünf Elemente Erde, Wasser, Feuer, Luft und Äther untersucht. Man gewinnt so einen energetischen Zugang zum Geist, der vergleichbar ist mit dem Modell von Vata, Pitta und Kapha in Bezug auf den Körper. Diese Kapitel beinhalten verschiedene praktische Übungen, die helfen, herauszufinden, wie der Geist arbeitet. Wir werden jedoch mit einer Einführung beginnen, um dieses große Unterfangen überschaubar zu machen.

1.
Eine neue Reise in das Bewusstsein

In diesem Buch werden wir zu einem großen inneren Abenteuer aufbrechen. Wir werden in die verschiedenen Dimensionen unseres Bewusstseins vordringen, in das individuelle und das kosmische, das bekannte und das unbekannte. Unsere Annäherung wird jedoch nicht nur in der Vorstellung oder in reiner Spekulation stattfinden, und wir werden den Boden unter den Füßen nicht verlieren. Wir werden eine ganzheitliche Sicht unseres Geistes entdecken, die den physischen Körper und unser unsterbliches Selbst umfasst. Wir werden Einblick in jeden Aspekt unseres Wesens und seinen Einfluss auf unser Denken, Fühlen, unsere Aufnahmefähigkeit und unsere Erkenntnis gewinnen.

Bei dieser Reise werden wir uns des Wissens der großen Seher und Rishis aus dem Himalaja bedienen. Dieses yogische Wissen ist nicht reine technische Fertigkeit, philosophische Tiefgründigkeit oder religiöse Offenbarung; es ist die Weisheit des Lebens selbst, die über allen Meinungen und allen Dogmen steht. Deshalb ist es unerlässlich für Sie, daran teilzunehmen. Sie werden Beobachter und das Beobachtete zugleich sein. In den Geist einzudringen heißt, in das eigene Wesen zu reisen. Es heißt, nicht nur das oberflächliche, zeitlich begrenzte Ego zu erkunden, sondern das wahre Selbst, das äußerlich und innerlich nur in Reflektionen wahrgenommen wird. Sie werden entdecken, dass alle Kräfte der Natur in Ihnen arbeiten, dass Sie selbst eine Abbildung des Kosmos sind und dass Ihr inneres Bewusstsein mit Gott eins ist.

Ayurveda

Ayurveda ist die fünftausend Jahre alte vedische „Wissenschaft des Lebens", die traditionelle Naturheilkunde Indiens. Sie ist die medizinische Seite der yogischen Systeme des indischen Subkontinents, wie Yoga, Vedanta, Tantra und die Philosophie des Buddhismus. Heutzutage steht

Ayurveda ganz vorne unter den ganzheitlichen medizinischen Systemen. Es hat sich weit über seine traditionelle Grundlage hinaus entwickelt und gewinnt immer mehr Aufmerksamkeit in der ganzen Welt. Der klassische Ayurveda mit seiner Kenntnis des Lebens und des Bewusstseins erscheint nicht archaisch oder veraltet, sondern als ein Schlüssel zur Medizin der Zukunft. Der Grund dafür ist die einzigartige und spirituelle Bedeutung, die der Ayurveda uns im Universum zuordnet.

Der Ayurveda betrachtet unseren physischen Körper als eine Kristallisation tief verwurzelter geistiger Tendenzen, die wir aus früheren Leben mitgebracht haben. Er sieht den Geist als eine Reflektion des Körpers und als Sammelplatz von Eindrücken, die wir durch unsere Sinne aufnehmen. Er erkennt unser wahres Selbst und unsere unsterbliche Natur hinter dem Körper-Geist-Komplex, das uns alle physischen und geistigen Schwierigkeiten transzendieren lässt. Ayurveda sieht Körper, Geist und Seele als eine Einheit an, hat aber spezielle Methoden für die Arbeit mit jedem einzelnen entwickelt.

In der Wissenschaft des Ayurveda ist das menschliche Wesen nicht nur eine begrenzte Anzahl biochemischer Prozesse. Der Geist ist nicht nur eine Funktion des Gehirns, und das Individuum ist nicht nur ein Produkt der sozialen Umstände, obwohl all diese Faktoren natürlich eine Rolle spielen können. Der Ayurveda sieht in der menschlichen Seele die reine Erkenntnis, die zwar mit dem Körper-Geist-Komplex verbunden ist, sich aber nicht darauf beschränkt, denn er dient nur als ihr Instrument, als ihr Ausdruck.

Der Körper selbst ist ein geistiger Organismus, ein Werkzeug der Wahrnehmung, dafür gemacht, die Sinnesfunktionen zu unterstützen und die Erfahrungen des Geistes zu fördern. Jeder Zusammenbruch der Körperfunktionen hat seine Wurzeln im Wahrnehmungsprozess und entsteht durch die falsche Nutzung der Sinne. Zu viel, zu wenig oder die falsche Benützung der Sinne führt zu falschen Verhaltensweisen, die letztendlich Schmerzen hervorrufen. Um unsere Körperfunktionen zu verstehen, müssen wir erkennen, wie wir mit unserem Geist umgehen.

Yoga, Ayurveda und Tantra

Ayurveda ist der Teil der yogischen Wissenschaft, der sich mit der Heilung von Körper und Geist auseinandersetzt. Yoga selbst ist dabei der spirituelle Aspekt des Ayurveda, während Ayurveda den therapeutischen Aspekt des Yoga ausmacht. Yoga ist sehr viel mehr als nur Asanas oder Körperstellungen, mit denen er im Westen bekannt geworden ist. Yoga ist in der ursprünglichen Intention eine Wissenschaft der spirituellen Entwicklung, die nach Selbstverwirklichung strebt, der Entdeckung unserer wahren Natur, die außerhalb von Zeit und Raum steht. Dieser Prozess wird durch die Gesundhaltung des Körpers und des Geistes gefördert.

Yoga ist als medizinische Therapie[1] traditioneller Bestandteil des Ayurveda und setzt sich mit der Behandlung körperlicher und geistiger Krankheiten auseinander. Im Ayurveda werden yogische Methoden, wie die Körperstellungen und Atemübungen, angewendet, um körperliche Gebrechen zu heilen.[2] Die ayurvedischen Behandlungsmethoden für den Geist beinhalten yogische Praktiken für die spirituelle Entwicklung, wie die Mantrarezitation und die Meditation. Die ayurvedische Sicht des Geistes stammt aus der Philosophie des Yoga und seinem Verständnis der verschiedenen Ebenen des Bewusstseins.[3] Ayurveda und Yoga waren ursprünglich also dasselbe und haben sich erst in jüngster Zeit auseinanderentwickelt. Das liegt daran, dass, vor allem im Westen, viele Personen, darunter auch Yogalehrer, die Verbindung zwischen Ayurveda und Yoga nicht kennen.

Es gibt heutzutage in der Welt einige Behandlungsweisen, die Yogapsychologie genannt werden. Einige kombinieren Yogaübungen mit den Methoden der Psychoanalyse, andere wiederum verbinden die Meditationsmethoden des Yoga mit psychiatrischen oder medizinischen Behandlungen. Manchmal werden die Techniken des Yoga auch direkt zur Heilung des Geistes angewendet, allerdings ohne auf den Ayurveda hinzuweisen. Diese Behandlungsmethoden können wirksam sein, hätten aber in der Verbindung mit Ayurveda bessere Erfolge, denn nur über die entsprechende, medizinische Herangehensweise, die der Ayurveda als ursprüngliche yogische Heilmethode bietet, kann Yoga als heilende Wissenschaft Anwendung finden.

Ayurveda und Yoga beziehen sich beide auf das System des Tantra, das verschiedene Techniken anbietet, um die Natur des Bewusstseins zu verändern. Das richtige Tantra ist viel mehr als die gängige, populäre Vorstellung einer Sammlung von Sexualpraktiken; dies ist nur der kleinere und im allgemeinen unwichtigere Teil des Tantra. Tantra ist ein vollständiges Entwicklungssystem, das uns helfen kann, alle Aspekte unseres Lebens zu verbessern.

Zu den Methoden des Tantra gehören Therapien, die mit den Sinnen arbeiten, in der Anwendung von Farben, Edelsteinen, Tönen und Mantren, sowie die Arbeit mit verschiedenen Gottheiten. Diese Gottheiten, wie Shiva oder die Göttliche Mutter, repräsentieren Archetypen und können in den Tiefen des Bewusstseins Veränderungen hervorrufen, die der persönliche Geist niemals erreichen kann. Die Sinnestherapien verändern die Aufnahmefähigkeit des Geistes, was wiederum die negative Konditionierung verbessern und so eine Analyse überflüssig machen kann. Ayurvedische Methoden für die Heilung des Geistes schließen Tantra mit ein, und das tantrische Verständnis der feinstofflichen Kräfte innerhalb des Geistes und des Körpers bezieht sich wiederum auf den Ayurveda. Auch die meisten tiefergehenden Methoden des Yoga nutzen oft die hoch entwickelten Methoden des Tantra.

Ganzheitliche Medizin

Ayurvedische Ärzte trennen nicht zwischen Psychologie und Medizin. Psychologie ist ein Teil ihrer täglichen Praxis, die die körperlichen und auch die geistigen Beschwerden einschließt. Die Philosophie des Ayurveda geht davon aus, dass körperliche Krankheiten meist aufgrund äußerer Faktoren auftreten, beispielsweise durch falsche Ernährung oder Krankheitserreger. Geistige Beschwerden werden durch innere Faktoren, wie der falschen Anwendung der Sinne oder die Anhäufung negativer Emotionen, verursacht. Diese ergeben sich aus unserem Karma, aus dem Resultat unserer Verhaltensweisen und Handlungen in früheren Leben. Meist jedoch vermischen sich die körperlichen und geistigen Beschwerden, sie treten selten allein auf.

Einige Krankheiten, wie akute Infektionen, haben fast ausschließlich physische Ursachen und können auf einer rein körperlichen Ebene behandelt werden. Die meisten Krankheiten sind jedoch aufgrund psychologischer Ursachen entstanden, und lang anhaltende Krankheiten wirken sich wiederum negativ auf die Psyche aus. Körperliche Beschwerden beeinträchtigen die Gefühle und schwächen die Sinne, was psychologische Störungen hervorrufen kann. Ein psychologisches Ungleichgewicht wiederum hat meist körperliche Konsequenzen. Es verleitet zu Fehlverhalten in der Nahrungsaufnahme, belastet das Herz und die Nerven und schwächt den Körper.

In der modernen industriellen Welt leiden die meisten Menschen unter psychologischen Problemen. Sie verfügen über Nahrung, Kleidung und Wohnstätte und sind so vor körperlichen Beschwerden geschützt. Die meisten haben keine schwerwiegenden körperlichen Gebrechen, doch leiden sie unter einer psychologischen Unruhe, die sich in Einsamkeitsgefühlen manifestieren kann, in der Angst, nicht geliebt oder anerkannt zu werden, in Ärger, Stress oder Ängstlichkeit. Sie kann zu einer Schwächung der körperlichen Energie führen, die die Menschen davon abhält, das zu tun, was sie eigentlich tun möchten.

Unser eigentlicher Lebensstil birgt Unglück in sich. Wir leben in einer aktiven und turbulenten Kultur, in der ein bisschen Ruhe und Zufriedenheit kaum Platz finden. Wir haben die organischen Wurzeln unseres Lebens zerstört, die in guter Nahrung, Wasser und Luft und in einer glücklichen Familie gründeten. Wir leben in einer künstlichen Welt, die von städtischer Umgebung und Massenmedien dominiert wird und in der es wenig gibt, was unsere Seele befriedigt. Wir sehnen uns nach immer mehr Dingen und geben uns selten mit dem zufrieden, was wir besitzen. Wir hetzen von einem Vergnügen zum nächsten, ohne unseren Lebensverlauf, der in die Leere führt, kritisch zu betrachten. Unser Leben ist geprägt von Wünschen, die uns niemals stillstehen oder ausruhen lassen. Unsere Medizin bietet Schnelllösungen, die uns mit dieser falschen Lebensweise in Gang halten, aber selten werden die eigentlichen Gründe unserer Probleme hinterfragt. Wir nehmen schnell eine Pille in der Hoffnung, dass unsere Probleme sich damit lösen, ohne zu erkennen, dass diese Probleme vielleicht Symptome für unser aus dem Gleichgewicht gekommenes Leben sind, ein Warnzeichen, das wir besser beachten sollten.

Ayurveda andererseits lehrt uns Harmonie mit der Natur, Einfachheit und Zufriedenheit als Ausgangspunkt für unser Wohlbefinden. Er zeigt uns, wie wir in einem Zustand des Gleichgewichts leben können, indem wir die Erfüllung nicht suchen, sondern finden. Er verbindet uns mit den Quellen der Kreativität und des Glücks innerhalb unseres Bewusstseins, so dass wir unsere psychologischen Probleme leicht überwinden können. Ayurveda zeigt die eigentliche Lösung für unsere gesundheitlichen Probleme, die Rückkehr zur Einheit mit dem Universum und dem Göttlichen in uns. Um dies zu erreichen, müssen wir aber unser Leben, Denken und unsere Wahrnehmung verändern.

Die verschiedenen Stufen der Heilung im Ayurveda

Ayurveda unterscheidet zwischen vier Hauptstufen der Heilung:

1. Krankheitsbehandlung
2. Krankheitsvorsorge
3. Lebensverbessernde Maßnahmen
4. Entwicklung der Erkenntnis

Die meisten von uns beginnen mit der medizinischen Behandlung, wenn sie krank werden. Die Krankheit wird als Reaktion auf einen Zustand betrachtet, der schon eingetreten ist. Es soll etwas in Ordnung gebracht werden, was aus den Fugen geraten ist. Es ist jedoch nicht richtig, dass die Medizin erst mit der Krankheitsbehandlung einsetzt, wenn die Krankheit schon Schaden angerichtet hat. Zu diesem späten Zeitpunkt müssen radikale und gewaltsame Methoden, wie Medikamente oder Operationen, eingesetzt werden, die oft viele Nebenwirkungen haben.

Eine höhere Ebene der Heilung besteht darin, die Krankheiten erst gar nicht zuzulassen, wofür sehr selten gewaltsame Methoden angewendet werden müssen. Diese höhere Ebene erreichen wir, indem wir die Auswirkungen unseres Lebensstils, unserer Umgebung, Arbeit und psychologischen Verfassung berücksichtigen. Wir müssen die fehlerhaften Faktoren in unserem täglichen Leben entfernen, die uns für Krankheiten anfällig machen.

Bis zu einem gewissen Grad ist jeder krank, denn das Leben an sich ist vergänglich und unbeständig. Es kommt immer wieder zu Krankheiten, die uns das Leben erschweren, vor allem während der Jahreswechsel oder im Alterungsprozess. Jedes Lebewesen, das geboren wird, muss irgendwann sterben. Gesundheit bedeutet andauernde Korrektur, vergleichbar mit dem Steuern eines Schiffes auf dem Meer. Gesundheit wird nicht einmal erlangt und kann dann für immer vergessen werden, sondern verlangt andauernde Auseinandersetzung.

Die dritte Stufe der Heilung sind die lebensverbessernden Maßnahmen, die unsere Lebenskraft stärken und uns ermöglichen, länger zu leben. Sie schützen nicht nur vor Krankheiten, sondern zeigen uns, wie wir unsere positive Lebenskraft steigern können. Aber Ayurveda will mehr als nur die Gesundheit fördern, Krankheiten vermeiden und unser Leben verlängern.

Die Entwicklung der Erkenntnis ist die vierte Stufe des Ayurveda. Sie erfordert eine spirituelle Auseinandersetzung mit dem Leben und die Meditation. Gesund zu sein ist sehr wichtig, aber Gesundheit ist nicht das Ziel an sich. Es reicht nicht aus, lediglich unser Leben zu verlängern und Energie zu haben für die Dinge, die wir tun möchten. Wir müssen bedenken, wofür wir unsere Energie einsetzen und warum. Die Qualität unserer Erkenntnis ist die wahre Frucht unseres Strebens. Sie ist der höchste Ausdruck, die Essenz dessen, was wir wirklich sind. Unsere Erkenntnis ist das einzige, was wir mit uns nehmen können, wenn wir sterben. Sie kann weiterwachsen, während Körper und Geist nachlassen; sie ist unsere größte Hilfe im Alterungsprozess.

Der Zweck der physischen Wiedergeburt liegt darin, ein höheres Bewusstsein zu entwickeln. Dies erhebt uns nicht nur als Individuum, sondern dient auch der Welt und der gesamten Menschheit. All unsere menschlichen Probleme gründen im Mangel an reiner Erkenntnis, was nicht nur fehlendes Wissen beinhaltet, sondern das Unvermögen, unseren Platz im Universum zu erkennen. Genaugenommen haben wir auch gar keinen Platz im Universum, das Universum ruht in uns. Das gesamte Universum ist ein Teil unseres eigenen, unermesslichen Wesens.

Alle menschlichen Wesen sind Teil unseres eigenen Selbst. Alle Kreaturen sind nur verschiedene Formen von uns selbst. Sie sind wie die verschiedenen Zweige und Blätter des Baumes des Bewusstseins. Die wahre Erkenntnis ist die Anerkennung der Einheit, durch die wir unsere persönlichen Grenzen durchbrechen und das Selbst als das Eine verstehen lernen. Dies ist das eigentliche Ziel der ayurvedischen Philosophie, die uns von allem Leid und aller Trauer befreien möchte. In der wahren Erkenntnis liegt die eigentliche Heilung für alle psychischen Beschwerden. Aber um dies zu verstehen, müssen wir den Geist und seine Funktionen untersuchen. Wir müssen dort beginnen, wo wir uns befinden, und von dort die Reise fortsetzen.

2.
Konstitutionstypen des Ayurveda: Die biologischen Temperamente von Vata, Pitta und Kapha

Wenn wir uns die Menschen um uns herum anschauen, stellen wir fest, dass sie alle sehr verschieden sind. Der Standard- oder Durchschnittsmensch ist reine Abstraktion und kann in Wirklichkeit nicht existieren. Jeder von uns ist sehr unterschiedlich geschaffen, in körperlicher und in geistiger Hinsicht. Jeder Mensch hat eine eigene Konstitution, die ihn von anderen Personen unterscheidet. Die Gestalt und die Größe, das Temperament und der Charakter der einzelnen Menschen weisen enorme Variationen auf, die einen Einfluss auf unsere Gesundheit und unsere Verfassung haben.

Wir müssen lernen, unsere eigene Natur zu verstehen, damit wir Glück und Wohlergehen erreichen. Um ein harmonisches, soziales Miteinander zu leben, müssen wir auch lernen, die Natur unserer Mitmenschen zu verstehen, die sich von der unsrigen unterscheidet. Nahrung, die gut ist für den einen Menschen, kann von einem anderen nicht vertragen werden. Eine Person verlangt zum Beispiel nach scharfen Gewürzen, während eine andere diese überhaupt nicht verträgt. Genauso können auch die psychologischen Umstände für eine Person günstig sein, während eine andere sich darin nicht wohlfühlt. Konkurrenz kann den einen Menschen zu höheren Leistungen stimulieren, während ein anderer sich einschüchtern lässt und dadurch versagt.

Wenn wir unsere spezielle Konstitution nicht verstehen, werden wir unweigerlich schwach und krank. Ein standardisiertes Medikament kann nicht auf all unsere individuellen Schwankungen reagieren. Nur ein System, das unsere verschiedenen Konstitutionen anerkennt, hat die Fähigkeit, darauf einzugehen. Der Ayurveda hat die Wissenschaft der verschiedenen Konstitutionen zu seinem Kernstück entwickelt. Eine der schönsten Seiten des Ayurveda ist, dass er uns die verschiedenen

Variationen, die speziellen Fähigkeiten und persönlichen Neigungen so leicht verständlich macht.

Die Muster der menschlichen Konstitution können allgemeinen Kategorien zugeordnet werden, sie treten nicht rein zufällig auf. Mit einigen Variationen kommen sie in spezifischen Gruppen vor und reflektieren damit die großen Kräfte der Natur. Es gibt drei konstitutionelle Typen, gemäß der drei biologischen Temperamente, die die Wurzel unseres physischen Lebens sind. Sie werden im Sanskrit Vata, Pitta und Kapha genannt und korrespondieren mit den drei großen Elementen Luft, Feuer und Wasser, die im Körper-Geist-Komplex vorkommen. Die ayurvedischen Bücher betonen die physischen Aspekte dieser drei Typen. Wir werden uns hier mehr für die psychologischen Verzweigungen interessieren. Aber zuerst stellen wir Vata, Pitta und Kapha und ihre Funktionen vor.

Vata – Luft

Das biologische Lufttemperament wird Vata genannt, was direkt übersetzt „das, was bläst" bedeutet und sich auf den Wind bezieht. Als zweiter Aspekt spielt Äther eine Rolle, als der Raum, in dem sich Vata bewegt. Die Bereiche des Kopfes, der Gelenke und der Knochen dienen ihm als Behälter.

Vata herrscht über die Bewegungen und ist verantwortlich für das Ausführen aller Impulse, der freiwilligen und der unfreiwilligen. Es arbeitet hauptsächlich mit Hilfe des Gehirns und des Nervensystems. Im Verdauungssystem gehört es zum unteren Bauch, vor allem zum Dickdarm, wo sich die Gase (Luft) sammeln. Die Sinnesorgane des Tastens und des Hörens, die mit den Luft- und Ätherelementen korrespondieren, gehören zu ihm. Vata ist die Kraft, die die anderen Temperamente anleitet und führt, denn das Leben selbst entstammt der Luft. Vata fördert Behändigkeit, Anpassungsfähigkeit und Leichtigkeit in der Ausführung von Handlungen. Seine Energie animiert uns und gibt uns Vitalität und Enthusiasmus.

Vata herrscht über die Empfindsamkeit und Beweglichkeit des geistigen Bereichs. Es energetisiert alle geistigen Funktionen, von den Sinnen bis in das Unterbewusstsein. Es erlaubt uns, geistig auf äußere und innere Impulse zu reagieren. Angst oder Furcht sind seine vorrangigen emotionalen Störungen, die auftreten, wenn wir spüren, dass unsere Lebenskraft irgendwie gefährdet oder bedroht ist.

Pitta – Feuer

Das biologische Feuertemperament wird Pitta genannt, mit der Bedeutung „das, was kocht". Feuer existiert nicht direkt im Körper, sondern befindet sich in den heißen Flüssigkeiten, beispielsweise dem Blut oder den Verdauungssäften. Aus diesem Grunde beinhaltet Pitta auch einen zweiten Aspekt, den des Wassers.

Pitta herrscht über Veränderungen in Körper und Geist, wie zum Beispiel im Verdauungssystem, ganz besonders im Dünndarm und in der Leber, wo das Verdauungsfeuer arbeitet. Es findet sich auch im Blut und im Sehsinn, der mit dem Element des Feuers korrespondiert. Pitta ist verantwortlich für Hitze und Licht in der Sinneswahrnehmung bis hin zum Zellstoffwechsel.

Geistig herrscht Pitta über die Vernunft, die Intelligenz und das Verstehen – die aufklärende Fähigkeit des Geistes. Es erlaubt dem Geist wahrzunehmen, zu beurteilen und zu unterscheiden. Zorn ist seine hauptsächliche emotionale Störung, er ist feurig, heizt uns an und hilft, uns bei äußeren Angriffen zu verteidigen.

Kapha – Wasser

Das biologische Wassertemperament wird Kapha genannt, mit der Bedeutung „das, was haftet". Es beinhaltet einen zweiten Aspekt der Erde, wegen der eingrenzenden Hüllen, der Haut und den Schleimhäuten, von denen es gehalten wird.

Kapha herrscht über Gestalt und Substanz und ist verantwortlich für Gewicht, Bindekraft und Stabilität. Es ist die flüssige Lösung, der innere Ozean, in dem die zwei anderen Temperamente sich bewegen, und bestimmt vorrangig die Konsistenz des Körpers. Es sorgt für die richtige Geschmeidigkeit, für die Absonderung der Sekrete und schützt Nerven, Geist und Sinne. Kapha herrscht in den Körpergeweben und in den oberen Teilen des Körpers vor – im Magen, den Lungen und im Kopf, also dort, wo sich Schleim ansammelt. Es gehört zum Geschmacks- und Geruchssinn, die mit Erde und Wasser korrespondieren.

Kapha bestimmt Gefühle und Emotionen und gibt dem Geist Beständigkeit. Es verleiht geistige Ruhe und Stabilität, kann aber in Wachstum und Ausweitung behindern. Wunschgedanken und Verhaftung sind seine hauptsächlichen emotionalen Störungen, das Festhalten an Dingen im Geist, was die Psyche überlasten kann.

Das Erspüren von Vata, Pitta und Kapha

Die folgende Übung zeigt, wie sich Vata, Pitta und Kapha in der freien Natur bemerkbar machen. Merken Sie sich die jeweiligen Eigenschaften und versuchen Sie, diese in den Veränderungen des Klimas und der Natur wiederzuerkennen.

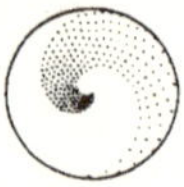

VATA: Setzen Sie sich draußen an einen ruhigen Platz, an einem kühlen, trockenen, klaren und windigen Tag, an einem Tag wie im Herbst, wenn die Blätter fallen und der erste Frost aufgetreten ist. Versuchen Sie einen erhöhten Platz mit einer guten Aussicht auf einem Berg oder Hügel zu finden. Achten Sie darauf, wie Sie auf Ihre Umgebung und die Eigenschaften reagieren. Zuerst werden Sie sich leicht, klar, trocken fühlen und ein Gefühl der Weite verspüren. Wenn Sie einige Zeit draußen bleiben, dem Wind ausgesetzt, werden Sie vielleicht unruhig werden, sich nicht gefestigt, verletzlich und ausgesetzt fühlen.

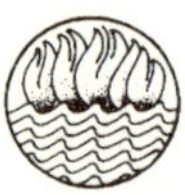

PITTA: Setzen Sie sich an einem heißen, schwülen, leicht bedeckten Sommertag ins Freie. Beobachten Sie Ihre Reaktionen auf die Umgebung. Es wird sich warm anfühlen, feucht, vielleicht ganz angenehm zu Beginn. In nicht allzu langer Zeit wird Ihnen heiß oder stickig werden und Sie werden den Wunsch verspüren, nach drinnen zu gehen oder sich irgendwie abzukühlen. Sie werden eventuell leicht gereizt oder zornig werden.

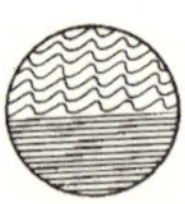

KAPHA: Setzen Sie sich an einem kühlen, regnerischen, aber windstillen Tag, beispielsweise an einem Frühlingstag, wenn die neue Vegetation herausbricht, ins Freie an einen geschützten Platz. Achten Sie darauf, wie Sie auf die Umgebung reagieren. Es wird sich erst kühl und feucht anfühlen, Sie werden ruhig und zufrieden sein, vielleicht werden Sie den Wunsch nach Schlaf oder einer kleinen Pause verspüren. Nach einiger Zeit werden Sie allerdings das Gefühl bekommen, dass Sie schwerfällig und unbeweglich sind und sich nicht mehr lösen können. Selbst Ihre Sinne werden schwer und verschwommen reagieren.

Konstitutionelle Typen

Im folgenden werden die typischen physischen und psychischen Profile der drei Typen vorgestellt. Sie dürfen nicht zu eng ausgelegt werden, da das Vorherrschen der einzelnen Kennzeichen zählt.

Vata (Lufttyp)

Physische Kennzeichen

Die Menschen, bei denen Vata, das biologische Lufttemperament, vorherrscht, sind im allgemeinen größer oder kleiner als der Durchschnitt, sie sind schmal gebaut und haben Schwierigkeiten, ihr Gewicht zu halten. Ihre Statur ist sehr knochig, mit schwach entwickelter Muskulatur und hervortretenden Venen. Die Haut ist trocken und wird leicht rau, reißt und wird schnell faltig. Die Gesichtsfarbe ist eher dunkel und fade, eventuell finden sich braune oder schwarze Verfärbungen. Ihre Augen sind meist klein und trocken und können zittern oder zucken. Das Haar und die Kopfhaut ist trocken und neigt zu Schuppen oder Haarspliss.

Die Lufttypen haben eine schwankende, sich oft verändernde Verdauung. Ihr Appetit kann sehr groß, an anderen Tagen kaum vorhanden sein. Emotionale Probleme, Stress oder Feindseligkeit bringen ihre Verdauung leicht durcheinander. Sie sind sehr schlechte Schläfer und leiden oft unter Schlaflosigkeit, die auch chronisch werden kann. Wenn sie einmal aus dem Schlaf hochschrecken, fällt es ihnen sehr schwer, wieder einzuschlafen. Sie haben unruhige Träume, oft sogar Albträume.

Die Quantität der Ausscheidungsprodukte ist nicht sehr groß. Der Urin ist dürftig und sie schwitzen nur sehr selten, scheiden wenig und trockenen Stuhl aus. Es kann zu Verstopfung, Blähungen und Gasansammlung im Bauch kommen. Im allgemeinen sind sie am ehesten für Schmerzen anfällig, das reicht von häufigen Kopfschmerzen bis hin zu chronischen Krankheiten wie Arthritis. Unter Kälte, Wind und Trockenheit leiden sie am meisten. Es sind insgesamt die Extreme, die ihnen zu schaffen machen, sie vertragen also auch nicht zu viel Sonne oder Hitze. Sie mögen nichts, was sehr heftig ist. Am besten geht es ihnen in einer warmen, feuchten Umgebung mit reichhaltigen, nahrhaften Mahlzeiten. In einer umsorgenden und unterstützenden Atmosphäre fühlen sie sich am wohlsten.

Vatatypen sind körperlich sehr aktiv und voller Energie. Sie genießen Geschwindigkeit, Bewegung und aerobische Aktivitäten. Trotzdem werden sie leicht müde und haben wenig Ausdauer und Durchhaltevermögen. In ihrer Jugend sind sie sehr athletisch, haben aber nicht die Körperkraft für Kampf- oder Kraftsport. Sie neigen zu Muskelkrämpfen oder Steifheit. In ihren Körpern sind sie nicht immer vollständig anwesend und wirken deshalb oft unbeholfen. Ihre Knochen sind zerbrechlicher als die der anderen Typen und sie sind anfällig für Verletzungen.

Psychologische Eigenschaften

Vatatypen sind sehr schnell und behände im Geist und haben oft wechselnde Interessen und Vorlieben. Sie reden sehr gerne, sind informiert und intellektuell und können sich in sehr unterschiedliche Standpunkte hineinversetzen. Sie können aber in ihren Ideen auch sehr oberflächlich sein und ohne Unterlass reden. Ihr Geist wandert gerne und kann leicht außer Kontrolle geraten. Sie haben von sehr vielen Dingen eine oberflächliche Kenntnis, können sich aber schwer in eine Sache vertiefen. Ihr Wille ist meist unentschlossen und unstet. Es fehlt ihnen an Entschlusskraft, Konsequenz und Selbstvertrauen und sie haben oft ein sehr schlechtes Bild von sich selbst.

Vatas leiden meist unter Angst, mit der sie auf Neues oder Unbekanntes reagieren. Sie sorgen sich leicht, werden von Ängsten geplagt und leiden unter mangelnder Stabilität. Oft sind sie in Gedanken abwesend und fühlen sich ausgeschlossen. Sie haben ein Kurzzeitgedächtnis oder auch ein begrenztes Erinnerungsvermögen. Zu viel Arbeit oder zu viel Sport setzen ihnen schnell zu, trotzdem neigen sie aber dazu, sich in allen Dingen völlig zu verausgaben.

Lufttypen sind sehr gute Lehrer, Computerprogrammierer und glänzen in kommunikativen Berufen, also auch in Berufen der Massenmedien. Sie sind gut in den Bereichen des Denkens, Schreibens und in der Datenorganisation. Sie können auch sehr gute Musiker sein, sind aber meist lärmempfindlich. Im allgemeinen sind die Menschen mit einer Vatakonstitution kreative Menschen; die meisten Künstler gehören dazu.

Lufttypen können sehr gesellig sein und sind gerne mit Menschen unterschiedlichster Art zusammen. Wenn jedoch das Luftelement zu sehr überwiegt, werden sie leicht zu Einzelgängern und reagieren überempfindlich auf menschlichen Kontakt. Das liegt eher daran, dass sie eigentlich zu viel zu sagen hätten und nicht wissen, wie sie es vermitteln sollen, denn im Grunde genommen neigen sie nicht zur Einsamkeit. Sie sind meist von rebellischer Natur und wollen weder Anführer noch Anhänger sein. Andererseits sind sie flexibel und anpassungsfähig und können sich im Vergleich zu den anderen Typen leicht auf Veränderungen einstellen, wenn sie einen Sinn darin sehen.

Pitta (Feuertyp)

Körperliche Kennzeichen

Pittatypen sind meist von durchschnittlicher Größe und Statur und haben eine sehr gut entwickelte Muskulatur. Ihre Haut ist ölig und hat eine gute Farbe, neigt aber zu Akne, Ausschlägen und anderen Entzündungen. Auch ihre Augen werden leicht rot oder entzünden sich. Sie sind sehr sonnenempfindlich und tragen oft Brillen. Ihr Haar ist dünn, und sie werden früh grau oder verlieren ihre Haare.

Feuertypen haben meist einen sehr guten, manchmal auch übermäßigen Appetit. Sie können fast alles essen und nehmen nicht zu (erst wenn sie über vierzig sind). Aber sie sind anfällig für Übersäuerung und Sodbrennen und können leicht Geschwüre und Bluthochdruck entwickeln. Ihr Schlaf ist durchschnittlich in der Länge, kann aber gestört sein, vor allem bei emotionalen Konflikten. Sie träumen durchschnittlich viel, die Träume können sehr bunt und dramatisch, bisweilen sogar gewaltsam sein.

Ihre Körperausscheidungen – Stuhlgang, Urin und Schleim – sind meist gelb und von großem Umfang, da die Galle (Pitta) sie einfärbt. Sie neigen zu dünnem Stuhl oder Durchfall, schwitzen leicht und ihr Schweiß und die anderen Ausscheidungen können schlecht riechen. Ihr Blut ist heiß, sie bluten leicht und neigen zu Blutergüssen. Die Feuertypen leiden meist unter Fieber, Infektionen, einem schlechten Blutbild und Entzündungen. Sie können Hitze, Sonne, Feuer und Chemikalien nicht vertragen und bevorzugen Kühle, Wasser und Schatten.

Pittamenschen sind sehr ehrgeizig und machen gerne Körperübungen und Sport. Sie lieben den Gewinn, hassen es zu verlieren und genießen jede Art von Spiel. Ihr Durchhaltevermögen ist mittelmäßig, aber bei Sonnenlicht und Hitze ermüden sie leicht. Ihre Gelenke sind sehr beweglich. Ihre Energie und ihre Kondition ist mäßig, aber sie können sich durch ihren starken Willen bis zur Erschöpfung antreiben.

Psychologische Eigenschaften

Pittatypen sind intelligent, aufnahmefähig und scharfsinnig. Sie haben einen wachsamen Geist und sehen die Welt auf eine klare und systematische Weise. Da ihre Ideen sehr deutlich sind, können sie leicht rechthaberisch und spitzfindig werden und auf ihrer Meinung beharren. Sie neigen zu Zorn, mit dem sie auf neue oder unerwartete Vorkommnisse reagieren, zu Aggressivität und dominantem Verhalten. Sie haben einen starken Willen und können sehr impulsiv und eigensinnig sein. Sie sind gute Anführer mit der Tendenz zu Fanatismus und Unempfindlichkeit. Sie wenden gerne Energie und Kraft an und neigen zu Streit und Gewalt.

Pittamenschen sind sehr gute Wissenschaftler und verstehen viel von Mathematik und Mechanik. Sie arbeiten gerne mit Werkzeugen, Waffen und Chemie, haben einen forschenden Geist und sind gute Entdecker und Erfinder. Mit ihrer tiefen Einsicht können sie auch gute Psychologen werden. Militärangestellte und Polizeioffiziere sind meist Feuertypen. Sie lieben Recht und Ordnung und sehen einen Sinn in der Bestrafung. Die meisten Anwälte und Politiker mit ihrem scharfen Geist und ihrer Fähigkeit zur Debatte gehören diesem Typ an.

Pittas sind gute Prediger und Redner und sind überzeugend in der Darlegung ihres Falles. Es kann ihnen aber auch an Mitgefühl fehlen und sie können sich nur schwer in den Standpunkt anderer hineinversetzen. Hierarchie und Autorität ziehen sie Demokratie und Mitspracherecht vor. Der hart antreibende Verwaltungsleiter, der plötzlich einen Herzanfall bekommt, ist meist ein Pittatyp. Die gleiche Entschlusskraft kann von großem Nutzen sein, wenn sie auf ein ganz bestimmtes Ziel gerichtet wird.

Kapha (Wassertyp)

Körperliche Kennzeichen

Kaphatypen sind meist klein gebaut und von gedrungener Gestalt mit gut entwickeltem Brustkorb. Manchmal sind sie auch hochgewachsen, haben aber immer einen großen Körperumfang. Sie tendieren zu Korpulenz und Fettleibigkeit und verlieren überflüssiges Wasser und Gewicht nur, wenn sie hart daran arbeiten. Ihre Haut ist dick, mit einer Neigung zu Fett und Feuchtigkeit. Ihre Augen sind groß, weiß und attraktiv, mit langen Augenwimpern. Ihr Haar ist füllig, ölig und dick. Auch ihre Zähne sind groß, weiß und attraktiv.

Kaphas haben einen schwachen, aber andauernden Appetit und einen schlechten Stoffwechsel. Sie sind konstante, aber keine großen Esser und genießen es eher, Lebensmittel bei sich zu haben, als viel zu essen. Es fällt ihnen meist schwer, Gewicht zu verlieren, auch wenn sie nicht sehr viel essen. Sie mögen Süßes und können in ihrem späteren Leben Diabetes entwickeln. Sie haben einen guten, manchmal exzessiven Schlaf und es fällt ihnen schwer, bis tief in die Nacht wach zu bleiben.

Ihre Körperausscheidungen, wie Urin, Schweiß und Stuhl, sind durchschnittlich. Wenn ihnen heiß ist, braucht es etwas Zeit, bis sie schwitzen aber dann kommt viel Schweiß. Besonders am Morgen sammeln und scheiden sie große Mengen Schleim aus. Der Wassertyp Kapha leidet vor allem unter Krankheiten, die durch ein Übermaß an Gewicht oder Wasser entstehen. Dazu gehören Fettsucht, Gefäßstauungen, geschwollene Drüsen, Asthma, Ödeme und Tumore (im allgemeinen gutartig). Sie leiden unter Kälte, Feuchtigkeit und stehender Luft und bevorzugen Hitze, Licht, Trockenheit und Wind.

Kaphas sind gemütliche Menschen, haben aber eine große Ausdauer und können, einmal in Aktion, lange weitermachen und eine Menge erreichen. Sie gewinnen eher durch Durchhaltevermögen und Beharrlichkeit als durch Schnelligkeit, Geschicklichkeit und Können. Körperlich leiden sie am meisten unter einem Mangel an Disziplin und unter Trägheit.

Psychologische Eigenschaften

Kaphas haben ein sehr emotionales Temperament und sind im positiven Sinne voller Liebe, Hingabe und Treue. Die schlechten Eigenschaften sind ihr Wunschdenken und ihre Verhaftung, sie können auch besitzergreifend und gierig sein. Sie neigen zu Romantik und Sentimentalität und weinen sehr schnell.

Geistig sind sie eher langsamer im Lernen als die anderen Typen, erinnern sich aber lange daran. Sie brauchen sehr viel Wiederholung bis sie etwas begreifen. Sie sind nicht kreativ oder erfinderisch, sondern führen Dinge aus und machen sich nützlich. Es liegt ihnen mehr, Sachen zu Ende zu bringen, als sie zu beginnen. Sie bringen gerne Formen in Dinge und gründen Institutionen und Unternehmen.

Wassertypen sind traditionell und konventionell in ihrem Verhalten und Glauben. Sie gehören gerne einer Gruppe an und rebellieren nur selten. Sie sind gute Anhänger und ziehen es vor, in Gesellschaft zu arbeiten. Sie sind zufriedene Menschen und akzeptieren die Dinge, so wie sie sind. Im allgemeinen sind sie sehr stabil, aber manchmal auch träge. Veränderungen liegen ihnen nicht und sie können nur schlecht damit umgehen, auch wenn sie es wollen. Sie sind sehr freundlich, vor allem gegenüber Menschen, die sie kennen und sie haben viel Familiensinn. Im Umgang mit Fremden und Unbekannten haben sie jedoch Schwierigkeiten. Sie verletzen andere sehr ungern, sind aber manchmal unempfindlich gegenüber Menschen außerhalb ihrer Sphäre. Mit ihrer Schwere können sie auf andere Menschen erstickend und erdrückend wirken.

Kaphas sind normalerweise gute Eltern und Versorger. Die Frauen sind gute Mütter und Ehefrauen und haben Freude am Kochen, Backen und an der Hausarbeit. Die Männer sind oft Chefs oder arbeiten in Restaurants. Mit ihrem großen Brustkorb, guten Lungen und guten Stimmen können sie auch gute Sänger werden. Sie erwerben gerne Reichtümer und halten fest an dem, was sie haben. Sie sind hervorragende Immobilienhändler und gute Bankiers. Einmal motiviert, können sie konsequent sein und hart arbeiten und an allem festhalten, was sie erreichen.

Festlegung der Konstitution

Wie Sie Ihre einzigartige, psychophysische Natur herausfinden können

Jeder von uns trägt alle drei biologischen Temperamente in sich. Ihre Zusammensetzung variiert jedoch entsprechend der jeweiligen Einzelperson. Normalerweise dominiert ein Temperament und bestimmt mit seiner Charakteristik unsere Veranlagung.

Bei einigen Menschen überwiegt ein Typ sehr stark. Sie sind dann reine Vata- (reine Luft), reine Pitta- (reines Feuer) und reine Kapha- (reines Wasser) Typen. Gemischte Typen tragen zwei oder mehr Temperamente in gleichen Proportionen in sich. Es gibt drei verschiedene duale Typen: Vata-Pitta (Luft-Feuer), Vata-Kapha (Luft-Wasser) und Pitta-Kapha (Feuer-Wasser). Es gibt auch den ausgeglichenen Typ oder VKP Typ, bei dem alle drei Temperamente gleich verteilt sind. Insgesamt kann also zwischen sieben Typen unterschieden werden.

Halten Sie fest, welches Temperament Sie am meisten ankreuzen, dadurch können Sie Ihre Konstitution herausfinden (auch wenn es natürlich besser ist, einen ayurvedischen Therapeuten zu konsultieren, um sicherzugehen). Denken Sie bitte auch daran, dass Sie, auch wenn Sie ganz klar zu einer Kategorie gehören, trotzdem Ihre einzigartige Charakteristik haben. Diese Typen sind die Grundlage für eine spezifischere Behandlung und sollten nicht als Stereotypen missbraucht werden.

Konstitutionstabelle

	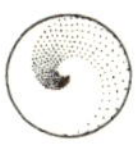 VATA (Luft)	 PITTA (Feuer)	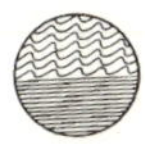 KAPHA (Wasser)
Göße:	groß oder sehr klein	mittel	meistens klein, kann aber auch sehr groß und breit sein
Statur:	dünn, knochig	durchschnittlich, gute Muskulatur	breit, gut entwickelt
Gewicht:	gering, hält das Gewicht schwer	durchschnittlich	schwer, verliert Gewicht nur mit Mühe
Hautglanz:	dunkel oder fade	rötlich, glänzend	weiß oder bleich
Hauttyp:	trocken, rau, dünn	warm, ölig	kalt, feucht, dick
Augen:	klein, nervös	stechend, leicht entzündlich	groß, weiß
Haare:	trocken, dünn	dünn, ölig	dick, ölig, wellig, glänzend

Forts.: Konstitutionstypen		*Vata*	*Pitta Kapha*
Zähne:	gekrümmt, schlecht gebildet	durchschnittlich, blutendes Zahnfleisch	groß, gut gebildet
Nägel:	rau, spröde	weich, rosig	weich, weiß
Gelenke:	steif, brechen leicht	locker	fest, breit
Blutkreislauf:	schwach, unregelmäßig	gut	durchschnittlich
Appetit:	unregelmäßig, nervös	hoch, übermäßig	mäßig, aber konstant
Durst:	wenig, dürftig	stark	mäßig
Schweiß:	wenig	üppig, aber nicht andauernd	langsame Schweißbildung,aber üppig
Stuhl:	hart oder trocken	weich und locker	normal
Urin:	dürftig	üppig und gelb	mäßig und klar
Empfindlichkeit:	Kälte, Trockenheit und Wind	Hitze, Sonnenlicht und Feuer	Kälte, Feuchtigkeit
Immunabwehr:	schwach, unregelmäßig	mäßig, hitzeempfindlich	stark
Krankheitstendenz:	Schmerzen	Fieber, Entzündungen	Verstopfung und Ödeme
Krankheitstyp:	Nerven	Blut und Leber	Schleim und Lungen
Aktivität:	hoch, unruhig	mäßig	gering, bewegt sich langsam
Ausdauer:	schwach, leicht erschöpft	mäßig, aber gezielt	hoch
Schlaf:	schwach, unruhig	unterschiedlich	exzessiv
Träume:	häufig, unruhig	mäßig, sehr bunt	nicht häufig, romantisch
Gedächtnis:	schnell, aber abwesend	scharf und klar	langsam, aber beständig
Sprache:	schnell, viel	scharf, schneidend	langsam, melodiös
Temperament:	nervös, veränderlich	zufrieden	konservativ motiviert
Postitive Gefühle:	Anpassungsfähigkeit	Mut	Liebe
Negative Gefühle:	Angst	Zorn	Verhaftung
Glaube:	unterschiedlich, unstet	stark und gerichtet	unerschütterlich, schwer beeinflussbar
Total	Vata_____	Pitta_____	Kapha_____

Prana, Tejas und Ojas

Die feinstofflichen Formen von Vata, Pitta und Kapha

Vata, Pitta und Kapha haben subtile Entsprechungen auf der Ebene der Lebensenergie. Dies sind Prana, Tejas und Ojas, die wir die „drei Lebensessenzen" nennen werden. Prana, Tejas und Ojas sind die feinstofflichen Entsprechungen von Vata, Pitta und Kapha. Sie kontrollieren die Normalfunktionen des Körpers und des Geistes und halten uns gesund. Wenn sie richtig ausgerichtet sind, entfalten sie auch höhere Entwicklungspotenziale. Sie sind die positiven Essenzen der drei biologischen Temperamente, die die Gesundheit unterstützen. Während eine Erhöhung der biologischen Temperamente jedoch Krankheiten verursacht, verbessert die Steigerung der Lebensessenzen die Gesundheit (solange nicht eine ohne die Weiterentwicklung der anderen erhöht wird). Diese drei Kräfte sind die Schlüssel für Lebenskraft, Klarheit und Ausdauer, die Grundvoraussetzungen, um uns vollkommen gesund, furchtlos und vertrauensvoll zu fühlen.

PRANA: Die wichtigste Lebenskraft – die feinstoffliche Energie der Luft, die als bestimmende Kraft hinter allen Funktionen des Körpers und des Geistes steht. Sie ist verantwortlich für die Koordination der Atmung, der Sinne und des Geistes. Auf der inneren Ebene beeinflusst sie die Entwicklung höherer Bewusstseinszustände.

TEJAS: Die innere Strahlung – die feinstoffliche Energie des Feuers, durch die wir Eindrücke und Gedanken verarbeiten. Auf der inneren Ebene bestimmt sie die Entwicklung einer gesteigerten Wahrnehmungsfähigkeit.

OJAS: Die Ursprungsenergie – die feinstoffliche Energie des Wassers als unser Reservoir an Lebensenergie. Die Essenz der verdauten Nahrung, Eindrücke und Gedanken. Auf der inneren Ebene verleiht sie Ruhe und unterstützt und nährt alle höheren Bewusstseinszustände.

Die psychologischen Funktionen der drei Lebensessenzen

Prana im Geist gibt diesem Beweglichkeit und lässt ihn auf die Herausforderungen des Lebens reagieren. Tejas im Geist befähigt diesen zur richtigen Wahrnehmung und Beurteilung. Ojas im Geist verleiht diesem Geduld und Ausdauer als Voraussetzung für psychologische Stabilität. Prana in unserem tieferen Bewusstsein gibt uns Energie durch den Prozess der Wiedergeburt und belebt jeden Aspekt unserer Natur. Tejas in unserem Bewusstsein bewahrt die gesamten Erkenntnisse unseres Willens und unseres spirituellen Strebens. Ojas im Bewusstsein ist die materielle Kraft, aus der die Seele unsere verschiedenen Körper produziert.

Jeder dieser drei Faktoren hat aber auch noch eine emotionale Wirkung. Prana erhält das emotionale Gleichgewicht, Harmonie und Kreativität. Tejas verleiht Mut, Furchtlosigkeit und Tatkraft, die uns befähigt, außergewöhnliche Taten zu vollbringen. Ojas verleiht Frieden, Ruhe und Zufriedenheit. Ohne diese emotional unterstützenden Kräfte kann der Geist nichts Bedeutendes vollbringen.

Der Aufbau von Prana, Tejas und Ojas

Prana, Tejas und Ojas werden auf zwei Arten gebildet. Auf einer grobstofflichen Ebene entstehen sie durch die Essenzen der Nahrung, die wir durch unseren Körper aufnehmen, also durch Lebensmittel, Hitze und Luft. Auf feinstofflicherer Ebene werden sie von den Eindrücken genährt, die wir durch die Sinne aufnehmen. Der Schlüssel für die Funktion von Prana, Tejas und Ojas ist die Fortpflanzungsflüssigkeit, die im ganzen physischen Körper als ihr Behältnis dient. Sie ist das endgültige Produkt unserer Nahrung und enthält die stärksten Energien.

Prana ist die Leben schaffende Fähigkeit in der Fortpflanzungsflüssigkeit. Durch das Prana werden bei der Zeugung Kinder geschaffen, es kann aber auch direkt nach innen gerichtet werden, um Körper und Geist zu verjüngen. Tejas ist die Fähigkeit der Fortpflanzungsflüssigkeit, Mut und Tapferkeit zu verleihen. Es gibt zum Beispiel den männlichen Tieren große Stärke im Kampf um das Weibchen. Nach innen gerichtet gibt es uns Lebenskraft und Entscheidungsfähigkeit für alle wichtigen Handlungen. Ojas ist die Kraft des Fortpflanzungsserums, Ausdauer zu fördern, die uns nicht nur die Fähigkeit gibt sexuell, sondern in jeder Art von Anstrengung, geistig und körperlich, durchzuhalten. Ohne eine ausreichende Reserve an Fortpflanzungsflüssigkeit, mangelt es uns an Prana, Tejas und Ojas, was unsere physische und psychische Gesundheit stark beeinträchtigen kann. Ayurveda betont die Notwendigkeit, mit der Fortpflanzungsflüssigkeit sparsam umzugehen, um diese drei

Lebensessenzen zu erhalten. Er zeigt uns auch Wege, diese drei Kräfte zu stärken, wenn sie unzureichend sind.

Auf feinstofflicher Ebene wird Ojas durch die Sinneswahrnehmungen des Geschmacks und Geruchs genährt. Tejas ist die Essenz der Hitze, die wir nicht nur über die Nahrung, sondern im Sonnenlicht auch über die Haut aufnehmen. Tejas wird auch über die Wahrnehmungen des Sehsinnes genährt. Prana ist die Lebenskraft, die wir über Nahrung, Flüssigkeit und natürlich über die Atmung aufnehmen. Prana wird durch die Flüssigkeiten in unserem Körper transportiert, durch das Blut und das Blutplasma. Unsere Körperflüssigkeiten erhalten Energie durch das Prana, das wir aufnehmen. Prana wird auch über den Gehör- und Tastsinn aufgenommen.[4]

Prana, Tejas, Ojas und gesundheitliche Störungen

Psychische Probleme stehen in enger Verbindung mit dem Zustand von Prana, Tejas und Ojas. Prana ist verantwortlich für Enthusiasmus und psychische Ausdruckskraft, ohne Prana leiden wir unter Depressionen und geistiger Stagnation. Tejas herrscht über die geistige Verarbeitung und Aufnahme von Wissen, ohne Tejas leiden wir unter einem Mangel an Klarheit und Entschlossenheit. Ojas verleiht psychische Stabilität und Ausdauer, ohne Ojas leiden wir unter Ängstlichkeit und geistiger Müdigkeit. Ohne die richtigen Lebenskräfte kann der Geist nicht richtig funktionieren. Wir können den Geist nicht heilen, ohne seine Energien zu verbessern und auszugleichen.[5]

Wir werden uns im ganzen Buch auf Prana, Tejas und Ojas als Hintergrundwissen beziehen. Sie sind nicht so wichtig wie Vata, Pitta und Kapha, dürfen aber auch nicht übersehen werden. Um den Zusammenhang besser verstehen zu können, erinnern Sie sich bitte an die Verbindung zu Vata, Pitta und Kapha oder an die Eigenschaften der Elemente Luft, Feuer und Wasser.

3.
Die drei Gunas: Der Ausgleich Ihres Bewusstseins

Wir leben in einem magischen Universums, mit Kräften, die über Leben und Tod herrschen, über Schöpfung und über Zerstörung. Göttliche Kräfte, die uns in einen Zustand des tiefen Friedens und Verstehens bringen, sind allgegenwärtig. Aber auch „nicht Göttliche" Kräfte sind immer gegenwärtig und ziehen uns in einen Zustand der Verwirrung und Verhaftung hinab. Unwahrheit und Wahrheit, Unwissenheit und Aufklärung formen Helligkeit und Dunkelheit, Licht und Schatten der Welt. In dieser grundlegenden Dualität der Schöpfung kämpfen wir nicht nur ums reine Überleben, sondern suchen auch nach dem Sinn unseres Lebens. Wir müssen lernen, diese gegensätzlichen Strömungen zu durchqueren, so dass wir die aufbauenden spirituellen Kräfte nützen und bedrückende nicht spirituelle Trägheit vermeiden können.

Die Natur ist die manifestierte Göttliche Mutter, und das Universum ist das Spiel ihres Bewusstseins. Sie sorgt jedoch nicht nur für materielles Wachstum und Ausweitung, die nach außen führen, sondern unterstützt auch unser spirituelles Wachstum und unsere Entwicklung, die nach innen führen. In der Natur liegt eine qualitative Energie, die es uns entweder ermöglicht, uns in der Weisheit zu entfalten oder uns auf die Unwissenheit zu beschränken. Die Natur arbeitet durch bewusste Kräfte, man könnte sagen durch Geister, die entweder erhellen oder verdunkeln, heilen oder verletzen. Die meisten dieser Kräfte sind uns unbekannt und wir wissen nicht, wie wir sie nutzen können. Wir sind auf eine wissenschaftliche und rationale Weise darauf trainiert, nach außen zu schauen und haben nicht mehr die Fähigkeit, die feinstofflichen Kräfte wahrzunehmen, die uns umgeben. Um eine wirkliche Heilung unseres Geistes zu ermöglichen, müssen wir diese Kräfte verstehen und lernen, mit ihnen zu arbeiten, nicht nur in der Außenwelt, sondern auch in unserer eigenen Psyche.

Der Ayurveda stellt uns eine besondere Sprache für das Verstehen der wichtigsten Naturkräfte zur Verfügung und zeigt, wie wir auf allen Ebenen mit ihnen arbeiten können. Im Verständnis des Yoga und Ayurveda besteht die Natur aus drei Hauptqualitäten. Es sind die wichtigsten Kräfte der kosmischen Intelligenz, die unser spirituelles Wachstum bestimmen. Sie werden im Sanskrit „Gunas" genannt, mit der Bedeutung „das, was bindet", denn falsch verstanden führen sie zur Verhaftung mit der äußeren Welt.

1. Sattva – Intelligenz, verleiht Gleichgewicht

2. Rajas – Energie, verursacht Ungleichgewicht

3. Tamas – Substanz, schafft Trägheit

Die drei Gunas sind die feinstofflichsten Eigenschaften der Natur, die der Materie, dem Leben und dem Geist zugrunde liegen. Sie sind die Energien, mit denen nicht nur die Oberfläche unseres Geistes, sondern auch das tiefere Bewusstsein arbeitet.

Sie sind die Energien der Seele und bergen die Wünsche und karmischen Bindungen, die uns von Geburt zu Geburt treiben. Die Gunas gehören zur Natur selbst, sie sind das Kernpotenzial ihrer Vielfältigkeit.

Alle Objekte im Universum sind aus unterschiedlichen Kombinationen der drei Gunas zusammengesetzt. Die kosmische Evolution geht aus ihrer gegenseitigen Beeinflussung und Verwandlung hervor. Die drei Gunas sind eines der vorrangigen Themen des ayurvedischen Gedankenguts und werden in diesem Buch immer wieder auftauchen. Sie bilden eine tiefere Ebene als die biologischen Temperamente und helfen uns, unsere geistige und spirituelle Natur und ihre Funktion zu verstehen.

SATTVA drückt die Eigenschaften von Intelligenz, Tugendhaftigkeit und Güte aus und schafft Harmonie, Gleichgewicht und Stabilität. Seine Natur ist leicht und klar. Es besitzt eine nach innen gerichtete, aufsteigende Bewegung und bewirkt die Erweckung der Seele. Sattva sorgt für andauerndes Glück und Zufriedenheit. Es ist das Prinzip der Klarheit, Weite und des Friedens; die Kraft der Liebe, die alle Dinge vereint.

RAJAS drückt die Eigenschaften von Veränderung, Aktivität und Turbulenzen aus. Es bringt Ungleichgewicht mit sich und kann so eine vorhandene Balance zerstören. Rajas wird durch Handlung motiviert und ist immer auf der Suche nach einem Ziel, das ihm Antrieb geben kann. Seine Bewegung ist nach außen gerichtet und tendiert zu egoistischen Handlungen, die in Zerstückelung und Auflösung enden. Kurzfristig wirkt Rajas stimulierend und Freude bringend, was aber aufgrund seiner unausgeglichenen Natur bald zu Schmerz und Leiden führt. Es ist die Kraft der Leidenschaft, die Kummer und Auseinandersetzungen verursacht.

TAMAS drückt die Eigenschaften von Dummheit, Dunkelheit und Trägheit aus. Es ist schwer, verschleiernd oder verhindernd und wirkt als Schwerkraft, die die Dinge verlangsamt und sie in einer spezifischen, begrenzten Form hält. Seine nach unten gerichtete Bewegung verursacht Verfall und Auflösung. Tamas bewirkt Unwissenheit und Selbsttäuschung im Geist und fördert Unempfindlichkeit, Schlaf und Bewusstseinsverlust. Es ist das Prinzip des Unbewusstseins und der Stofflichkeit und verhüllt dadurch das Bewusstsein.

Entsprechungen der drei Gunas

	SATTVA	RAJAS	TAMAS
Farbe	Weiß Reinheit und Harmonie	Rot Handlung und Leidenschaft	Schwarz Dunkelheit und Enttäuschung
Zeit	Tag, Helligkeit	Sonnenauf- und -untergang, Zwielicht, Übergang	Nacht, Dunkelheit
Energie	neutral oder ausgeglichen	positiv, bringt Dinge in Bewegung	negative, verspätete Bewegung
Welten	Himmel oder Weltraum, die Region des Friedens	Atmosphäre, die Region der Stürme	Erde, der Bereich der Schwerkraft und Trägheit
Ebenen des Kosmos	kausal oder ideal	feinstofflich oder astral, reine Form	grobstofflich oder physisch
Bereiche der Natur	spirituelle Wesen: Götter, Göttinnen und Weise	Bereich der Menschen	Bereich der Mineralien, Pflanzen und Tiere
Zustände des Bewusstseins	Wachzustand	Traumzustand	Tiefschlaf

Sattva und der Geist

Der Geist, das Bewusstsein allgemein, ist natürlich die Sphäre von Sattva. Das Bewusstsein selbst heißt in Sanskrit „Sattva". Solange der Geist nicht ruhig und klar ist, können wir nichts richtig aufnehmen. Sattva bringt Klarheit, durch die wir die Wahrheit der Dinge erkennen können, und gibt Licht, Konzentration und Hingabe. Rajas und Tamas sind Faktoren des geistigen Unfriedens, sie verursachen Aufregung und Enttäuschung und führen zu falschen Vorstellungen und Wahrnehmungen. Rajas lässt uns glauben, die äußere Welt sei die Wirklichkeit, was uns veranlasst, das Glück außerhalb von uns selbst zu suchen und das Gespür für unseren inneren Frieden zu verlieren. Rajas bringt Begehren, Verzerrungen, Turbulenzen und emotionale Aufregung. Es herrscht im sinnlichen Teil des Geistes vor, denn die Sinne bewegen sich ständig auf der Suche nach verschiedenen Objekten. Solange wir auf der Jagd nach sinnlichen Vergnügen sind, bleiben wir in der Unbeständigkeit von Rajas verhaftet.

Aus Tamas entsteht die Ignoranz, die unsere wahre Natur verhüllt und unser Wahrnehmungsvermögen schwächt. Daraus erwächst die Idee eines Ego, eines getrennten Selbst, durch das wir uns allein und isoliert fühlen. Tamas überwiegt in dem Bewusstsein, das sich mit dem physischen Körper identifiziert und stumpf und begrenzt ist. Solange sich unsere Identität und unser Wohlbefinden in erster Linie auf unseren Körper bezieht, verharren wir im Bereich von Tamas.

Sattva ist der Ausgleich von Rajas und Tamas, da es die Energie von Rajas mit der Stabilität von Tamas kombiniert. Durch das Ansteigen von Sattva gewinnt man Frieden und Harmonie und kehrt zurück zur ursprünglichen Natur und zum reinen Geist, der Freiheit bedeutet. Aber auch die Verhaftung an Sattva, beispielsweise das Festhalten an bestimmten Tugenden, kann den Geist binden. Deshalb müssen wir uns bemühen, das reine Sattva in seiner unverhafteten Form zu entwickeln, ein Sattva, das nicht an seine eigenen Qualitäten gebunden ist. Reines Sattva verdammt Rajas und Tamas nicht, sondern erkennt deren Bedeutung in der kosmischen Harmonie, in den äußeren Faktoren des Lebens und des Körpers, die von unserer wahren Natur weit entfernt sind, an.

Wenn das reine Sattva in unserem Bewusstsein überwiegt, transzendieren wir Raum und Zeit und entdecken unser ewiges Selbst. Die Seele gewinnt ihre eigentliche Reinheit wieder und vereinigt sich mit

Gott. Wenn die drei Gunas aus der Balance kommen, wird der Prozess der kosmischen Evolution in Gang gesetzt, durch die die Seele sich in den verschiedenen Bereichen der Natur entwickeln und Leben und Tod, Glück und Trauer in verschiedenen Körpern erfahren kann. Die Bewegung der drei Gunas ist mit der Schöpfung synonym.

Sattva, der Zustand der Ausgeglichenheit, steht für vollkommene Gesundheit und Heilung. Die Gesundheit kann durch ein sattvisches Leben aufrecht erhalten werden, das heißt, ein Leben in Harmonie mit der Natur und unserem inneren Selbst, in dem Reinheit, Klarheit und Frieden gepflegt werden. Rajas und Tamas sind Faktoren, die Krankheit verursachen. Rajas verursacht Schmerzen, Aufregung und Energieverschwendung. Tamas bringt Stagnation, Verfall und Tod. Rajas und Tamas arbeiten meist zusammen. Rajas verursacht ein Übermaß an Energieverbrauch, was letztendlich zu Erschöpfung, dem Bereich von Tamas, führt.

So wirken zum Beispiel zu scharfe Speisen, Alkohol und sexuelle Leidenschaften zu Beginn rajasisch oder stimulierend. Aber schließlich führen sie zu tamasischen Zuständen wie Müdigkeit und völligem Energieverlust. Auf psychologischer Ebene führt zu viel Rajas, also aufregende Gefühle, zu Tamas oder geistiger Stumpfheit und Depression.

Geistige Typen in Bezug auf die Gunas

Die Vorherrschaft von Sattva in unserer Natur ist der Schlüssel für Gesundheit, Kreativität und Spiritualität. Sattvische Menschen haben eine harmonische und anpassungsfähige Natur, die sie von psychischen und physischen Krankheiten fernhält. Sie streben nach Ausgeglichenheit und haben einen friedfertigen Geist, der die psychologischen Ursachen der Krankheiten fernhält. Sie kümmern sich um andere und auch um sich selbst. Das Leben sehen sie als eine Erfahrung an, die sie reifen lässt, und in allen Dingen sehen sie das Gute, sogar in Krankheiten, die sie zu verstehen und nicht einfach zu unterdrücken versuchen.

Rajasische Menschen haben eine gute Energie, verbrauchen sich aber selbst durch zu viele Aktivitäten. Ihr Geist ist meist aufgewühlt und selten friedfertig. Sie vertreten ihre Meinung sehr entschlossen und versuchen, Macht über andere zu gewinnen, oft ohne Rücksicht auf die Mittel. Sie sind ungeduldig und nicht konsequent, wenn es um ihre Probleme geht, und nehmen sich nicht die Zeit oder Verantwortung, sich damit auseinanderzusetzen. Sie geben anderen, einschließlich ihren Therapeuten, die Schuld an ihren Problemen.

Rajasische Menschen können ihre Ziele erreichen und haben ihr Leben meist unter Kontrolle. Sie sind aber nicht offen für ihre spirituelle Entwicklung und werden auf der Suche nach Glück von ihrem Ego beherrscht. Das Leben bringt ihnen oft Erschütterungen, unter denen sie sehr leiden, vor allem dann, wenn sie die Kontrolle verlieren. Aber auch wenn sie ihre Ziele erreichen, stellen sie fest, dass sie dadurch nicht glücklicher sind.

Tamasische Menschen haben tiefsitzende psychologische Blockaden. Ihre Gefühle und ihre Energie stagnieren oft und werden unterdrückt und sie wissen nicht, wo ihre Probleme wirklich liegen. Sie bemühen sich nicht um eine richtige Behandlung und leben meist unter unhygienischen Bedingungen oder pflegen sich selbst sehr schlecht. Ihren Zustand begreifen sie als ihr Schicksal und machen keinen Versuch, ihre Probleme zu lösen. Sie lassen es zu, dass andere Menschen oder auch negative Einflüsse die Herrschaft über sie gewinnen und lehnen jegliche Verantwortung für ihr Leben ab. Sie kümmern sich nicht um ihre Probleme und fragen auch andere nicht um Rat, was die Probleme nur noch verschlimmert.[6]

Die geistige Konstitution in Bezug auf die drei Gunas

Die Gunas zeigen unseren geistigen und spirituellen Zustand, an dem wir unsere Anfälligkeit für psychologische Probleme messen können. Der folgende Test ist eine Aufzählung dieser Qualitäten und ihrer Wirkung auf unser Leben und auf unseren Charakter.

Die Antworten auf der linken Seite weisen auf Sattva hin, in der Mitte findet sich Rajas und rechts Tamas. Bitte füllen Sie diesen Test sorgfältig und ehrlich aus. Nachdem Sie den Fragebogen selbst ausgefüllt haben, sollten Sie das von jemandem machen lassen, der Sie gut kennt, wie Ihr Partner oder ein naher Freund. Notieren Sie dann die unterschiedliche Sicht, die Sie von sich selbst und die andere von Ihnen haben.

Bei den meisten von uns werden die Antworten in den Bereich von Rajas fallen, heutzutage der vorrangige, spirituelle Zustand in unserer aktiven, nach außen gerichteten Kultur. Die meisten haben verschiedene psychologische Probleme, können aber im allgemeinen gut damit umgehen. Eine sattvische Natur bedeutet eine spirituelle

Veranlagung mit wenig psychologischen Schwierigkeiten. Eine hohe sattvische Natur ist zu allen Zeiten sehr selten und beschreibt einen Weisen oder Heiligen. Ein tamasischer Mensch steht sehr wahrscheinlich vor schweren psychologischen Problemen, würde aber diesen Test nicht ausfüllen und auch kaum dieses Buch lesen. Die Bereiche in uns selbst, in denen wir uns von Tamas zu Rajas oder von Rajas zu Sattva verbessern können, werden unseren inneren Frieden und unser spirituelles Wachstum erhöhen. Wir sollten alles dafür tun, um solche Veränderungen zu vollziehen.

Tabelle für die geistige Konstitution

Ernährung:	vegetarisch	wenig Fleisch	Fleischnahrung
Drogen, Alkohol und Stimulatoren:	nie	gelegentlich	oft
Sinneseindrücke:	ruhig, rein	gemischt	unruhig
Schlafbedürfnis:	wenig	mäßig	hoch
Sexuelle Aktivität:	wenig	mäßig	hoch
Sinneskontrolle:	gut	mäßig	schwach
Sprache:	ruhig, gelassen	angeregt	dumpf
Sauberkeit:	hoch	mäßig	wenig
Arbeit:	selbstlos	für persönliche Ziele	faul
Zorn:	selten	manchmal	oft
Angst:	selten	manchmal	oft
Wünsche:	wenige	einige	viele
Stolz:	mäßig	etwas Ego	eitel
Depressionen:	nie	manchmal	oft
Liebe:	universell	persönlich	Mangel an Liebe
Gewaltanwendung:	nie	manchmal	oft
Verhaftung an Geld:	wenig	etwas	groß
Zufriedenheit:	meistens	zum Teil	nie
Vergebung:	vergibt leicht	mit Mühe	grollt lange
Konzentration:	gut	mäßig	wenig
Gedächtnis:	gut	mäßig	wenig
Willenskraft:	stark	unterschiedlich	schwach

Wahrhaftigkeit:	immer	meistens	selten
Rechtschaffenheit:	immer	meistens	selten
Gelassenheit:	meistens	zum Teil	selten
Kreativität:	hoch	mäßig	wenig
Spirituelles Studium:	täglich	manchmal	nie
Mantren, Gebet:	täglich	manchmal	nie
Meditation:	täglich	manchmal	nie
Selbstloser Dienst:	viel	ein bisschen	nie
TOTAL	Sattva_____	Rajas_____	Tamas_____

Die drei Gunas und die Heiltherapien

Es gibt für den Geist sehr unterschiedliche medizinische und heilende Therapien. Um sie richtig zu nutzen und mögliche Nebenwirkungen zu vermeiden, müssen wir ihre Herangehensweisen kennenlernen und herausfinden, wann sie angebracht sind. Der Ayurveda kann uns hier sehr helfen, indem er uns zeigt, wie die Heiltherapien in Verbindung zu den drei Gunas stehen. Dies vermittelt uns ein tiefes Verständnis für den Heilungsprozess und das zu erwartende Ergebnis. Sattvische Therapien arbeiten mit sattvischen Qualitäten wie Liebe, Frieden und der Vermeidung von Gewalt. Rajasische Therapien arbeiten mit rajasischen Qualitäten wie Stimulation, Energetisierung und Schock. Tamasische Therapien arbeiten mit tamasischen Qualitäten, wie Schlaf, Beruhigungsmittel und Erdung. Die ayurvedischen Therapien sind vorrangig sattvische Therapien; rajasische und tamasische Behandlungen werden nur unter ganz bestimmten Umständen angewendet. Die sattvische Heilung arbeitet mit der Natur, also mit der Lebenskraft und der Kraft des kosmischen Geistes. Die Behandlungsmethoden bestehen aus Anwendungen von Heilpflanzen, vegetarischer Diät, Mantren und Meditation. Rajasische Behandlungen können manchmal im Heilungsprozess nützlich sein, da sie helfen, Tamas aufzubrechen, während Sattva, die harmonische Energie, diese Fähigkeit nicht hat. Es ist oft wichtig, sich von Tamas zu Rajas zu bewegen, um zu Sattva zurückzukehren, ähnlich der Notwendigkeit, eine Person in der Behandlung zu schockieren oder zu stimulieren, um ihr den unterdrückten Schmerz bewusst zu machen. Tamas ist im Heilungsprozess nur dann nötig, wenn zu hohes Rajas beruhigt werden muss. Wenn ein Mensch zum Beispiel hysterisch ist, eine Verfassung, die durch zu viel Rajas verursacht wird, braucht er eventuell eine sehr beruhigende Heilpflanze oder ein Beruhigungsmittel, also eine tamasische Behandlung. In diesem Fall wäre Sattva zu mild, um das Rajas abzuschwächen.[7]

Die Psychologie des Ayurveda zielt daraufhin, den Geist von Tamas zu Rajas und eventuell zu Sattva hinzubringen. Das heißt, die Entwicklung von einem unwissenden, körperlich orientierten Lebensstil (Tamas) über einen voller Aktivität und Selbstausdruck (Rajas) bis hin zu einer Lebensführung voller Frieden und Erleuchtung (Sattva).[8]

Die drei Stadien der Heilung des Geistes

1. Aufbrechen von Tamas/Entwickeln von Rajas – aus der geistigen Trägheit hin zu selbst motivierten Handlungen.
2. Beruhigung von Rajas/Entwickeln von Sattva – aus der selbst motivierten Aktion hin zum selbstlosen Dienst.
3. Vervollkommnung von Sattva – vom selbstlosen Dienst hin zur Meditation.

Es ist natürlich wichtig, zu wissen, welches Stadium dem jeweiligen Menschen entspricht. Eine Person, die sich in einer tamasischen Verfassung befindet, braucht äußere Aktivität, um aus der Trägheit auszubrechen, er oder sie kann nicht einfach gebeten werden, still zu sitzen und zu meditieren. In diesem Fall sind rajasische (aktive) Methoden notwendig, da sattvische (passive) Methoden sehr wahrscheinlich nicht ausreichen würden. Die entsprechende Person braucht Kommunikation und den Umgang mit anderen Menschen. Ein Mensch in einem rajasischen Zustand jedoch muss seinen Aktionsdrang bremsen und sich der Verinnerlichung (Entwicklung von Sattva) zuwenden. Dies sollte nach und nach erfolgen, denn Rajas klingt nicht auf einmal ab. Die betreffende Person sollte in die Meditation über praktische Übungen, wie die Yogastellungen, Mantren und Visualisierungen, eingewiesen werden. Ein Mensch in einer sattvischen Verfassung braucht die spirituelle Praxis und keine gewöhnliche psychologische Behandlung. Er oder sie kann alleine, ohne große äußere Hilfe, mit der Meditation beginnen.

Diese drei Stadien sind jedoch nicht einfach verschiedene Ebenen. Wir alle haben tamasische, rajasische und sattvische Faktoren in unserem Geist. Bis zu einem gewissen Grad brauchen wir alle diese drei Prozesse. Es gibt Zeiten, in denen sich unser Geist in einem tamasischen Zustand befindet, wie zum Beispiel früh morgens nach dem Aufwachen oder beim Tagträumen am Nachmittag. Immer, wenn wir uns geistig dumpf oder emotional bedrückt fühlen, herrscht Tamas vor. Rajas herrscht vor, wenn wir angeregt sind, beunruhigt oder aktiv und nach außen gehend, wenn wir zum Beispiel in die Arbeit mit vielen Menschen oder Projekten vertieft sind. Sattva herrscht vor, wenn wir ruhig, friedfertig und zufrieden sind oder wenn wir von allein in die Meditation versinken.

Genauso sollten wir nicht das Auftreten anderer Leute verurteilen, wenn sie gerade von einer Qualität dominiert werden. Auch eine spirituell sehr hoch entwickelte Person hat hin und wieder tamasische Momente oder Perioden, in denen sie oder er vielleicht etwas Bedauerliches tut. Gleichermaßen haben auch spirituell nicht sehr entwickelte Menschen sattvische Momente, in denen sie etwas sehr Inspirierendes, Edles oder Liebes vollbringen können. Wenn wir uns selbst betrachten, sollten wir versuchen, alle diese drei Faktoren in unserer Natur und unserem Verhalten zu erkennen und unsere sattvische Seite zu entwickeln.

Stadium 1 – Persönliche Heilung

Aufbrechen von Tamas/Entwicklung von Tamas zu Rajas

Für diesen Übergang ist Feuer notwendig. Wir müssen uns aufrütteln, etwas tun und mit Veränderungen beginnen. Tiefsitzende Muster der Verhaftung, Stagnation und Depression müssen gelöst werden. Wir müssen unsere Leiden erkennen und daraus lernen, indem wir uns mit unserem Schmerz auseinandersetzen, das heißt auch mit dem, was wir über Jahre unterdrückt und ignoriert haben. Wir sollten uns fragen, wer wir wirklich sind und was wir brauchen. In diesem Zustand ist Aktion (Rajas) sehr wichtig, nicht nur in unserem Geist, sondern auch in unserem äußeren Leben. Wir müssen mit der Vergangenheit brechen, neue Energien in unser Leben bringen, uns vielleicht beruflich verändern, unsere Beziehungen neu überdenken oder an einen anderen Ort ziehen.[9]

Stadium 2 – Heilung der Menschheit

Beruhigung von Rajas/Entwicklung von Rajas zu Sattva

Für diesen Übergang ist Raum notwendig. Wir müssen unseren Schmerz und unsere persönliche Suche aufgeben, loslassen von individuellen Verletzungen und Trauer. Die egoistischen Antriebe und Motive müssen für etwas Höherstehendes aufgegeben werden. Wir müssen unsere Probleme verallgemeinern und versuchen, die gesamte menschliche Verfassung und den Schmerz anderer zu verstehen. Wenn wir unsere persönlichen Probleme hinter uns lassen, können wir uns mit den Problemen der Menschheit auseinandersetzen, uns für die Leiden anderer öffnen, als wären es unsere eigenen. Um unser spirituelles Wachstum zu fördern, müssen wir erkennen, dass das Leben Leiden mit sich bringt. Dies ist das Stadium des selbstlosen Dienstes und der Wohltätigkeit.[10]

Stadium 3 – Universeller Friede

Entwicklung des reinen Sattva

Dieser Übergang erfordert die Entwicklung von Liebe und Erkenntnis als universelle Kräfte. Wir müssen lernen, über die Grenzen der menschlichen Verfassung hinaus zu unserer höchsten, spirituellen Natur vorzudringen. Innerer Frieden muss zu unserer hauptsächlichen Kraft werden. Wir sollten nicht länger versuchen, unsere Schmerzen zu überwinden, sondern Freude fördern. Wir sollten uns nicht länger auf unsere persönlichen oder kollektiven Probleme konzentrieren, sondern auf die Entwicklung der Kommunikation mit dem großen Universum und mit der Göttlichen Kraft, die darin wohnt. In diesem Stadium bewegen wir uns vom menschlichen Aspekt unserer Verfassung hin zum universellen Aspekt und werden für alles Leben offen. Dies ist das Stadium der spirituellen Praxis. Es liegt höher als alle gewöhnlichen Heilprozesse und arbeitet daran, unsere Verbindung zu Gott oder dem inneren Selbst zu heilen.

Erinnern Sie sich bitte an die drei Gunas, während Sie dieses Buch durcharbeiten. Wir werden untersuchen, wie sie in Bezug auf die verschiedenen Schichten und Funktionen des Geistes wirken. Gehen Sie zum sattvischen Kern ihres Wesens, um dieses Wissen des Ayurveda zu verstehen.

4.
Die Natur des Geistes

Es ist erstaunlich, wie viele verschiedene Meinungen es über die Natur des Geistes und seine Funktionen gibt. Die Definitionen des Geistes in den verschiedenen Richtungen der Psychologie, der Philosophie und der Religionen unterscheiden sich grundsätzlich oder stehen sogar konträr zueinander. Es ist nicht schwer, sich auf die grundlegenden Faktoren des physischen Körpers zu einigen, auf seine Form, Struktur und seine Funktionen. Niemand wird behaupten, der Körper habe drei Beine oder der Magen denke und das Gehirn verdaue die Nahrung. Der Grund dafür liegt darin, dass der Körper einfach zu beobachten ist. Während wir jedoch die wichtigsten Systeme des physischen Körpers auflisten können, fällt uns dies in Bezug auf den Geist sehr schwer. Der Geist erscheint eher als eine amorphe und strukturlose Einheit und nicht als ein präzises Instrument wie der Körper.

Obwohl wir alle einen Geist haben und ihn unentwegt nutzen, wissen wir nicht, wie unser Geist strukturiert ist. Wir sind so in die geistigen Aktivitäten vertieft, dass wir uns nicht die Zeit nehmen, zu entdecken, was der Geist wirklich ist. Im Bereich der Psychologie tappen wir noch immer im dunkeln und versuchen eine Einheit zu verstehen, die sich uns immer wieder entzieht. Aber wie können wir uns der Sache nähern, ohne die Natur und die Funktion des Geistes zu kennen? Letztendlich ist die Wahrnehmung des Geistes die Grundlage für alle psychologischen Diagnosen und Behandlungen. Das Problem liegt darin, dass wir erst uns selbst kennenlernen müssen, bevor wir etwas über unseren Geist erfahren. Wir müssen verstehen, wer wir wirklich sind. Es ist allgemein bekannt, dass der Gedanke eine Funktion des Ego, des getrennten Selbst, ist. Unsere persönliche, subjektive Befangenheit verfärbt unseren Blick auf den Geist und macht eine objektive Einschätzung seiner Kapazitäten fast unmöglich.

Der erste Schritt in jeder ernst zu nehmenden Psychologie ist deshalb, das Kennenlernen des Geistes und seiner Funktion. Wie ist dieses wunderbare Instrument, unser Geist, nun aber beschaffen? Was hat er mit uns selbst, mit dem was wir sind zu tun? Wie funktioniert der Geist richtig? Können wir lernen, den Geist so objektiv zu sehen wie unsere Hände oder Füße? Hier eröffnen uns die Lehren des Ayurveda und des Yoga unglaubliche Einblicke.

Das Kennenlernen des Geistes

Können Sie sich vorstellen, auf den Fahrersitz eines Autos mit laufendem Motor gesetzt zu werden, ohne zu wissen, wie man fährt, die Bremsen, das Lenkrad oder die Kupplung benutzt? Sie würden sicherlich einen Unfall verursachen und, im Falle des Überlebens, für immer Angst vor dem Autofahren haben.

Mit unserem Geist befinden wir uns in einer ähnlichen Situation. Bei unserer Geburt wird das Bewusstsein in unseren Geist platziert, aber uns wird nicht gelehrt, wie wir mit dem Geist, seinem Feingefühl und seinen Emotionen umgehen sollen. Uns wird nichts über seine verschiedenen Zustandsformen des Wachens, Träumens und Tiefschlafes gelehrt. Wir wissen nichts über die vergleichbaren Funktionen der Vernunft, der Gefühle, des Willens und der sinnlichen Wahrnehmung. Man lässt uns darüber im dunkeln, da unsere Eltern und die Gesellschaft, in der wir leben, den Geist nicht verstehen und nicht wissen, wie er arbeitet. Der Geist ist das Werkzeug, das wir benutzen, bei allem was wir tun, und trotzdem wissen nur wenige unter uns, wie man richtig damit umgeht.

Wir alle leiden unter dieser Unwissenheit über die Beschaffenheit des Geistes. Alle Probleme, die im Laufe des Lebens auftauchen, kann man letztendlich darauf zurückführen, dass wir unseren Geist nicht kennen und nicht wissen, wie er funktioniert. Aus diesem primären Problem ergeben sich verschiedene sekundäre Probleme – die Frage, wie wir unsere Wünsche erfüllen sollen oder wie wir das meiden können, wovor wir uns fürchten. Probleme, die sehr wichtig erscheinen und die doch nur eine natürliche Konsequenz dieser grundsätzlichen Unwissenheit sind. Wenn wir zum Beispiel nicht wissen, wie man ein Auto fährt, so ist die Frage nach dem Wohin unwichtig. Wir sehen in diesen sekundären Problemen jedoch die primären oder machen andere dafür verantwortlich. Wir machen sie zu sozialen, moralischen oder politischen Angelegenheiten, weil wir nicht erkennen, dass sie alle denselben Ursprung haben – die mangelnde Kenntnis des Geistes. Aus dem falschen Verständnis des Geistes entwickeln wir falsche Ideen über die Welt und geraten im Umgang mit anderen in Schwierigkeiten.

Als Vergleich sei eine andere Analogie angeführt: Wenn wir die Wirkung von Feuer nicht kennen, können wir uns daran verbrennen. Das bedeutet jedoch nicht, dass wir dumme Menschen sind oder dass Feuer an sich schlecht ist, sondern nur, dass wir das Feuer und seine Eigenschaften nicht kennen. Der Geist hat seine Qualitäten und kann, wie das Feuer, für beides benutzt werden: für das Gute und für das Schlechte. Er kann uns größtes Glück verschaffen oder unglaubliche Verwüstungen anrichten, wie die Geschichte immer wieder gezeigt hat. Alle psychologischen Probleme resultieren aus nichts anderem als aus der falschen Benutzung des Geistes. Die Lösung für alle unsere geistigen Probleme liegt darin, zu lernen, wie man den Geist richtig anwendet.

Wichtiger als jede Untersuchung unserer persönlichen oder sozialen Probleme ist das Kennenlernen der Beschaffenheit unseres Geistes. Alle Schwierigkeiten, die im Moment so wichtig und dringend erscheinen, ob wir geliebt werden möchten oder wie unsere Freunde und unsere Familie glücklich werden können, sind nicht die eigentlichen Probleme und können nicht sofort gelöst werden. Das eigentliche Problem ist die Frage nach dem Gebrauch des wichtigsten und zentralsten Instruments unseres Lebens – des Geistes selbst.

Das Erlernen, wie man mit dem Geist umgeht, löst nicht nur unsere psychologischen Probleme, sondern bringt uns auf eine höhere Stufe der Selbstverwirklichung. Es führt uns zum spirituellen Leben, unserer wahren Berufung als bewusste Wesen. Dann können wir den Geist, der von Natur aus begrenzt ist, überwinden und zum reinen Bewusstsein gelangen, ohne Einschränkungen durch Zeit, Raum und Ursache. Wir müssen endlich beginnen, unseren Geist kennenzulernen, koste es was es wolle.

Der Geist als Objekt

Obwohl wir schon immer einen Geist hatten, haben die wenigsten unter uns sich die Zeit genommen, ihn zu beobachten. Wir werden uns den Geist jetzt näher anschauen. Dafür müssen wir aber erst innerlich einen Schritt zurücktreten und die Rolle des Beobachters einnehmen. Wir werden zu Zeugen des Geistes und seiner Funktionen.[11] Stellen Sie sich vor, Ihre Gedanken wären ein Fluss und Sie sitzen am Ufer und schauen zu, wie sie vorbeifließen. Lernen Sie, die Gedankeninhalte zu beobachten, ohne darüber zu urteilen oder einzugreifen, so wie sie der Strömung oder dem Treibgut eines Flusses zusehen würden.

Durch das Einnehmen dieser Zeugenhaltung können wir sehr leicht lernen, den Geist und seine Aktivitäten zu erforschen. Wir können die verschiedenen Schwankungen in Gedanken, Gefühlen und Eindrücken wahrnehmen, aber auch die verschiedenen Stadien des Wachens, Träumens oder des Tiefschlafes. Wir sollten uns bemühen, unser Bewusstsein in der Beobachterrolle des Geistes zu lassen. Dies ist der Schlüssel für das Kennenlernen des Geistes. Solange wir in die Aktivitäten des Geistes verstrickt sind, werden wir nicht erkennen, wie er beschaffen ist, genauso wie wir nicht wissen, was in einem Kinosaal vor sich geht, solange wir uns auf den Film konzentrieren.

Alles, was wir beobachten können, wie eine Tasse auf einem Tisch, sind Objekte, die außerhalb unseres wahrnehmenden Bewusstseins existieren. Wir können aber nicht nur äußere Objekte, sondern auch innere Objekte beobachten. Wenn sich zum Beispiel unsere Sicht verschlechtert, erkennen wir, ob unsere Sinnesorgane gut funktionieren oder ob sie geschwächt sind. Genauso können wir unsere Gefühle, unsere Gedanken, sogar unser eigenes Ego beobachten, wenn wir nur tief genug gehen. Wir können die Funktionen unseres Geistes beobachten, wie die Bewegungen unseres Körpers.

So wie das Auge nicht beschädigt wird, wenn wir die Tasse auf die Erde fallen und zerbrechen sehen, wird auch das Bewusstsein nicht beeinträchtigt, wenn der Geist sich verändert oder gestört wird. Das bezeugende Bewusstsein ist von den Dingen und Zuständen, die es beobachtet, getrennt. Das erste, was wir also über den Geist feststellen, ist dass er etwas ist, was beobachtet werden kann: der Geist ist ein Objekt. Er gehört zu uns, ist aber nicht das, was wir wirklich sind, genauso wie unser Haus zu uns gehört, aber nicht ein Teil von uns selbst ist. Dies mag im ersten Moment schockierend klingen, ist aber etwas, was wir intuitiv wissen. Wenn wir von „unserem Geist“ sprechen, beschreiben wir den Geist als ein Objekt, das uns gehört, aber wir beschreiben nicht uns selbst.

Der Geist hat eine materielle Struktur, eine Anzahl feststellbarer Energien und Konditionen. Damit soll aber nicht gesagt werden, der

Geist sei ein grobes Objekt, wie zum Beispiel ein Stein, oder ein Organ im physischen Körper, wie das Gehirn, oder, dass er von rein chemischer Natur sei. Der Geist ist keine physische Angelegenheit, sondern eine Sache der feinstofflichen Natur, ätherisch und leuchtend. Als organische Einheit hat der Geist eine Struktur, einen Nahrungszyklus, einen Ursprung und ein Ende. Der Geist ist mit einem gewissen Quantum an Energie ausgestattet, mit verschiedenen greifbaren Wirkungen.

So wie wir unsere Hände sehen können, kann unser Bewusstsein unseren Geist wahrnehmen und gebrauchen. Voraussetzung dafür ist allerdings ein hoher Grad an Aufmerksamkeit und das Nichtverhaftetsein an den Geist, das heißt, man muss sich von den Aktivitäten und Interessen des Geistes loslösen.

Der Geist als Instrument

Die zweite wichtige Eigenschaft des Geistes, die auf seiner materiellen Natur beruht, ist die Tatsache, dass der Geist ein Instrument oder Werkzeug ist. Die Sinnesorgane selbst sind Instrumente – das Auge ein Sehinstrument, das Ohr ein Hörinstrument und so weiter. In gleicher Weise ist auch der Geist ein Instrument, mit dem die Sinnesinformationen verarbeitet werden. Der Geist ist das Mittel, mit dem Informationen aus der Außenwelt empfangen werden. Der Geist ist das wichtigste Instrument für unsere Lebensfunktionen. Er ist ein Hilfsmittel, das von der kosmischen Intelligenz geschaffen wurde, damit das Bewusstsein seine Erfahrungen machen kann. Der Geist ist die am höchsten entwickelte Maschine, der beste Computer, die durchorganisierteste Materie, mit der die stoffliche Welt wahrgenommen werden kann.

Machen Sie sich bitte bewusst, dass wir hier vom Geist und nicht vom Gehirn sprechen. Das Gehirn ist das physische Organ, mit dem der Geist arbeitet. Wir sind uns des Gehirns oder seiner Struktur nicht bewusst. Wir sind uns nur des aktuellen Gedankenprozesses bewusst. Der Geist ist nicht das Gehirn, er ist viel feinstofflicher. Das Gehirn ist das Ausdrucksmittel für den Geist und spiegelt seine Arbeitsweise wider, aber der Geist ist nicht auf den physischen Apparat des Gehirns beschränkt, genauso wenig wie eine Person auf ihren Schatten beschränkt ist.

Machen Sie sich auch bewusst, dass wir von „unserem" Geist sprechen und damit darauf hinweisen, dass wir den Geist als ein Instrument betrachten. Wir können unsere Aufmerksamkeit lenken. Wir sind zur Vernunft fähig. Wir können unseren Willen entwickeln. Wir können unsere Gefühle kultivieren. Wenn der Geist aber ein Instrument ist, so sind wir selbst nicht der Geist, genauso wenig wie wir ein anderes Instrument sind, das wir im Leben benutzen. Wir sind diejenigen, die es benutzen und lernen müssen, damit umzugehen anstatt uns von ihm dirigieren zu lassen.

Wir haben jedoch vergessen, dass der Geist unser Werkzeug ist, obwohl wir von ihm als dem unserem sprechen und uns nicht selbst als den Geist ansehen. Wir lassen den Geist entscheiden, was wir tun sollen. Da wir aber Sklaven unseres Geistes geworden sind, haben wir die Kontrolle über unser Schicksal verloren. Wir erfüllen die Wünsche unseres Geistes, die eigentlich nicht unsere sind, sondern aus der Außenwelt kommen.

Der Geist und die Erkenntnis

Über all den verschiedenen geistigen Schwankungen, die wir erleben, gibt es eine konstante Erkenntnis, ein ungestörtes Empfindungsvermögen für das Selbst oder das Wesen, eine immerwährende Fähigkeit, zu beobachten, zu bezeugen und wahrzunehmen.[12] Obwohl die Inhalte des Geistes sich verändern wie die Wolken am Himmel, gibt es eine Kontinuität unseres Bewusstseins, vergleichbar mit dem Himmel selbst, durch das wir die Gedanken betrachten können, ohne mit ihnen verhaftet zu sein. Der Geist selbst ist also nicht die Erkenntnis. Er ist das Instrument, mit dem die Erkenntnis arbeitet, wie ein Computer, mit dem eine Person arbeitet.

Die Erkenntnis hat im Gegensatz zum Geist weder Form noch Funktion oder Bewegung. Sie ist nicht an Zeit und Raum gebunden, sondern steht außerhalb davon, als ihr Zeuge. Sie wird nicht durch Handlungen beeinflusst und bleibt von guten und schlechten Resultaten unabhängig. Um dieser Erkenntnis näherzukommen, müssen wir lernen, hinter den Geist zu schauen, das heißt, wir müssen uns von seinen Handlungen freimachen. Dies ist unsere eigentliche Berufung als menschliches Wesen und der Kernpunkt des spirituellen Weges, in welcher Form wir ihn auch immer gehen wollen. Solange wir in die Bereiche des Geistes vertieft sind, werden wir vom Äußeren bestimmt und können die innere Realität nicht kennenlernen.

Die wahre Erkenntnis ist das Reine Bewusstsein, das über dem geistigen Bereich steht. Unsere gewöhnliche Erkenntnis ist durch den geistigen Bereich bedingt. Nur weil ein Licht der reinen Erkenntnis im geistigen Bereich reflektiert wird, erscheint der Geist als bewusst. Der Geist selbst ist also nicht bewusst, intelligent oder selbstleuchtend. Er wirkt durch die Wiedergabe eines helleren Lichtes, eines größeren Bewusstseins, in dem allein Verständnis und Freiheit existiert. Wir müssen lernen, dieses reine Licht hinter dem Geist zu suchen.

Die Einheit von Geist und Körper

Der Geist steht organisch mit dem physischen Körper in Verbindung. Wir werden uns dessen bewusst, wenn wir beobachten, wie unsere Geistesfunktionen sich gemäß unserer körperlichen Schwankungen verändern, wie unser Verhalten durch Ernährung, Körperübungen und Sinneseindrücke beeinflusst wird. Der Geist ist eine Art Körper, ein Organismus mit Stoffwechsel, Nahrung, Abfallprodukten und Störungen, die bei Fehlfunktionen auftreten. Dies alles werden wir im letzten Kapitel des Buches ausführlicher untersuchen.

Der physische Körper ist in erster Linie ein Organ der Wahrnehmung und des Ausdrucks. Er wird hauptsächlich von unseren Sinnesorganen, die die Wahrnehmung ermöglichen strukturiert und von unseren motorischen Organen, wie die Stimme und die Hände, mit denen wir uns ausdrücken. Der Körper ist sozusagen die grobstoffliche Form des Geistes. Der Körper existiert, um dem Geist Wahrnehmung und Handlung zu ermöglichen. Obwohl jedoch Körper und Geist eine organische Einheit bilden, sind der Geist und der Körper nicht ein- und dasselbe. Der Geist kann auch außerhalb des Körperbewusstseins funktionieren, wie im Tiefschlaf oder in Erfahrungen nach dem Tod.

Der Körper ist ein Wahrnehmungsinstrument für den Geist, das sehen wir zum Beispiel an unseren Händen oder unserer Atmung. Meistens sind wir uns unseres Körpers nicht sehr bewusst, sondern eher der Handlungen, die er ausführt. Unser Körper wird uns vor allem dann bewusst, wenn wir Schmerzen haben oder andere starke körperliche Erfahrungen machen, wie zum Beispiel während sexueller Erlebnisse. Während wir reden, lesen oder arbeiten nehmen wir unsere Körperfunktionen nur zum Teil wahr. Unsere inneren Organe, wie die

Leber oder das Herz, werden uns nur bewusst, wenn wir krank sind. Durch die Haut und die Sinne nehmen wir hauptsächlich die Oberfläche unseres Körpers wahr. Das bedeutet also, wir sind im Körper, aber wir sind nicht selbst der Körper.

Unsere wahre Erkenntnis, unser reines Bewusstsein überwindet Körper und Geist. Es ist ganz frei von ihren Problemen und Begrenzungen. Um zu diesem reinen Bewusstsein vorzudringen, müssen wir uns vollkommen von den Funktionen des Körpers und des Geistes lösen.

Die Lage des Geistes

Es gibt keine bestimmte Stelle im physischen Körper, die man als den Ort des Geistes definieren könnte. Egal wo wir mit unserer Aufmerksamkeit hinwandern – der Geist ist immer schon dort. Das können Sie an sich selbst ausprobieren. Wo Sie auch immer hinschauen, ob äußerlich oder innerlich, Ihr Geist wird da sein. Er sitzt nicht im Gehirn, nicht im Auge und nicht in der Hand. Er bewegt sich mit unserer Aufmerksamkeit. Er ist noch nicht einmal an unseren Körper gebunden, da er den Körper als Objekt beobachten und ihn als Instrument benutzen kann.

Normalerweise gehen wir davon aus, dass der Geist im Kopf oder im Herzen wohnt. Der Kopf ist das Zentrum des äußeren Geistes und arbeitet durch die Sinnesorgane. Das Herz ist das Zentrum des inneren Geistes, der Gefühlswelt, die die Sinne überwindet. Das Gehirn ist nicht mehr als eine Leinwand, auf der die Energien des Bewusstseins aus dem Herzen reflektiert werden. Die Philosophie des Ayurveda lokalisiert das Herz als Zentrum des Bewusstseins.[13] Damit ist aber nicht das physische Herz gemeint, sondern der Kern des Wissens, tief in unserem Inneren. Wir sollten dieses Zentrum nicht mit einer physischen Stelle verwechseln, da es all unsere geistigen Aktivitäten durchdringt.

Die atomare Natur des Geistes

Nach der Diskussion über die grundlegende Beschaffenheit des Geistes, können wir nun seine tiefere Struktur erforschen. Achten Sie einmal darauf, wie Ihre Aufmerksamkeit funktioniert, wie sie sich bewegt. Die wichtigste Erfahrung, die wir über die Struktur des Geistes machen, ist die Erkenntnis, dass der Geist von Natur aus atomar oder punktartig ist. Der Geist besteht aus verschiedenen Gedankensprenkeln, Gefühlen und Empfindungen, die einander in schneller Folge abwechseln. Auch das können Sie an sich selbst erfahren. Setzen Sie sich ruhig hin und beobachten Sie, wie Ihre Sinne arbeiten, als würden Sie einen Baum betrachten. Beobachten Sie die stetigen Bewegungen ihres Geistes und wie er versucht, die Realität des Objektes zu konstruieren, indem er von einem Punkt zum nächsten wandert.

Der Geist hat keine bestimmte Gestalt oder Größe. Er nimmt die Form und Größe des Objektes an, das wir erforschen. Trotzdem besteht er aber immer aus einer Serie von Wahrnehmungspunkten. Der Geist ist kein Atom, das sich im Raum bewegt, sondern eine punktgroße Wahrnehmung, die allen anderen stofflichen Teilen und Wechselwirkungen vorausgeht und diese dann transzendiert.

Obwohl der Geist von Natur aus punktgleich ist, kann er den Körper als ein Ganzes durchdringen, ähnlich einem Tropfen Sandelholzöl, das mit seinem Duft den ganzen Körper erfasst. Auf diese Weise kann der Geist sich nicht nur auf einzelne Teile des Körpers konzentrieren, sondern ihn als ein Ganzes stimulieren. Er kann unser ganzes Wahrnehmungsfeld durchdringen. Obwohl dies nur einen Augenblick dauert, folgt ein Augenblick dem nächsten und gibt uns so das Gefühl eines ganzen Wahrnehmungsbereiches.

Die punktartige Beschaffenheit des Geistes zieht aber auch verschiedene Einschränkungen mit sich. Wir können uns immer nur auf ein bestimmtes Objekt konzentrieren. Da unsere Wahrnehmung wie ein sich bewegender Punkt funktioniert, können wir unsere Aufmerksamkeit in verschiedene Richtungen lenken. Gleichzeitig hat der Geist dadurch die Tendenz eng zu werden und sich an die Punkte zu haften, die er schon kennt. Wir sehen nicht das Ganze, sondern versuchen es über die verschiedenen Blickpunkte zu konstruieren. Dieser Prozess beschränkt uns auf eine bestimmte Perspektive und wenn wir auch noch so viele Perspektiven zu kreieren versuchen, wird uns doch immer etwas fehlen.

Der Geist ist vergleichbar mit einem pointillistischen Maler, der aus Punkten die Realität konstruiert. Doch die Wirklichkeit entzieht sich ihm immer wieder, da er aus Fragmenten niemals ein Ganzes bilden kann. Das Wissen des Geistes ist also von Natur aus durch seine punktartige Beschaffenheit begrenzt. Der Geist gibt uns eine Serie von Schnappschüssen, aus der wir eine Sicht der Wirklichkeit erschaffen können. Aber die Schnappschüsse verzerren die Realität, da sie immer nur eine Seite von ihr zeigen.

Da jeder Geist nur aus einem Punkt der Aufmerksamkeit besteht, ist jeder Geist an und für sich einzigartig, mit einer eigenen Perspektive und auch einer möglichen Befangenheit. Jeder von uns ist ehrlich und wahrhaftig, wenn es um seinen Geist geht. Aber oft vergessen wir, dass unsere Perspektive nicht allgemeingültig oder universell ist, sondern der Ausdruck unserer eigenen Eingeschränktheit.

Die bewegliche Natur des Geistes

Unser ständig wechselndes geistiges Panorama der Gedanken, Gefühle und Empfindungen lässt die sich verändernde, bewegliche Beschaffenheit des Geistes erkennen. Der Geist ist extrem unbeständig und kann unmöglich in seiner Bewegung angehalten werden. Das liegt daran, dass er nicht nur einen sich verändernden Punkt im Raum, sondern auch einen sich verändernden Punkt in der Zeit darstellt. Der Geist ist nicht nur in Bewegung, der Geist ist die Bewegung. Ohne Bewegung kann der Geist nicht funktionieren.

Unser Bewusstseinsstrom ist nur eine schnelle Abfolge von Lichtpunkten der geistigen Aktivität. Tatsächlich ist der Geist der Hauptpunkt, aus dem die Ideen der Zeit und des Raumes konstruiert werden. Er ist wie die Pinselspitze eines Künstlers, mit der dieser Linien zieht, um eine Perspektive zu veranschaulichen.

Der Geist besteht aus einer Abfolge von geistigen Handlungen, die nie die gleichen sind, nicht einmal für einen Augenblick. Wenn wir tief in uns hineinsehen, stellen wir fest, dass der Geist nicht kontinuierlich ist, wie ein Wasserstrom oder Ölfluss. Er gleicht eher einer unbeständigen Serie von Lichtblitzen in schneller Abfolge, die uns erlaubt, ein kontinuierliches Bild zu schaffen. Es ist deshalb unmöglich, den Geist stillzuhalten, obwohl jedoch eine Stille über dem Geist existiert.

Die feinstoffliche und feinfühlige Natur des Geistes

Haben Sie jemals versucht, Ihren Geist zu kontrollieren? Sie werden schnell herausfinden, dass der Geist von Natur aus feinstofflich und unvorhersehbar wie der Wind ist. Er hat Kraft, Energie und Bewegung, aber keine spezielle Form. Ähnlich dem Wind, können wir den Geist eher durch das beobachten, was er bewegt oder bewirkt, als ihn direkt zu sehen. Er treibt die Gedanken- und Gefühlswolken vor sich her. Aber der Geist ist nicht nur mit dem Wind vergleichbar, sondern auch mit dem Raum. Er umfasst und durchdringt alle Inhalte, wie eine Leinwand, die alle Bilder wiedergibt, die auf sie projiziert werden. Der Geist ist die feinstofflichste Materie. Das werden wir im nächsten Kapitel über den Geist und die Elemente ausführlicher behandeln.

Der Geist ist sehr feinfühlig. Er ist das sensitive Organ, das hinter allen Sinnesorganen steht. Alles hat eine Wirkung auf den Geist. Alles, was wir sehen oder fühlen, hinterlässt einen Eindruck, eine Spur in ihm. Deshalb muss der Geist vor allem bei Kindern mit sehr viel Sorgfalt behandelt werden. Er kann sehr leicht verletzt werden, was zur Folge hat, dass er Schranken aufbaut und seine Feinfühligkeit eindämmt. Er kann leicht beeinflusst und gestört, erregt, bedrückt oder abgelenkt werden.

Der Geist nimmt die Form der Objekte an, die er wahrnimmt. Deshalb ist es sehr schwer, den Geist zu sehen. Auch wenn sich unsere Aufmerksamkeit von den Sinnen zurückgezogen hat, bleibt unser Geist mit Gedanken und Gefühlen angefüllt. Nur wenn wir den Geist ganz von Gedanken freimachen, können wir ihn sehen und sein grundlegendes, unstoffliches Wesen wahrnehmen. Er wirkt dann wie eine Leinwand, die keine andere Bedeutung hat, als die Bilder wiederzugeben, die auf sie projiziert werden.

Die dualistische Natur des Geistes

Der Geist ist wie alle Materie von Natur aus dualistisch. Er besteht aus gegensätzlichen Kräften, die in unterschiedlicher Beziehung zueinander stehen. Er neigt zu dualistischen Reaktionen wie Mögen/Nichtmögen, Liebe/Hass und so weiter. Zu allem, über was wir nachdenken, schafft er sofort den Gegensatz. Wenn wir eine Sache behaupten, erwägen wir auch immer das Gegenteil.

Deshalb ist es sehr wichtig, den Geist nicht auf Negativität, Sünde und Schuld zu trainieren. Wenn wir zum Beispiel eine Person auffordern, nicht an einen Affen zu denken, wird sie unweigerlich an einen Affen denken. Wenn wir einen Menschen auffordern, etwas nicht zu tun, fordern wir ihn damit zuerst auf, daran zu denken, es zu tun. Wenn wir behaupten, glücklich zu sein, liegt diesem Gedanken die Idee inne, traurig zu sein. Gedanken verstärken auch immer das Gegenteil.

Der Geist bewegt sich zwischen Gegensätzen und neigt zu Zweideutigkeiten und Extremen. Er kann ganz leicht das Opfer von Oppositionen werden oder seiner Tendenz erliegen, sich ins Gegenteil zu verkehren. Deshalb sollten wir nicht versuchen, den Geist in eine bestimmte Richtung zu zwängen, sondern ihn von Extremen befreien.

Die schwierige Kontrolle des Geistes

Aufgrund seiner flüchtigen, punktartigen, feinstofflichen und dualistischen Natur kann der Geist nur schwer erfasst werden und es ist beinahe unmöglich, ihn zu kontrollieren. Er hat seine eigene Beschaffenheit und seine eigene Bewegung, die er uns aufzuzwingen versucht. Es gibt tatsächlich nichts Schwierigeres, als Kontrolle über den Geist zu erreichen. Das menschliche Leben besteht ganz aus dem Kampf, den Geist zu kontrollieren. Wenn wir das erreichen, haben wir alles geschafft und das schwierigste Vorhaben im ganzen Universum bewältigt. Die Unfähigkeit, den Geist zu kontrollieren, verursacht Trauer und ist eine Ursache für das Entstehen von Krankheiten.

Geist und Gedanke

Der Geist besteht aus nichts als Gedanken, die durch den Geist entstanden sind. Der Geist ist die Einheit, die aus unseren Gedanken erschaffen wird. Wenn wir den Geist von Gedanken befreien, wird er verschwinden. Wir sind unsere Gedanken, die unseren Geist formen. Die Form der Gedanken ist auch materiell und wirkt auf uns wie kleine, kaum wahrnehmbare punktartige Erschütterungen. Unser Geist gibt fortwährend Gedankenmodelle heraus und nimmt neue auf, die ihn entweder erbauen oder bedrücken. Mit gesteigertem Bewusstsein lernen wir, bewusst positive Gedankenmodelle zu projizieren und negative Gedanken zu vermeiden. Ein Großteil der Heilung besteht darin, die Gedanken zu verändern, die unser Leben dominieren. Wir müssen lernen, Gedanken des Friedens, der Liebe und der Harmonie zu entwerfen, um den konfliktreichen, unglücklichen und störenden Gedanken entgegenzuwirken.

Es gibt aber so viele unterschiedliche Gedankenarten, die auf den unterschiedlichsten Ebenen wirken. Nur wenn wir unsere tiefsten Gedanken verändern, können wir uns selbst verändern und über die Begrenzungen des Geistes hinauswachsen. Dies bedeutet viel mehr als unsere Vorstellungen von Dingen zu verändern; es heißt, unsere tiefsten Gefühle und Instinkte umzuformen. Voraussetzungen für die Veränderung tiefsitzender Gewohnheiten und Abhängigkeiten sind konzentrierte Meditation, aufrichtige Gebete und bewusste, erbauende Gedanken voller Energie.

Ein praktisches Experiment mit dem Geist

Untersuchen Sie selbst die Beschaffenheit Ihres Geistes. Suchen Sie sich ein Objekt aus, möglichst in der Natur, zum Beispiel einen Baum. Richten Sie nun Ihre Aufmerksamkeit dorthin. Sie werden feststellen, wie sich Ihre Aufmerksamkeit von Moment zu Moment verändert, während Sie versuchen, den Baum zu betrachten. Sie werden auch feststellen, dass Sie durch eine Abfolge sich verändernder Wahrnehmungen die Vorstellung oder die Gesamtform des Baumes zusammensetzen, die Sie niemals auf einmal wahrnehmen könnten. Versuchen Sie, Ihre Aufmerksamkeit auf einen Punkt des Baumes zu richten. Sie werden bemerken, dass Ihre Aufmerksamkeit nicht an einem Platz festgehalten werden kann, sondern sich beständig in ihrer eigenen Geschwindigkeit verschiebt.

In einem weiteren Experiment können Sie Ihre Emotionen untersuchen. Beobachten Sie, wie Ihr Geist arbeitet, wenn Sie zornig oder traurig sind. Stellen Sie fest, wie sich auch die Natur der Gefühle beständig verändert. Je stärker die Gefühle, desto kürzer halten sie an. Beobachten Sie, wie eng die Gefühle des Mögens und Nichtmögens, der Liebe und des Hasses miteinander verknüpft sind und wie die Emotionen schwanken, als seien sie Wellen im Meer.

Als nächstes beobachten Sie Ihre Gedanken. Stellen Sie fest, wie schnell ein Gedanke dem anderen folgt, in einem zwanghaften und unbeständigen Fluss. Beobachten Sie Ihre Gewohnheiten, Ihre Denkmuster. Sie werden feststellen, dass ein Großteil von dem, was Sie denken, wenig praktischen Wert hat, sondern nur ein Produkt des Geistes ist, der sich impulsiv in seinem eigenen Gedächtnistrott bewegt.

Zuletzt untersuchen wir unser Ego oder unsere „Ich-Gedanken". Sie sind die Wurzeln für die anderen Gedanken; der Geist ist in seiner Funktion auf sich selbst beschränkt. Versuchen Sie nicht an den Gedanken „Ich" zu denken. Sie werden sehen, dass es unmöglich ist. Das „Ich" ist der innere Bezugspunkt, das Zentrum des Geistes.

Lernen Sie, Ihren Geist wie ein Werkzeug zu benutzen, indem Sie verschiedene Experimente und Übungen dieser Art erfinden. Bald werden Sie sehen, dass Sie nicht mehr das Opfer dieses feinstofflichen Instruments sind. Wenn wir einmal gelernt haben, den Geist zu beobachten, sind wir nicht mehr das Opfer dessen, was in unserem Geist vor sich geht. Indem wir die Kontrolle über unseren Geist erreichen, werden wir nicht mehr von Impulsen der Sinnesorgane dominiert ,und wir befreien uns aus der Abhängigkeit von der Außenwelt. Wir lernen zu sehen, wer wir wirklich sind und das im Wesen unseres Herzens Liegende sichtbar zu machen.

5.
Die fünf Elemente und der Geist

Haben Sie jemals der Arbeit Ihres Geistes zugeschaut, wie Sie die umgebende Natur betrachten würden? Laut Ayurveda kann man die Tätigkeit des Geistes am besten begreifen, wenn man versteht, wie die Natur arbeitet. Wir müssen herausfinden, welche Funktionen der Wind, das Feuer und der Regen in unserer Psyche einnehmen. Wir müssen lernen, den Sturm der Emotionen, das Licht oder Halbdunkel der Vernunft und all die anderen Rhythmen zu beobachten, nach denen nicht nur unser Körper, sondern auch unser Geist und unsere Sinne ausgerichtet sind. Der Geist ist ein Geschöpf der Natur, erschaffen von ihrer wunderbaren organischen Intelligenz. Der Geist hat die gleichen Voraussetzungen wie das Universum und folgt den gleichen unveränderlichen Gesetzen. Wir leben in einem mehrschichtigen Kosmos, gleich einem prächtigen Kristall oder einer gigantischen Lotosblüte, deren verschiedenen Ebenen von Materie, Energie und Geist besetzt sind. Jede Ebene hilft uns die anderen zu verstehen, und über die äußeren Ebenen gewinnen wir allmählich Zugang zu den inneren.

Die fünf Elemente sind ein zentraler Punkt des ayurvedischen Gedankens und ihm verwandter, spiritueller und heilender Systeme. Sie bilden eine große Analogie für alles, was existiert. Nur wenige unter uns setzen des Geist zu den Elementen in Beziehung, obwohl er als Teil der Natur die großen Elemente reflektiert. Durch das Verstehen der fünf Elemente wird die ayurvedische Sicht des Geistes einsichtig.

Der Geist und die Elemente

Der Geist transzendiert alle fünf grobstofflichen Elemente, da wir durch ihn alle Elemente und ihre Wechselbeziehungen zueinander wahrnehmen können. Wir können alle Formen der Erde, des Wassers, des Feuers, der Luft und des Äthers wahrnehmen, beobachten und darüber nachdenken. Aber die Elemente können uns andererseits auch einen Zugang zur Tätigkeit des Geistes vermitteln. Obwohl die Elemente im Geist feinstofflicher sind als die im Körper, verfügen sie doch über die gleichen Eigenschaften und Funktionsweisen. Wir können die geistigen Elemente über die Analogie zu den physischen verstehen.

Der Geist ist in erster Linie aus dem Element des Äthers geschaffen. Im Grunde genommen ist der Geist wie der Raum: er weitet sich aus, ist offen und alles durchdringend. Wie der Raum kann er unzählige Formen aufnehmen und wird dadurch nicht kleiner. Je stärker der Geist sich entwickelt, desto größer wird seine Kapazität. Je geringer er entwickelt ist, desto kleiner ist seine Ausdehnung. Trauer ist nichts anderes als der eingeschränkte Geistesraum, vergleichbar mit einem Vogel im Käfig. Wonne dagegen ist unbegrenzter Raum für den Geist, ein Vogel, der frei im Himmel fliegt.

Der sich bewegende Geist ist wie der Wind. Sein zweites Element ist die Luft. Es gibt nichts, was sich schneller bewegt als der Geist, er übertrifft die Lichtgeschwindigkeit. Beobachten Sie Ihren Geist. Er ist ständig damit beschäftigt, den Körper und die Sinne zu koordinieren, Informationen aufzunehmen, Urteile zu fällen, emotional zu reagieren und unentwegt zu denken. Diese ständige Bewegung wird durch die Verbindung des Geistes mit dem Element der Luft ermöglicht.

Obwohl der Äther und die Luft hauptsächlich im Geist tätig sind, finden auch die anderen Elemente ihren Platz. Mit dem Feuer oder Licht nimmt der Geist Dinge wahr. Dies gibt ihm die Qualität, zu erkennen und die Fähigkeit, zu verstehen. Die Qualitäten des Wassers ermöglichen Einfühlungsvermögen und Emotionen. Schließlich trägt er auch das Element der Erde in sich, in Form von Erinnerungsvermögen und Verhaftung. Der Geist enthält alle Elemente mit ihren verschiedenen Qualitäten und Wirkungen in sich.

Er besteht aus den feinstofflichsten Aspekten der Elemente. Sein Raum ist feinstofflicher als der physische Raum, den er durchdringt. Die luftgleiche Bewegung des Geistes ist schneller als der Wind. Das Feuer im Geist kann alle äußeren Formen des Lichtes wahrnehmen. Wasser in Geist oder Emotion ist feinstofflicher als das grobstoffliche Wasser. Die Erde im Geist, als das Gewicht von Verhaftung und Meinungen, kann nicht gewogen werden. Die kausale, die Samenebene der Elemente bildet den Geist und erschafft durch ihn die grobstofflichen oder physischen Elemente.

Die drei Ebenen des Geistes

Der Geist hat drei Grundebenen – die innere, die mittlere und die äußere.

1. Die innere Geistebene besteht aus dem Kern des Wissens und der Überzeugungen. Sie enthält die Veranlagungen, die tief in unserem Inneren lagern und in unserem äußeren Leben vielleicht nie zum Vorschein kommen.
2. Die äußere Geistebene ist der Teil des Geistes, der von den Sinnen und Emotionen dominiert wird. Durch sie funktionieren wir im täglichen Leben, indem wir Eindrücke und Tätigkeiten der Außenwelt aufnehmen.
3. Die mittlere Geistebene ist unsere Fähigkeit, die Außeneindrücke nach innen und die inneren Neigungen nach außen zu transportieren. Sie ist die Verbindung zwischen den flüchtigen Sinneseindrücken und Emotionen auf der einen Seite, und den tiefen und beständigen inneren Gefühlen andererseits. Über die Vernunft und die Wahrnehmung hilft uns dieser Teil des Geistes, Urteile zu fällen und Entscheidungen zu treffen.

Diese drei Aspekte folgen einem ähnlichen Modell wie Vata, Pitta und Kapha oder Luft, Feuer und Wasser, indem sie diese Energien vertiefen.

Die innere Geistebene oder das Unterbewusstsein – Luft

Die Luft existiert im Geist als grundlegende geistige Empfindungsfähigkeit oder tief fühlende Natur. Sie ist das Vibrationsfeld für Energien, Gewohnheiten und untergründige Neigungen, die Grundlage für das, was wir ständig denken. Die Luft ist die Fähigkeit des Geistes, Zusammenhänge herzustellen, sich mit sich selbst zu identifizieren und sich lebendig zu fühlen. Durch sie bewegen wir uns, handeln und funktionieren als bewusste Wesen. Sie bildet das Herz- oder Kernbewusstsein, das nicht immer an der Oberfläche präsent ist, das aber die motivierende Kraft hinter allen anderen Funktionen des Geistes bildet.

Wie die Luft, so ist auch der Geist zu Veränderungen, Reaktionen und Entwicklungen fähig. Er besteht aus verschiedenen, selbstregelnden Energien und Impulsen. Unser Bewusstsein ist voller Bewegung, ein dynamisches Wechselspiel der Veranlagungen, verborgenen Neigungen und Eindrücke. Nur wenig davon gerät an die Oberfläche des äußeren Bewusstseins, das unseren normalen Wachzustand dominiert. Ein Großteil dessen, was wir das Unbewusste, das Unterbewusste oder das Überbewusste nennen, ist Teil dieser inneren Geistebene, die uns normalerweise nicht bewusst ist.

Dieses Vibrationsfeld der Kerngedanken und Gefühle ist jedoch ein konditioniertes Bewusstsein, aus dem unsere spontanen und automatischen Reaktionen und Neigungen entstehen. Es unterscheidet sich vom reinen oder nicht konditionierten Bewusstsein, unserem wahren Selbst (siehe unten).

Die mittlere Geistebene oder die Intelligenz – Feuer

Das Feuer existiert in unserem Geist als die rationale, die unterscheidende Fähigkeit, durch die wir Dinge wahrnehmen und beurteilen können. Unsere Ansichten über das, was richtig und falsch ist, wirklich und unwirklich, gut oder böse, wertvoll oder wertlos, entstehen alle durch diese Fähigkeit des Messens, Abwägens und Bewertens. Dadurch können wir Eindrücke genauer betrachten und das Objekt von unserer Vorstellung trennen. Es befähigt uns, unsere Erfahrungen zu beurteilen und herauszufinden, was sie wirklich bedeuten. Auf diese Weise vermittelt die mittlere Geistebene zwischen dem inneren Bewusstsein und den äußeren Sinnesfunktionen.

Die Vernunft hat wie das Feuer eine heiße und erhellende Natur, die uns die Fähigkeit gibt, zu ermitteln und zu erkennen. Die Vernunft verbrennt, verarbeitet wie das Feuer und bringt die Dinge in eine feinstofflichere Form, in der sie von unserer Erkenntnis aufgenommen werden können. Die Vernunft verarbeitet unsere Eindrücke, Gefühle und Gedanken und gibt uns die Möglichkeit, Wissen daraus zu schöpfen und jedem Teil seinen entsprechenden Platz in unserer Weltansicht zu geben.

Die Intelligenz ist der Teil unseres Bewusstseins, der sich der Vernunft zu erkennen gibt und dadurch ans Licht gebracht wird. Der größere und nicht erkennbare Teil des Geistes jedoch, das Unterbewusstsein, bleibt unserem gewöhnlichen Geist verborgen und unbewusst. Den rationalen Teil des Geistes nutzen wir, um wichtige Urteile und Entscheidungen zu treffen und um Dinge zu verstehen. Es ist der Bereich des großen Bewusstseins, den wir ans Licht gebracht und zu unserem eigenen erklärt haben

Die äußere Geistebene, die Eindrücke und Emotionen – Wasser

Unsere emotionale Natur des Geistes wird durch die Qualitäten des Wassers ermöglicht. Es gibt uns die Fähigkeit, mit der äußeren Welt Kontakt aufzunehmen, und ermöglicht dem Bewusstsein, Form anzunehmen. Dazu gehört unsere Fähigkeit, Sinneseindrücke aufzunehmen und auf sie durch Gefühle des Mögens oder Nichtmögens, der Anziehung oder der Abstoßung, der Angst oder des Verlangens zu reagieren.

Das Wasser ist der formende Aspekt unseres Geistes, der uns ermöglicht, uns unsere Wirklichkeit vorzustellen, sie zu planen und zu konstruieren. Es ist die Grundlage des Willens, der Motivation und der Aktivität in der äußeren Welt. Es ist der Teil des Geistes, der immer nach außen fließt, im Versuch, sich selbst in Materie auszudrücken. Er nimmt Eindrücke aus der Außenwelt auf und erlaubt uns, sie zu sammeln und aufzubewahren.

Durch diesen äußeren Geist und seine Ausdruckskraft können wir in der Welt tätig werden und uns als einen Teil der äußeren Wirklichkeit fühlen. Dies ist der Teil, der gemeinhin als Geist bekannt ist, und unsere gewöhnlichen Gedanken, Emotionen und Eindrücke enthält.

Die zwei Ebenen des Selbst

Es gibt zwei Grundebenen des Selbst, zwischen denen die drei Aspekte des Bewusstseins tätig sind. Das äußere Selbst definiert sich über den Körper, unsere physische Identität. Das innere Selbst jedoch ist unser Gefühl der reinen Subjektivität, das reine „Ich bin“, das über aller körperlichen Identität steht. Besser verstehen können wir das anhand des Modells Erde und Äther.

Unser äußeres Selbst, das Ego – Erde

Die Erde existiert in unserem Geist als das Ego, das Gefühl des getrennten Selbst, durch das wir uns als begrenzte Person fühlen und uns mit unserem speziellen Körper, der an Ort und Zeit gebunden ist, identifizieren. Das Ego verbindet uns mit unserem physischen Körper und erlaubt uns, seine Bedürfnisse zu stillen, als wären es unsere eigenen. Es gibt uns ein Gefühl des Selbst in dieser Welt, durch das wir agieren können.

Das Ego gibt uns einen objektiven Bezug, eine Identität für das Selbst. Es arbeitet mit dem Selbstverständnis, mit der Subjekt-Objekt-

Kombination. Es ist das Selbst im Werden, im Verlauf, immer bestrebt, etwas zu schaffen oder zustande zu bringen. Durch dieses Egobewusstsein versuchen wir, etwas zu werden oder etwas in der äußeren Welt zu bekommen. Es ist das versachlichte Bewusstsein.

Das innere Selbst, die Seele – Äther

Der Äther existiert im Geist als der Raum, der Hintergrund für alle geistigen Funktionen, Schwingungen und Eindrücke ist. Ohne Raum kann der Geist nicht tätig werden, er hat keinen Platz, sich zu bewegen. Aber wie auch beim äußeren Raum, sind wir uns sehr selten dieses inneren Geistraumes bewusst. Wir betreten ihn erst, wenn wir lernen, uns von unseren Verhaftungen zu lösen und uns nicht mehr mit den Aktivitäten unseres Geistes zu identifizieren. Aus diesem Raum heraus können wir den Geist beobachten und seine einschränkenden Muster überwinden, die wie Wolken diesen höheren Geistesraum bedecken.

Als eine Reflektion dieses Raumäthers, erkennen wir unsere höhere Identität als eine Seele, als einen bewussten Beobachter, der jeden Körper, jede Vorstellung und jede Identität transzendiert. Das innere Selbst ist reine Subjektivität, das reine „Ich bin“ oder „Ich bin, der ich bin“, im Gegensatz zu „Ich bin dies“ oder „Das ist mein“, dem Selbstverständnis, aus dem unser Ego gebildet wird. Das innere Selbst ist mit seinem Selbstwert zufrieden und findet in seiner eigenen Identität Frieden. Es hat keine Bedürfnisse in der äußeren Welt, die vor ihm wie ein Schatten erscheint.

Genauso wie unser Ego, unser äußeres Selbst, uns von anderen Geschöpfen trennt, verbindet unsere Seele, unser inneres Selbst, uns mit ihnen. So wie dem Ego die Vorstellung des Unterschiedes zu eigen ist, bewegt sich die Seele in der Vorstellung der Einheit. Während das Ego nach der Form sucht, erkennt die Seele die Essenz. Trotzdem ist das individuelle Selbst, die Seele, noch mit dem Geist-Körper-Komplex und seinen Bedingungen verbunden. In seiner reinen Form, losgelöst von der Verhaftung an den Geist, wird es zum Universellen Selbst, das jede individuelle Identität durchdringt und über allen Manifestationen steht. Dies ist die Vereinigung des individuellen mit dem universellen Selbst, in der Befreiung und Unsterblichkeit liegt. Das höhere Selbst ist das reine, das unkonditionierte, absolute Bewusstsein, das über allen verschiedenen Ebenen des Geistes steht.

Die fünf Ebenen des Geistes

Äther – Höheres Selbst
Luft – Inneres Bewusstsein
Feuer – Intelligenz
Wasser – Sinne
Erde – Ego

Die Tätigkeit der Geistebenen

Die äußere Geistebene ist die Pforte, durch die die Eindrücke der äußeren Welt durch unsere Sinne in unser Bewusstsein treten. Die Intelligenz, die mittlere Geistebene, ist der Türsteher, der entscheidet, welche Eindrücke und Energien hineingelassen werden. Das Bewusstsein, die innere Geistebene, ist der Innenraum, in dem diese Energien in Form von Erinnerungen und Überzeugungen gelagert werden.

Wenn die Eindrücke einmal in unserem inneren Bewusstsein gelagert sind, wachsen sie wie Samen und können uns zwingen, ihrer Natur gemäß zu handeln. Sie entwickeln verschiedene Antriebskräfte, die zu Handlungen oder karmischen Mustern führen und die Richtung unseres Lebens bestimmen.

Eindrücke gelangen aber nicht automatisch in die innere Geistebene. Sie kommen nur hinein, wenn wir in dualistischer Weise auf Dinge reagieren, das heißt in Form von Gefühlen des Mögens oder Nichtmögens, der Liebe oder des Hasses, in Form von Anziehung oder Abstoßung. Die reine Sinneswahrnehmung allein bringt keine äußeren Energien in den Geist. Unverhaftete Beobachtung hält Energien von außen davon ab, in den Geist einzudringen. Sie gibt uns die Möglichkeit, diese Energien zu beobachten und herauszufinden, wie sie beschaffen sind und dann entsprechend darauf zu reagieren. Unverhaftete Beobachtung verdaut die Eindrücke, erlaubt uns, von ihnen zu lernen und nicht, durch sie eingeschränkt zu werden.

Die Intelligenz kann wie ein Türsteher die äußere Ebene oder die Gefühlswelt kontrollieren und, in Übereinstimmung mit den Prinzipien, nach denen unsere Vernunft gelernt hat zu arbeiten, entscheiden, wer eintreten darf. Wenn unsere Vernunftfähigkeit nicht klar entwickelt ist, wägen wir eher nach Gefühl ab, als die Dinge wirklich zu erkennen. Die Intelligenz lässt dann alle Einflüsse unreguliert hinein und sucht erst später nach Gründen, um ihr Dasein zu rechtfertigen.

Unsere innere Geistebene, die tiefere Natur des Herzens, ist passiv und unschuldig wie ein Kind. Alle Dinge, denen sich unser Herz öffnet, werden dort gelagert. Die Gefühlsnatur ist sehr empfindlich und verletzlich. Sie kann gestört oder angeregt werden durch alles, was wir hineinlassen. Es ist deshalb sehr wichtig, zu entscheiden, was wir in unsere Herzen lassen. Wenn wir Dinge einmal für diese Herzebene akzeptiert haben, werden sie zu unseren eigenen, und wir können sie nicht länger objektiv betrachten, vergleichbar mit einer Mutter, die ihre eigenen Kinder niemals kritisieren kann.

Der Wahrnehmungsprozess

Um diese Herzebene besser zu verstehen, müssen wir unseren Wahrnehmungsprozess untersuchen. Zuallererst nehmen wir die Eindrücke auf, die unsere Aufmerksamkeit anziehen. Wir schauen zum Beispiel aus dem Fenster und sehen die Gestalt oder das Kleid einer Person, die vorüberläuft. Dies ist die Funktion der äußeren Geistebene. Als zweites bewerten wir dann diesen Eindruck und stellen fest, was das für ein Objekt ist. Es ist unser Nachbar Sam. Dies ist die Arbeit der Intelligenz. Als drittes wird dieser Eindruck dann in unserem tieferen Bewusstsein, in unserem Gedächtnis gelagert. Wir erinnern uns daran, dass Sam an diesem Morgen an unserem Haus vorbeigelaufen ist. Während dieses Vorgangs kommt das Ego kurz ans Bewusstsein, meist dann, wenn wir das Objekt erkannt haben. Wenn wir unseren Nachbarn erkennen, erinnern wir uns daran, dass wir ihn mögen, wegen einer Bemerkung, die er über uns geäußert hat.

In der äußeren Geistebene werden die Eindrücke aufgenommen und selektiert. Sie erschafft Eindrücke wie Spiegelbilder, die nur präsent sind, aber nicht aufgenommen werden können. Die Intelligenz oder die mittlere Geistebene gibt uns die Möglichkeit, bestimmte Objekte aus einem Bereich der Eindrücke wiederzuerkennen. Das Ego entscheidet, ob ein Eindruck zu uns gehört und ob wir darauf reagieren sollen. Die innere Geistebene, unsere Überzeugungen, lagert den Eindruck und lässt ein Gefühl dazu entstehen.

Handlung

Die äußere oder Sinnesebene gibt uns die Möglichkeit, zu handeln. Mit diesem Instrument werden Gedanken zu den motorischen Organen weitergeleitet. Die Intelligenz gibt uns die Fähigkeit, zu wissen, was wir tun. Sie bestimmt den Gedanken, das Ziel, den Zweck hinter unserer Handlung. Das Ego ermöglicht uns, uns mit dem, was wir tun, zu identifizieren, als „Ich tue dies" oder „Ich tue das". Durch die innere Geistebene sind wir fähig, die Wirkung dessen, was wir tun, als längerfristiges Glück oder Trauer zu fühlen.

Unsere Intentionen oder Absichten, von der Vernunft bestimmt, entscheiden, für welche Sinneseindrücke wir offen sind. Zu jedem Zeitpunkt gibt es zahlreiche Eindrücke, aber wir nehmen nur die wahr, die wir als wichtig erachten. Abhängig von unseren Plänen und Handlungen sind wir immer in Bewegung, wie ein Mann, der ein Auto fährt. Wir bemerken zuerst das, was sich entlang der Straße zeigt, die wir uns für unsere Reise ausgesucht haben.

Bewusstseinsebenen

Das Ego oder das äußere Selbst ist unsere Fähigkeit, unser Bewusstsein mit äußeren Objekten und Verhältnissen zu identifizieren. Ego bedeutet, dass wir immer äußere Eindrücke mit dem Geist aufnehmen und eine Abhängigkeit dazu entwickeln. Es sagt uns „Ich bin das" oder „Das gehört mir". Dadurch macht es unsere Identität und unser Glück von äußeren Dingen abhängig. Wir werden nur schwerlich den Geistraum im Hintergrund, das innere Selbst, erkennen, wenn wir nicht die Kunst der Selbstbeobachtung durch die Meditation erlernen. Dann erst können wir uns selbst von äußeren Identitäten, Handlungen und Verwicklungen trennen.

Das, was wir normalerweise Gedanken nennen, ist die Bewegung der äußeren Geist- oder Sinnesebene, mit ihrer planenden und kalkulierenden Fähigkeit. Zum Beispiel solche Gedanken wie „Ich möchte dies tun, morgen müsste ich das tun" oder andere Aktivitäten des Ego. Auch Emotionen sind normalerweise ein Ausdruck dieser Sinnesebene, wie „Ich möchte dies haben" (Verlangen) oder „Das möchte ich nicht durchmachen" (Angst). Dies sind unsere emotionalen Reaktionen auf Dinge, die durch die Impulse unserer Sinne ausgelöst werden.

Die Intelligenz tritt dann in Kraft, wenn wir versuchen festzulegen, was gut, wahr, wertvoll ist, oder eine tiefe Bedeutung hat. Sie arbeitet auch dann, wenn wir Dinge in der äußeren Welt erkennen müssen. Das Herz, das innere Bewusstsein, ist die Heimat unserer tief verwurzelten Ansichten, unserer stetigen Gefühle oder auch die Essenz unserer Erfahrungen. Hierhin gelangen wir nur in Momenten tief greifender Erfahrungen oder in den Krisenmomenten unseres Lebens.

Normalerweise sind alle diese fünf Funktionen durch die Rolle des Ego miteinander vermischt, und wir können nicht richtig zwischen ihnen unterscheiden. Das Ego verfärbt unsere Vernunft und verzerrt unsere Intelligenz. Es bringt die Sinnesebene dazu, nach Dingen in der äußeren Welt zu suchen. Es legt Schatten über das Herz und engt unsere Gefühle auf seine begrenzende Identität ein.

Normalerweise befindet sich unser Bewusstsein in der äußeren Geistebene, benommen vom ständigen Flackern der Sinne. Es ist sehr schwer, nicht von der immensen Fülle an Sinnesimpulsen, mit denen wir uns täglich auseinandersetzen müssen, überwältigt zu werden. Nur wenn wir uns in etwas versenken oder gründlich über etwas nachdenken, treten wir in die mittlere Geistebene, die Intelligenz, ein. Und nur wenn wir ganz tief empfinden, vor allem im Tiefschlaf oder beim Sterben, wenn wir aus dem Bereich der Sinne heraustreten, dringen wir zur inneren Geistebene, zum Bewusstsein, vor.

Diese innere Ebene ist ein dunkler Bereich für uns, denn unsere Aufmerksamkeit ist durch unsere äußere Geistebene immer nach außen gerichtet. Nur wenn wir uns aus dieser Verstrickung der Sinne mit der äußeren Welt zurückziehen, kann die innere Welt erhellt werden. Dann, wenn wir also unsere Augen schließen, sehen wir nicht mehr Dunkelheit, sondern Licht. Ernst zu nehmende Psychologie beschäftigt sich mit der Erhellung dieser inneren Welt. Diese Geistebene ist der dunkle Innenraum, der uns größtenteils nicht bewusst ist und wie ein Dunkelbereich dahin tendiert, Negatives auszubrüten und das aufzubewahren, was wir verdrängen.

Solange wir nicht lernen, hier hineinzuschauen, werden wir in der Außenwelt gefangen bleiben und nicht wissen, wie wir diesen Kern der Unwissenheit in uns durchdringen. Die Vorstellung des äußeren Selbst oder des Ego hält unser Bewusstsein in der äußeren Geistebene gefangen. Nur durch den Kontakt mit unserem inneren Selbst werden wir das Geheimnis der Erkenntnis erschließen.

Psychologische Probleme und die Energien des Geistes

Solange sich Teile unseres Bewusstseins nicht im Gleichgewicht befinden, muss unser Geist darunter leiden. Ein Ungleichgewicht der Energien unseres Geistes, vergleichbar mit den biologischen Temperamenten im Körper, ruft unweigerlich Krankheit oder Unwohlsein hervor.

Die wahre Natur des Geistes ist feinstofflich und muss gereinigt von den grobstofflichen Elementen werden, in erster Linie vom Element Erde, das durch das Ego angesammelt wird. Das Bewusstsein oder das innere Selbst gehört der Natur der Luft und des Raumes an. Solange wir jedoch in den tieferen und schwereren Funktionen unseres Geistes gefangen sind, kann seine wahre Natur nicht aufgedeckt werden. Das ist nicht nur eine Frage des Energieausgleichs im Geist, sondern der Spiritualisierung des Geistes. Wir müssen die tiefer liegenden Funktionen reduzieren und uns den höheren öffnen. Von unserer äußeren sinnlichen Orientierung müssen wir zu unserer inneren spirituellen Erkenntnis finden.

In unserer ständigen Suche nach äußerem Glück, ausgelöst durch unser Ego, unser physisches Wesen, entwickeln wir psychologische Probleme auf unserer äußeren Geistebene. Ähnlich wie eine Krankheit mit äußeren Faktoren, wie schlechter Ernährung oder Krankheitserregern, beginnt und dann nach und nach unsere inneren Organe und Gewebe durchdringt, hinterlassen diese Probleme Erinnerungen wie Narben in der inneren Geistebene. Um den Geist zu heilen, müssen wir ihn reinigen. Voraussetzung dafür ist, dass wir unser Bewusstsein und seine Funktionsweisen verstehen. Darauf werden wir jetzt einen speziellen Blick werfen, indem wir auf dieser energetischen Grundlage aufbauen und die Kenntnisse der Elemente in den Hintergrund rücken.

Die fünf Körperebenen

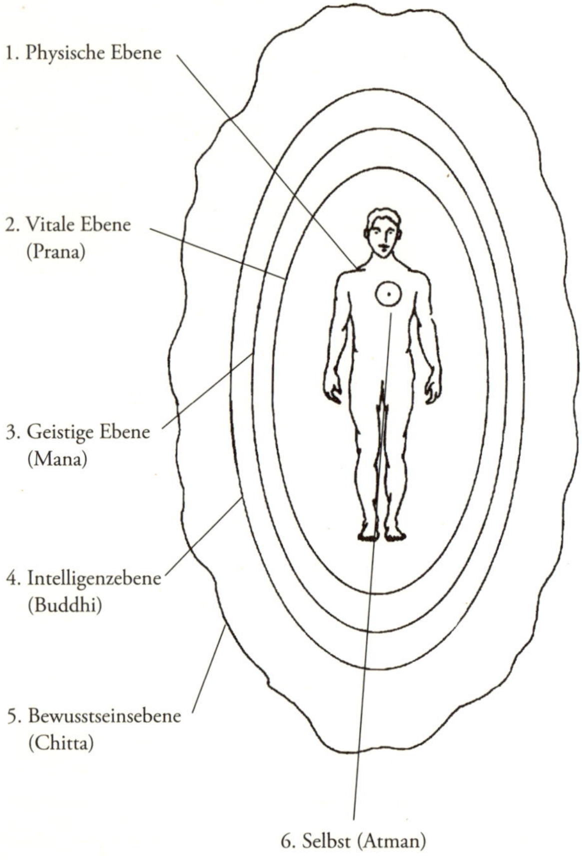

Teil II

Die Energien des Bewusstseins

Nachdem wir nun die ayurvedische Vorstellung von Geist und Körper kennengelernt haben, sind wir bereit, tiefer in die ayurvedische Wissenschaft des Bewusstseins und seiner Funktionsweisen einzudringen. Yoga und Ayurveda unterteilen den geistigen Bereich in Bewusstsein, Intelligenz, Geist und Selbst und erklären die einzelnen Teile durch ihre jeweiligen Wechselbeziehungen. Wir werden jetzt untersuchen, wie diese verschiedenen Aspekte des Geistes in unserem Leben und unseren Verhaltensweisen verstanden werden können.

Diese Untersuchung baut auf den Informationen der vorhergehenden Kapitel über die Elemente, die Gunas und die biologischen Temperamente auf. Wir werden tief in uns selbst dringen und die wichtigsten existenziellen Fragen, angefangen beim Unterbewusstsein bis hin zum Überbewusstsein und darüber hinaus, erkunden. Die Tiefgründigkeit des vedischen Verständnisses des Geistes und auch des Universums wird uns ersichtlich werden und uns helfen, in die tieferen Schichten unserer eigenen Erkenntnis vorzudringen.

Der Leser sollte sich darüber im klaren sein, dass dieses Wissen nicht einfach oder schnell verstanden werden kann, sondern einige Zeit braucht, bis es ganz aufgenommen wird. Die Erkenntnis unseres Bewusstseins ist nicht nur eine Sache des Lesens, sondern muss durch tiefe Versenkung und Meditation erfahren werden.

6.
Konditioniertes Bewusstsein: Der größere Teil des geistigen Bereiches

Zusammenfassung

In diesem Kapitel werden wir die innere Geistebene als „Bewusstsein" bezeichnen, denn sie befindet sich auf einer höheren Ebene als unsere gewöhnlichen Gedanken. Wir haben schon darauf hingewiesen, dass dies ein „konditioniertes Bewusstsein" ist, an Zeit und Raum gebunden, und nicht das reine, das unkonditionierte Bewusstsein, welches zeitlos und unendlich ist. Das unkonditionierte Bewusstsein ist unser wahres Selbst, das über allen geistigen Tätigkeiten steht. Das konditionierte Bewusstsein ist aus drei Ebenen zusammengesetzt: bewusst, unbewusst und überbewusst. Das unkonditionierte Bewusstsein jedoch besteht aus einer Erkenntnis, die über allen Vorstellungen, Emotionen und Empfindungen steht, die feinstofflich und unermesslich sind.

Das gesamte spirituelle Wachstum besteht aus der Entwicklung vom konditionierten zum unkonditionierten Bewusstsein. Das konditionierte Bewusstsein kann als Lagerhaus für alle unsere Erinnerungen und Verstrickungen gesehen werden, aus denen sich unweigerlich psychologische Probleme entwickeln. Die Konditionierung unseres Geistes verzerrt unsere Wahrnehmung und blockiert unsere Gefühle. Die ayurvedischen Psychologen arbeiten daran, den konditionierten Geist zu beruhigen und seine negativen Muster, die in Krankheit und Trauer enden, aufzulösen. Der konditionierte Geist ist jedoch nicht nur auf eine Person beschränkt, er ist mit dem ganzen konditionierten Bewusstsein, allen Gedanken, die im Universum existieren, und dem Geist aller Lebewesen verbunden. Wir können unseren eigenen Geist nicht untersuchen, ohne uns mit der Gesamtheit des Lebens auseinanderzusetzen.

Das Bewusstsein – die innere Welt

Was ist das Bewusstsein? Mit was denken und fühlen wir, und wie nehmen wir unsere Umwelt wahr? Wie kommt es, dass wir uns allem gewahr werden? Das sind einfache Fragen, die wir hier stellen, aber es ist sehr schwierig, sie zu beantworten. Wenn wir über diese Fragen nachdenken, beginnen wir, uns mit unserem Bewusstsein und seinen Funktionen auseinanderzusetzen. Das Bewusstsein ist das Allerschönste im Universum. Es ist grenzenlos in seiner Tiefe und in seiner Reichweite. Es kann mit einem unendlichen Ozean verglichen werden: wenn man nicht weiß, wie man ihn durchqueren kann, läuft man Gefahr, sich darin zu verlieren. Wenn wir uns unvorbereitet in diesen Ozean stürzen, können wir leicht darin ertrinken. Sehr viele geistig gestörte Menschen sind so mit ihrem inneren Bewusstsein beschäftigt, dass sie mit der äußeren Welt nicht mehr zurechtkommen. Uns erscheinen sie wahnsinnig, dabei können sie in tiefere Wirklichkeiten vorgedrungen sein, allerdings nicht auf gesunde Art und Weise.

Das Bewusstsein ist unsere innere Welt. Wenn der Yogi nach innen schaut, sieht er sein Bewusstsein in kosmischen Kräften pulsieren; wenn wir nach innen schauen, sehen wir nur Dunkelheit oder schwache Erinnerungen. Unsere äußere Sicht verblendet uns. Wir sind so auf das lebendige Licht der Sinne trainiert, dass wir das feine Licht des Bewusstseins nicht wahrnehmen können. Das Beobachten dieser Bewusstseinsinhalte ist der wichtigste Teil der geistigen und spirituellen Entwicklung. Der Ayurveda bietet uns für diesen Zweck spezielle Übungen und Meditationstechniken an. Durch die Erweckung des Bewusstseins überwinden wir alle äußeren Grenzen. Dann ist es nicht mehr wichtig, die äußere Welt in Erfahrung zu bringen, denn wir haben unsere Lektion gelernt: das was wir suchen, befindet sich in unserem Inneren.

Im Sanskrit wird der größere geistige Bereich, der Bereich der Gedanken, „Chitta“ genannt. Dies kommt aus der Wurzel „chit“, was „erkennen“ bedeutet. Chitta bezieht sich auf das Unbewusste, das Unterbewusste, das Selbstbewusste und das Überbewusste.[14] Chitta ist der Geist oder das Bewusstsein ganz allgemein, der Bereich, der durch unsere Gedanken geschaffen wird. Dies bezieht sich speziell auf den inneren Kern des Geistes, unser Zentrum des reinen Gefühls und des unmittelbaren Wissens. Chitta ist der innere Geist: unsere äußere, unsere persönliche Mentalität ist im Vergleich dazu nur eine begrenzte Entwicklung. Der Einfachheit halber habe ich Chitta mit „Bewusstsein" übersetzt, wir dürfen aber nicht vergessen, dass dies nur eine Annäherung ist. Der größte Teil von Chitta bleibt für den gewöhnlichen Geist unbewusst. Nur spirituell entwickelten Menschen ist dieser Bereich des Bewusstseins präsent. Diese Menschen sehen den gesamten geistigen Bereich, denn sie haben das Reine Bewusstsein, das Selbst über allen gedanklichen Begrenzungen, erkannt.

Das, was die moderne Psychologie das Unbewusste nennt, ist nur ein kleiner Teil dieses größeren Bewusstseins oder Chitta. Die moderne Psychologie hat sich begrenzten Zugang zum persönlichen und zum Teil auch zum kollektiven Unterbewusstsein geschaffen. Unser Bewusstsein birgt aber die Möglichkeit in sich, das Bewusstsein des gesamten Universums, das individuelle und kollektive, das persönliche und unpersönliche, einschließlich Gott zu umfassen. Es geht über das konditionierte Bewusstsein hinaus zum reinen Bewusstsein, dem Absoluten, der höchsten Wahrheit. Dies ist der Bereich der yogischen Psychologie, der Psychologie des Höheren Selbst.

Chitta – die Bewusstseinsebene

Chitta ist unser Kernbewusstsein, die innerste Ebene unseres Geistes. Chitta, der Bereich der Gedanken, ist ein schnell vibrierendes, feinstoffliches Energiefeld, die Grundlage für alle materiellen Manifestationen. Chitta ist die Grundsubstanz des Bewusstseins. Aus ihm ist die Masse des Bewusstseins, des Bewusstseinskörpers geschaffen, vergleichbar mit den Geweben, die die Grundsubstanz des physischen Körpers sind. Der Geist und die Sinne können mit den Armen und Beinen, den einzelnen Gliedern und Organen verglichen werden.

Der physische Körper besteht hauptsächlich aus den schweren Elementen des Wassers und der Erde und ist eine Schöpfung der Schwerkraft, die nach unten zieht. Das Bewusstsein setzt sich aus den leichteren Elementen des Äthers und der Luft zusammen und ist eine Schöpfung der Gedanken, die sich wie Dunst nach oben bewegen. Während die schweren Stoffe unserer Natur absteigen und die Gestalt des physischen Körpers formen, steigen die Essenzen unserer Erfahrungen nach oben und bilden unser Bewusstsein. Wir haben einen grobstofflichen oder Schwerkraftkörper (den physischen) und einen feinstofflichen oder Essenzkörper (Bewusstsein).

Normalerweise sind wir uns unserer inneren Organe oder der Gewebe des physischen Körpers, die außerhalb der Sinne stehen, nicht bewusst. Ganz ähnlich ergeht es uns mit dem größten Teil unseres inneren Bewusstseins, der von den äußeren Funktionen des Geistes nicht berührt wird. Die inneren Prozesse unseres Körpers erfolgen automatisch, unabhängig von unserer Wahrnehmung. Auch die Tätigkeit unseres tieferen Bewusstseins geschieht ohne die Wahrnehmung der äußeren Geistebene. Wir können uns dieses tieferen Bewusstseins jedoch bewusst werden. Die Meditation lässt uns dessen weitreichenden Möglichkeiten erkennen.

Die Natur von Chitta

Die Natur unseres Kernbewusstseins (Chitta) ist jegliche Art von Empfindlichkeit, die Fähigkeit, auf irgendeine Weise zu fühlen. Die Fähigkeit zu fühlen ist die Grundlage für alle geistigen Funktionen und entwickelt sich zu den komplexen Prozessen des Denkens, der Gefühle und Empfindungen fort. Alles, was unsere verschiedenen Geistebenen tun, ist eine Art von Gefühl. Sogar die Vernunft arbeitet durch Fühlen, Abwägen oder Vergleichen. Solche Gefühle sind die Reaktionen unseres Bewusstseins auf innere oder äußere Anregungen.

Das Bewusstsein ist die Fähigkeit, Zusammenhänge herzustellen, ohne die das Fühlen nicht möglich wäre. Es gibt uns die Möglichkeit, Dinge in uns zu spüren und uns in Dingen wiederzufinden. Unser Bewusstsein wird aus unseren intensivsten Beziehungen geschaffen, die wiederum unsere Sicht des Lebens bestimmen. Die Natur unseres Bewusstseins wird hauptsächlich durch Assoziationen geprägt. Das Bewusstsein registriert alles, was auf einer tieferen Ebene in unseren geistigen Bereich eindringt. Ohne die Fähigkeit, Dinge zu bemerken, wären andere geistige Tätigkeiten nicht möglich. Durch Hypnose kann unsere Wahrnehmung auf die Stufe dieses tieferen Bewusstseins gebracht werden, so dass wir uns an alles erinnern, was wir jemals erlebt haben. Unser tieferes Bewusstsein speichert alle Erinnerungen, nicht nur die bis zu unserer Geburt, sondern auch die Erinnerungen aus früheren Leben. Es trägt die Samen, die uns in dem Zyklus der Wiedergeburten gefangen halten und letztendlich nichts anderes als unsere tiefsten Empfindungen und Gedanken sind.[15]

Das Bewusstsein in der Natur

Die Welt entsteht durch das Bewusstsein. Das Reine Bewusstsein ist das Ungeborene oder das Absolute, das über der ganzen Schöpfung steht. Das konditionierte Bewusstsein oder der Bereich der Gedanken (Chitta) ist der Ursprung der Natur, die Ursubstanz, die das Universum erschaffen hat. Das Bewusstsein ist die Grundlage, ist das erste, das erschaffen wurde, um alles andere zu kreieren. Gedanken erschaffen alles, aber dies geschieht auf einer tieferen und grundlegenderen Ebene als der, auf der sich unsere gewöhnlichen, persönlichen Reaktionen abspielen.

Das Bewusstsein ist für die Existenz und die Bewegung des Kosmos verantwortlich. Es steht hinter allen Formen der Materie und der Energie. Einige Arten des Bewusstseins existieren überall in der Natur, sogar in unbelebten Dingen. Sie tragen den Schöpfungsprozess auf jeder Ebene, angefangen beim Atom selbst. Alles, was existiert, muss zu einem gewissen Grad Bewusstsein enthalten, da es sonst nicht wahrgenommen werden könnte. Wir sind von einem Ozean des Bewusstseins umgeben, der alles umfasst. Nur ein Teil davon ist jedoch in Form von Lebewesen individualisiert. Der größere Teil des kosmischen Bewusstseins unterliegt dem Universum, dem unbelebten und dem belebten. Das individuelle Bewusstsein taucht in Form von einzelnen Zentren darin auf, wie Wellen im Meer.

Das Bewusstsein existiert auf der Ebene der einzelnen Gattungen und speichert das gesammelte Wissen und die Erfahrungen der jeweiligen Arten. Das Bewusstsein ist verschieden geartet, je nach kollektiven Gruppen der einzelnen Nationen, Geschlechter, Rassen und Religionen und enthält die spezifischen Neigungen der jeweiligen Gruppen. Im Pflanzenreich, das sich noch vor der Entwicklung der Sinne in einem Zustand des Tiefschlafes befindet, herrscht das Bewusstsein in seiner ursprünglichen Form, als Urempfinden, vor. Im Bereich der Elemente, die sich noch in einem Zustand vor der Entwicklung der Lebenskraft befinden, existiert das Bewusstsein in einer latenten Form. Es ist die Basis des genetischen Codes, der Stempel für die einzelnen Zellen, und herrscht über die grundlegenden Instinkte. Ein verborgenes Bewusstsein wirkt überall und ist der Schlüssel für jegliches Wachstum und jede Entwicklung.

Das Bewusstsein ist vollständig aktiviert in Göttlichen oder engelgleichen Wesen, den Bewohnern des großen, formlosen Himmels, in dem die gesamte Wirklichkeit nur aus Gedanken besteht. Das Bewusstsein umschließt uns sowohl von der Seite des Unbewussten als auch von der Seite des Überbewussten. Auf unterschwelliger Ebene treibt dieses verborgene Bewusstsein unsere automatischen Funktionen an und hält sie während des Schlafes in Gang. Auf überbewusster Ebene nimmt ein verborgenes Bewusstsein die Spuren unseres Karma wahr und unterstützt unser spirituelles Leben.

Das Überbewusstsein

In unserem tiefsten Bewusstsein befinden sich die höheren Ebenen des Geistes, mit denen wir in Kontakt zu Gott und unserem inneren Selbst treten können. Darin ist Wissen über sehr viel feinstofflichere Welten als die physische enthalten. Das Bewusstsein erstreckt sich über alle Bereiche der Materie hinaus bis in die Bereiche des reinen Gefühls und der reinen Erkenntnis.

Unser individuelles Bewusstsein verbindet uns mit dem kollektiven Bewusstsein, durch das wir Einsicht gewinnen in das kollektive Gedächtnis und in das Streben der ganzen Menschheit. Dies wiederum verbindet uns mit dem kosmischen Bewusstsein, durch das wir wiederum an den Erfahrungen aller Wesen, von den Mineralien bis zu den Göttern, teilhaben können. Am Gipfel des kosmischen Bewusstseins können wir Kontakt aufnehmen zu Gott, dem Göttlichen Vater, der Göttlichen Mutter, dem kosmischen Schöpfer, Erhalter und Zerstörer.

Das Bewusstsein enthält alles Wissen, vom einfachsten Aufbau der Elemente bis hin zur höchsten spirituellen Weisheit. Das Bewusstsein selbst ist das Instrument für das gesamte innere Wissen, es durchdringt alles Wissen, das von den Sinnen gewonnen wird. Indem wir das Wissen, das in unserem tiefsten Bewusstseins liegt, erwecken, werden uns alle Mysterien des Universums aufgedeckt. Das Bewusstsein ist die Quelle für wahre Schöpferkraft und Begabung. Durch den direkten Zugang zu unserem tiefsten Bewusstsein gehen wir über das äußere Wissen, das im Vergleich zum direkten Wissen ungewiss und verschwommen ist, hinaus.

Aber das Bewusstsein, das auf Gedankenkraft basiert (Chitta), ist nicht einmal in seiner kosmischen Dimension das höchste Bewusstsein. Es ist immer noch Teil der Materie und nicht der reine, immaterielle

Geist. Über dem konditionierten Bewusstsein, dem individuellen und dem kosmischen, steht das Höchste Selbst, das reine Bewusstsein. Das konditionierte Bewusstsein (Chitta), einschließlich das des Schöpfers, ist nur eine Widerspiegelung des unkonditionierten Bewusstseins, welches im Sanskrit „Chit" genannt wird.[16] Das Ziel des Lebens besteht nicht nur darin, die Inhalte des Bewusstseins zu erkennen, sondern sie aufzulösen und das Selbst oder das reine Bewusstsein, das darübersteht, zu verwirklichen. Alle stoffliche Materie, vom Stein bis zu Chitta selbst, steht außerhalb unserer wahren Natur. Um die Wahrheit zu erkennen, müssen wir uns von ihr lösen. Nur ein gereinigtes Bewusstsein, befreit von allen egoistischen Neigungen, hat die Kraft, diese Verwirklichung, das höchste Ziel aller spirituellen Praxis, zu erreichen. Aber schon für unsere normale geistige Gesundheit ist es wichtig, unsere tiefere Natur zu verstehen, die über allen Schwankungen der unsteten Gedanken und Emotionen steht.

Herz und Seele

Chitta bedeutet auch das Herz, das sich im Herzen befindet. Damit ist nicht das physische Herz gemeint, sondern das Zentrum unserer tiefsten Gefühle und unseres innersten Wissens, das spirituelle Herz. Das spirituelle Herz liegt auf der rechten Seite des physischen Herzens. Hier unterscheidet sich der Ayurveda von der modernen Medizin, die das Bewusstsein im Gehirn lokalisiert. In der Philosophie des Ayurveda ist nur das äußere Bewusstsein im Gehirn beheimatet, aber die Quelle unserer Erkenntnis befindet sich im Herzen. Chitta ist die Psyche, unser innerer Geist, der allgemein mit dem Herzen assoziiert wird. Chitta ist der intimste und bleibendste Teil unseres Wesens. Es ist der Geist der Seele, der individualisierte Teil unserer Göttlichkeit. Das individuelle Selbst ist die Widerspiegelung des Höchsten oder des Göttlichen Selbst über ihm. Unser tieferes Bewusstsein enthält unser tiefstes Sehnen, Liebe und Kreativität, die höchsten Erfahrungen unseres Lebens. Im Zustand des höchsten Glücks fließt unser Bewusstsein in diesen inneren Kern, und wir vergessen alle Sorgen und alle Trauer. Wir alle wollen zu diesem friedlichen Zentrum des Bewusstseins zurückkehren, das heißt, zurückkehren zum Herzen. Je tiefer wir in unser tieferes Bewusstsein gelangen, umso mehr öffnet sich unser Herz und unsere Erkenntnis weitet sich bis ins Unendliche aus. Das ruhige und klare

Herz spiegelt das Absolute wider und befreit uns von dem Zyklus der Wiedergeburten.

Unser tieferes Bewusstsein ist die Ebene, in der uns Traumata, wie Geburt und Tod, am stärksten treffen und es ist auch der Ort, an dem sie gelagert werden. Dort sammeln sich tiefste Trauer, Verhaftung, Furcht und Ängste. Dorthin müssen wir uns wenden, um uns von tief verwurzelten Verletzungen, Gewohnheiten und Abhängigkeiten zu befreien. Dies ist jedoch sehr schwierig, denn um den Bewusstseinskern zu erreichen, müssen wir die zahlreichen und komplexen Schichten des Geistes auflösen.

Wird unser tiefes Bewusstsein gestört, das heißt unser Herz traumatisiert, fällt es sehr schwer, das psychische Gleichgewicht wiederzufinden. Wir müssen unser Bewusstsein mit höheren Impulsen füttern, dürfen nicht zu viele negative Einflüsse der äußeren Welt hineinlassen. Unser Bewusstseinskern gleicht dem Geist eines Kindes, der alles aufnimmt und davor geschützt werden muss.

Zusammensetzung

Die Natur des konditionierten Bewusstseins ist in erster Linie sattvisch, aber alle drei Gunas sind darin in ihrer Samenform enthalten. Die Essenz der drei Gunas in uns bestimmt die Natur unseres tieferen Bewusstseins. Es setzt sich aus den drei Gunas zusammen, die wir in unserem Herzen aufnehmen. Die Beziehungen, die wir auf der Ebene unseres Herzens führen, haben den stärksten Einfluss auf unser Bewusstsein und prägen uns ihre Gunas auf.

Das Bewusstsein kann sich durch spirituelle Praxis voll entwickeln und rein sattvisch werden. Ohne spirituelle Praxis ist seine Funktion gestört und eingeschränkt. Rajas und Tamas (Aggression und Unwissenheit) im Bewusstsein verursachen Schmerzen und Enttäuschungen und sind der Ursprung all unserer Probleme im Leben. Dies sind die wichtigsten psychologischen Unreinheiten oder Gifte, die wir entfernen müssen. Unser tieferes Bewusstsein ist die Ebene, auf der diese mentalen Gifte sich ansiedeln und der Ort, von dem sie entfernt werden müssen.

Tamas in Chitta wird zum Unbewussten, das während des Schlafes, während Dumpfheit und Depression dominiert. Es ist der Ursprung aller Angewohnheiten und Neigungen, von denen wir zwar wissen, dass sie falsch sind, die wir aber mit unserem oberflächlichen Geist nicht ändern können. Rajas in Chitta ist die Grundlage unseres Wachzustandes, der durch Tätigkeit und Ausdruck geprägt wird. Es hält unser Bewusstsein in ständiger Bewegung, abgelenkt, unruhig und gefangen in seinen eigenen Bildern. Sattva in Chitta ist die Grundlage für unser höheres Bewusstsein und die Funktion unseres Überbewusstseins.

Chitta bildet den kausalen Körper, das Instrument der individuellen Seele, das den gesamten Zyklus der Wiedergeburten überdauert. Es enthält die karmischen Informationen, die in verschiedenen Leben gebildet wurden, und von denen nur wenige zur Oberfläche kommen, um sich während irgendeiner Inkarnation zu manifestieren. Das Bewusstsein ist das kausale oder kreative Kapital, das alle potenziellen Entwicklungen des Körpers und des Geistes beinhaltet. Es ist der Ursprung für das Potenzial der fünf Sinnesorgane und der fünf grobstofflichen Elemente, die den feinstofflichen und grobstofflichen Körper erschaffen und erhalten. Chitta besteht überwiegend aus Wunschpotenzial[17] und ist die Grundlage für die innersten Wünsche, die uns im Rad der Wiedergeburten gefangen halten. Der Bereich des Bewusstseins (Chitta) bildet unser Anandamaya Kosha, die Wonnehülle, in der unsere intensivsten Freuden und unsere tiefste Trauer enthalten sind. Im unerleuchteten (tamasischen) Zustand ist Anandamaya Kosha der Ort unserer Verhaftung an eine körperliche Existenz. In seinem erleuchteten (sattvischen) Zustand spiegelt es die Wonne unseres Selbst, das sich mit Gott vereint hat.

In Bezug auf die fünf Elemente entspricht Chitta am ehesten der Luft und dem Äther. Seine Substanz ist wie Äther, seine Bewegung wie die der Luft. Wie bei der Luft findet innerlich und äußerlich ein ständiger Wechsel statt; Chitta ist immer ausweitend und kreativ. Das Bewusstsein ist wie die Luft in stetem Kontakt mit Dingen und gibt immer Töne von sich. Das Bewusstsein ist nichts anderes als der innerste Kern der Geräuschvibrationen in uns. Chitta überwindet die Sinne, hat aber auch eine besondere Verbindung zu dem Hörsinn, vor allem in Bezug auf nicht verbalisierte Geräusche und Musik. Töne beeinflussen und heilen Chitta, darauf werden wir bei der Mantratherapie zurückkommen.

Obwohl Chitta feinstofflicher ist als die biologischen Temperamente, bezieht es sich doch auf Vata, das wichtigste unter ihnen. Vatamenschen haben ein sehr empfängliches Bewusstsein oder ein empfindsames Herz. Ihr Bewusstsein ist sehr offen, und sie haben wenig Erdung in ihrem

Körper und den Sinnen. Deswegen sind Vatamenschen leichter verletzbar als andere und müssen sehr vorsichtig behandelt werden. Wird Vata in einem ausgeglichenen Zustand gehalten, schützt es uns und hilft, unser tieferes Bewusstsein zu entwickeln. In Bezug auf die drei Lebensessenzen korrespondiert Chitta dementsprechend mit dem Prana.

Energie/Wille

Chitta herrscht über das ursprüngliche Prana, die unsterbliche Lebenskraft unserer Seele, die uns auf allen Ebenen Vitalität verleiht. Ähnlich wie bei den Gunas entspricht Chitta in Bezug auf die drei Lebensessenzen (Prana, Tejas und Ojas) dem Prana. Dieses Ursprungsprana erweckt den Geist und den Körper zum Leben und unterhält alle automatischen Funktionen. Nichts ist wichtiger für uns als das Leben selbst, das uns zu der uns innewohnenden Wonne führt.

Im Bewusstsein ist die ursprüngliche Lebenskraft enthalten, die das ewige und unsterbliche Leben des Höchsten Selbst widerspiegelt. Die Atemübungen, Pranayama, können uns durch ihre tiefe Verbindung mit der Lebenskraft helfen, in Chitta einzudringen und es zu reinigen. Das, was die Alternativmedizin die „Intelligenz des Körpers" nennt, ist der versteckte Aspekt des Chitta, der im Körper arbeitet. Wenn wir die Kontrolle über unser Ego aufgeben, kann das Bewusstsein ohne Anweisungen funktionieren und uns physisch und geistig heilen und stärken.

Im Bewusstsein ist auch die tiefste Willensebene verankert, unser Wille zu leben, unser Wunsch nach ewiger Existenz. Unser tiefstes Bewusstsein enthält die wichtigsten und beherrschendsten Motive, die Wünsche unseres Herzens, das, was wir im Leben wirklich erreichen wollen. Das Bewusstsein ist der Wille in seinem allgemeinen und potenziellen Sinn – rein, ohne bestimmtes Ziel; es ist der Wille Erfahrungen zu machen, die Grundlage für alle weiteren Vorhaben. Daraus entstehen alle Wünsche, die uns an die Welt und unseren Körper binden. Nur wenn wir uns von diesen Kernwünschen befreien, können wir die Wahrheit erkennen.

Das Bewusstsein und die individuelle Natur

Unser Bewusstsein wird aus tief verwurzelten Gedankenströmen, die im Sanskrit „Samskaras" genannt werden, strukturiert. Sie liegen tiefer als unsere gewöhnlichen Gedanken, sie sind die Rückstände unserer geistigen Arbeit, die sich einprägen wie die Radfurchen auf einem Weg. Diese Rückstände bewirken die Verhaltensmuster, die uns von innen her motivieren.

Das, was wir die Natur oder das Wesen einer Person nennen, ist sein Bewusstsein. Unser individuelles Bewusstsein ist der Bereich der Neigungen, die wir zu unseren eigenen gemacht haben, die immer wiederholten Handlungen, die uns zur zweiten Natur geworden sind. Unsere Konditionierung im Leben beeinflusst den Zustand unseres Bewusstseins. Dies ist die tiefste Schicht unserer Programmierung. Unsere Existenz ist unser Bewusstsein, es bestimmt, wie wir uns im Leben verhalten. Der Zustand des Chitta, des Kernbewusstseins, ist die geistige Natur (Manasika Prakrit) des Menschen und bestimmt seinen einzigartigen Charakter und seine Mentalität.

Die Natur eines Menschen kann nur verändert werden, wenn das tiefere Bewusstsein, das heißt das Herz, verändert wird. Solange ein Einfluss nicht bis zum Herzen vordringt, kann er keine lang anhaltende oder tiefe Wirkung hinterlassen. Deshalb haben Worte oder Gedanken so wenig Wert. Sie kommen mit ihrer Wirkung nicht unter die Oberfläche des Geistes. Um aber das Zentrum des Herzens zu erreichen, müssen wir all unseren Kummer und unsere Probleme aufdecken und dazu sind die meisten von uns nicht bereit.

Funktionen

Alle Funktionen des Geistes sind Funktionen des Chitta, aus dem der gesamte geistige Bereich geschaffen ist. Chitta hat drei allgemeine Funktionen, über die wir am besten zum tieferen Bewusstsein vordringen können. Dafür müssen wir uns von dem äußeren Geist und von den Sinnen zurückziehen, die unsere Aufmerksamkeit an der Oberfläche der Dinge festhalten. Die drei Funktionen sind: 1. Gedächtnis, 2. Schlaf und 3. Samadhi.

Gedächtnis

Das Bewusstsein ist die Basis des Gedächtnisses und besteht hauptsächlich aus Erinnerungen. Dazu gehört aber nicht nur der normale Informationsschatz, sondern das, an was wir uns tief in unserem Herzen erinnern, die Dinge, die uns am meisten berühren, im Guten und im

Schlechten. Es enthält unsere Samenerinnerungen, die wir von einem Leben zum nächsten mitnehmen. Unser tieferes Bewusstsein herrscht über das Gedächtnis auf einer organischen Ebene, dazu gehören auch die Zellinformationen, die die Körperfunktionen aufrechterhalten. Unser Bewusstsein kann sich sogar an Gott erinnern und weiß, dass wir selbst Gott sind, denn das Bewusstsein ist in seinem Kern die Seele, die Gott reflektiert. Unser Bewusstsein kann sich an das ganze Universum erinnern, welches im Grunde genommen eine Schöpfung des Bewusstseins ist.

Die Erinnerung kann uns entweder fesseln oder befreien. Das wirkliche Gedächtnis ist das Selbst-Gedächtnis, das sich an unsere Göttliche Natur im Bewusstsein erinnert. Das falsche Gedächtnis ist das Erinnern an persönliche Freuden und Sorgen, die Geschichte des Ego. Der beste Weg, das wirkliche Gedächtnis zu entwickeln, ist, sich die wahren Prinzipien und höheren kosmischen Gesetze in Erinnerung zu rufen.[18]

Schlaf

Während des Schlafes wird die äußere Welt ausgeschlossen und wir kehren zur inneren Welt des Bewusstseins zurück. Eindrücke werden durch den feinstofflichen Geist aktiviert und tauchen in Form von Träumen auf. Meist werden die vorherrschenden Eindrücke des täglichen Lebens beleuchtet, aber manchmal kommen auch tiefere Samskaras hoch. Das Bewusstsein in der eigentlichen Funktion verleiht einen friedvollen, tiefen Schlaf. Wenn es durch Rajas und Tamas gestört wird, schafft es schlechte Träume und einen ruhelosen Schlaf.

Im Schlaf wird unser Geist erneuert durch das Eintauchen in seine Quelle, das Kernbewusstsein, das das ursprüngliche Prana oder die Lebensenergie enthält. Das Bewusstsein und das Prana halten die unwillkürlichen Körperfunktionen in Gang, während der Geist und die Sinne ruhen.

Der Tod ist ein verlängerter Schlaf. Auch er ist ein Eintauchen in das innere Bewusstsein, in dem wir den Kontakt zu der äußeren Welt der Sinne verlieren. Im Todesschlaf bewahrt das Bewusstsein das ursprüngliche Prana und die Karma, aus denen ein neuer Körper erschaffen werden wird. Während des Todes wohnen wir ausschließlich im Bewusstsein und erneuern uns selbst für die nächste Geburt.

Im Zustand nach dem Tod steigen die Eindrücke unserer Lebenserfahrungen, den Träumen ähnlich, aus unserem inneren Bewusstsein hoch. Daraus entstehen verschiedene feinstoffliche oder astrale Welten, den Himmeln oder Höllen gleich, die der feinstoffliche Geist visualisiert. Diese sind gut oder schlecht, je nach Beschaffenheit unseres Karma und unserer Lebenserfahrungen.

Samadhi

Samadhi ist ein Zustand des Vertieftseins, in dem unser Bewusstsein sich vollkommen auf ein einziges Objekt oder eine Erfahrung konzentriert und wir alles andere vergessen. Die Praxis des Yoga zielt darauf hin, das völlige Aufgehen im kosmischen Bewusstsein und in unserem wahren Selbst zu erreichen. Dadurch kommt das Bewusstsein in einem höheren Sinn zur Ruhe und schafft andauernden Frieden und Befreiung. Die höhere Entwicklung des Bewusstseins geschieht allein durch das Samadhi. Die Erkenntnis der tieferen Ebenen des Bewusstseins im Samadhi löscht unsere Karma und befreit uns vom Zyklus der Wiedergeburten.

Samadhi schließt aber nicht nur spirituelle Zustände ein, sondern jegliche Gipfelerfahrung. Alle Erfahrungen, in denen wir so aufgehen, dass wir uns selbst vergessen, sind eine Art von Samadhi. Es gibt niedere Samadhi oder Zustände des Versunkenseins im dunklen Bewusstsein, in dem Rajas und Tamas vorherrschen. Wenn sich der Geist auf irgendetwas konzentriert, einschließlich negativer Gefühle, wie Angst oder Zorn, bewegen wir uns in Richtung unseres tieferen Bewusstseins. Die negativen Zustände des Versunkenseins ketten uns stärker an die äußere Welt und sollten vermieden werden. Sie steigern Rajas und Tamas, während die spirituelle Versunkenheit das Sattva erhöht.[19]

Zusätzliche Funktionen

Aus diesen Hauptfunktionen entwickeln sich verschiedene Nebenfunktionen.

Intuition

Das Bewusstsein in seiner höheren Funktion wird zur Intuition, zur Fähigkeit, Dinge direkt zu erspüren. Durch die Intuition fühlen wir in unserem Inneren etwas, was wir mit unseren Sinnen nie erfahren haben. Die wirkliche Intuition ist eine Art Samadhi. Als direkte Erfahrung des Bewusstseins, kann sie lebendiger sein als unsere Sinneserfahrungen.

Wir sollten sie aber nicht mit der Vorstellungskraft oder der psychischen Wahrnehmung verwechseln, denn diese sind Funktionen des äußeren Geistes und der Feinsinnigkeit.

Instinkt

Eine niedere Funktion des Bewusstseins ist der Instinkt, der unsere organischen Funktionen aufrechterhält und sie vor Beeinflussung durch das Ego schützt. Der Instinkt ist eine geheime oder versteckte Form des höheren Wissens, man könnte sagen eine Art umgekehrte Intuition. Das Bewusstsein herrscht über alle Reaktionen des Instinkts. Auf der Ebene des Bewusstseins sind alle Anlagen des Instinkts, wie die Fortpflanzung oder das Überleben, angesiedelt und deshalb auch nur sehr schwer zu verändern. Um das Kernbewusstsein zu verändern, muss der automatische, unbewusste und instinktgebundene Teil des Geistes bewusst gemacht werden.

Liebe

Das Bewusstsein unterliegt einem natürlichen Drang zur Einheit hin. Dies sind unsere Bemühungen und Energien, uns entweder mit der äußeren Welt oder mit unserer wahren Natur zu vereinigen. Zu „sein" bedeutet, mit dem Bewusstsein verbunden zu sein. Durch das Bewusstsein stehen wir in Verbindung mit der Welt und die Welt steht in Verbindung mit uns, nicht nur oberflächlich, sondern auf der Ebene des Herzens. Durch Sympathie und Verbundenheit, also die Eigenschaften der Liebe, kann das Bewusstsein Hingabe und Mitgefühl, die leitenden Kräfte eines spirituellen Lebens, entwickeln.

Das Bewusstsein ist die Grundlage für die Liebe, die wiederum die Grundeinstellung und wesentliche Energie des Herzens ist. Tatsächlich ist das Bewusstsein selbst die Liebe. Das Göttliche Bewusstsein projiziert seine Kraft der ewigen und schrankenlosen Liebe auf das individuelle Bewusstsein. Die Liebe entstammt dem Bewusstsein, es ist ihr Zuhause. Das Bewusstsein ist die Liebe im Kern unseres Wesens. In seiner ewigen Quelle der Liebe finden wir vollkommenes und vollständiges Glück, das Glück, das aus der Möglichkeit entsteht, mit dem Objekt unserer Liebe eins zu sein.

Glaube

Unser tieferes Bewusstsein ist auch die Grundlage für den wahren Glauben. Er ist, wie die Intuition, ein direkter innerer Sinn für die Wirklichkeit, die hinter allen Erscheinungen liegt. Dieser wahre Glaube des Herzens die Kenntnis des Ewigen und Unendlichen trägt in sich und ist weit von allen Dogmen entfernt. Wenn wir unseren Glauben einem bestimmten Dogma anvertrauen, das die Wahrheit auf eine Person, ein Buch oder eine Institution reduziert, wird die Fähigkeit, die Wahrheit widerzuspiegeln gestört. Alles, an das wir glauben, tritt in die tieferen Schichten unseres Bewusstseins (das Herz) ein.

Unsere Glaubensvorstellungen sind unsere am tiefsten verwurzelten Gedanken und vorgefassten Meinungen. Sie sind unsere tiefgründigsten Neigungen und unsere Samskaras. Unser Kernglaube gehört zu unserem Kernbewusstsein und färbt jede geistige Aktivität. Um unser Bewusstsein wirklich zu verändern, müssen wir diese vorgefassten Glaubensvorstellungen aufgeben und erspüren, was wir in unserem Herzen fühlen.

Die richtige Entwicklung

Für die richtige Entwicklung unseres Bewusstseins muss es von der Konditionierung befreit werden. Das heißt, wir müssen unsere tief verwurzelten Wünsche, Gewohnheiten und Neigungen, die im Bewusstsein gelagert sind, loslassen. Dies ist aber nur durch Samadhi oder Versenkung in der Wahrheit möglich. Unser Bewusstsein kann aber nur von der Konditionierung befreit werden, wenn wir unser äußeres Leben in die richtige Ordnung bringen. Das Bewusstsein muss in einen rein sattvischen Zustand des Friedens und der Offenheit gebracht werden.

Bei dieser Entwicklung helfen alle Faktoren, die den Geist beruhigen und reinigen, dazu gehören die richtige Ernährung, die entsprechenden Eindrücke, die richtigen Handlungen und die richtigen Beziehungen. Die Psychologie des Ayurveda zielt auf die richtige Entwicklung des Bewusstseins, damit wir über die Probleme des Geistes, die alle in Unbewusstheit oder Mangel an Erkenntnis gründen, hinausgehen können. Dann erst können wir die Reise vollenden, die uns vom konditionierten Bewusstsein hin zur reinen Erkenntnis bringt, in der keine Äußerlichkeiten uns mehr traurig stimmen können.

7.
Intelligenz: Die Kraft der Wahrnehmung

Die Intelligenz ist die Flamme der Wahrheit, die unser Leben erleuchtet. Je nachdem, wie wir sie entwickeln, wird sie uns Licht geben, durch das wir leben und wachsen können, oder uns in der Dunkelheit lassen, in der wir engstirnig werden und zugrunde gehen. Wir alle wünschen uns, bewusster zu werden und zu verstehen. Was ist aber nun die wahre Intelligenz und wie können wir sie fördern? Nicht nur der Ayurveda, sondern jede ernsthafte Psychologie dreht sich um diesen zentralen Punkt.

Solange wir unsere Intelligenz nicht richtig entwickeln, werden wir Körper und Sinne falsch gebrauchen. Dem folgen dann Fehler in der Ernährung und der Lebensweise, die unsere Lebenskraft schwächen und den Alterungsprozess vorantreiben. Emotionale Probleme und geistige Nöte nehmen zu. Auf der anderen Seite werden wir, wenn wir unsere Intelligenz richtig anwenden, unseren Körper und die Welt um uns herum akzeptieren und die Dinge weise und angemessen benutzen. Wir werden einen Lebensweg entwickeln, der uns länger und besser leben lässt, nicht nur zu unserem eigenen Vorteil, sondern auch zum Wohl der anderen. Wir sind immer bestrebt, unsere Gedanken und Emotionen zu kontrollieren, aber wir sollten uns auch bemühen, unsere Intelligenz zu entwickeln, sonst werden wir wie von einem dunklen Licht in die Irre geführt.[20]

Der Sanskritbegriff für Intelligenz ist „Buddhi", er entstammt der Wurzel „bud", was „wahrnehmen" oder „erwachen" bedeutet. Buddhi ist der lichterfüllte Aspekt des Bewusstseins, der die Wahrheit aufdeckt. Wenn das Buddhi eines Menschen vollständig entwickelt ist, wird er zum Buddha oder Erleuchteten.[21] Die wichtigste Aufgabe der Intelligenz ist die Unterscheidung zwischen wahr und wirklich und unwahr und unwirklich. Sie befähigt uns, das Wesen der Dinge von der reinen Erscheinung oder Vermutung zu trennen. Durch sie entwickeln wir die eigentliche Wahrnehmung des Selbst und der Welt: wer wir sind, warum wir existieren und wie die Welt geschaffen ist.

Intelligenz: Abstrakt und Konkret

Die Intelligenz ist der objektive Teil unseres Geistes und zur unverhafteten Beobachtung fähig. Ihre konkrete Seite lässt uns äußere Dinge begreifen, die abstrakte Seite ermöglicht uns, Ideen zu verstehen. Die konkrete Seite sagt uns, dass das Objekt, was wir sehen, ein Mann, ein Pferd, ein Haus oder irgendetwas anderes ist. Durch die abstrakte Seite erkennen wir die Merkmale und die Bedeutung eines Objekts, seine Wahrheit und seinen Wert.

Die konkrete Seite der Intelligenz bringt die Wissenschaft hervor und alles Wissen, das auf Sinneseinschätzung und Messsystemen beruht. Ihre abstrakte Seite erschafft die Philosophie, durch die wir Allgemeinbegriffe und die ideale Form der Dinge erkennen lernen. Durch die abstrakte Seite kann die Intelligenz das Göttliche oder Unendliche begreifen und zur Grundlage für die Spiritualität werden.

Intelligenz und Intellekt

Die Intelligenz hat eine zweifache Fähigkeit, je nachdem, ob wir sie nach innen oder nach außen richten. Ihre eigentliche Orientierung liegt in der Entwicklung der Menschheit; die Intelligenz, die nach außen gerichtet ist und mit den Sinnen arbeitet, wird zum „Intellekt", zur konkreten oder informativen Seite der Intelligenz. Intelligenz, die nach innen gerichtet wird und auf dem tieferen Bewusstsein basiert, kann als „wahre Intelligenz" bezeichnet werden. Der Unterschied zwischen Intellekt und wahrer Intelligenz ist entscheidend, will man den Zustand der Welt heutzutage verstehen, und wesentlich für die Entwicklung einer wirklichen Tiefenpsychologie.

Der Intellekt begründet die Wahrheit mit Ursachen, die auf Sinneswahrnehmungen basieren. Diese Sinneswahrnehmungen werden durch verschiedene Instrumente, wie Teleskope und Mikroskope, erweitert, die Berechnungsfähigkeit wird durch Computer gesteigert. Um die Welt zu verstehen, entwickelt der Intellekt die unterschiedlichsten

Gedankengebäude und Messsysteme, die Zeit und Raum erfassen sollen.

Der Intellekt sieht in der äußeren Welt die Wirklichkeit und bekräftigt diese Idee, indem er den Gegenständen Namen und Formen gibt und sie in verschiedene Kategorien und Hierarchien einordnet. Die Vorstellung, die äußere Welt des Vergnügens sei der Platz, an dem wir unsere Erfüllung finden, entstammt diesem Gedankenkonstrukt. Daraus geht die materialistische Lebenseinstellung und das mechanistische Weltbild hervor. Der Intellekt dirigiert uns hin zu äußerlichen Zielen im Leben: Vergnügen, Reichtum, Macht und weltliches Wissen. Er erschafft eine körperorientierte Vorstellung der Existenz, die uns in Zeit und Raum und Schmerz und Tod gefangen hält. Der Intellekt betont äußere Kennzeichen, Rollen und Identitäten. Durch ihn verfangen wir uns in oberflächlichen Informationen, in Statusdenken und Besitz. Der Intellekt wird eher von Ego und Gefühl geleitet, als dass er sie kontrolliert. Er hemmt unsere spirituelle Entwicklung und bringt uns dazu, die fassbare weltliche Realität der inneren Erfahrung vorzuziehen.

Die wahre Intelligenz ist die Kraft der inneren oder direkten Wahrnehmung, die sich grundsätzlich vom Wissen des Intellekts unterscheidet, das nicht selbst erfahren wurde, sondern aus zweiter Hand stammt. Die wahre Intelligenz deckt uns die Natur der Dinge auf, indem sie ihre sinnliche Erscheinung durchdringt und den Inhalt hinter der oft irreführenden Verpackung enthüllt. Die wahre Intelligenz sieht im Ewigen die Wirklichkeit und erkennt die Unwirklichkeit der vergänglichen Namen und Formen. Durch sie können wir alle Glaubensvorstellungen, alle vorgefassten Meinungen und Konzepte hinterfragen und lernen, die Dinge so zu sehen, wie sie wirklich sind.

Die wahre Intelligenz ist sich der Vergänglichkeit der äußeren Welt sehr bewusst und hält nicht an irgendwelchen starren Namen oder Formen fest. Durch sie lernen wir, das Bewusstsein hinter der ständigen Veränderung von Materie und Energie in der äußeren Welt wahrzunehmen. Wir befreien uns selbst von äußerlichen Glaubensstrukturen, Autoritäten und Institutionen, und in der Überwindung von Zeit und Raum erreichen wir die Wirklichkeit unseres Wahren Selbst.

Der Intellekt hat nur ein indirektes oder übertragenes Wissen von Namen, Nummern und Erscheinungen. Deshalb kann der Intellekt unsere menschlichen Probleme nicht lösen und unsere Psyche keinen

Frieden finden lassen. Es reicht nicht aus, unsere Probleme intellektuell zu begreifen, wir müssen ihren Ursprung in unseren Herzen und Seelen erkennen. Ohne das Erwachen der wahren Intelligenz wird unsere Gesellschaft emotional instabil und spirituell unterentwickelt bleiben. Auch die westliche Psychologie bleibt, bis auf einige Ausnahmen, in diesem begrenzten Weltbild verhaftet, das von der westlichen Philosophie und Wissenschaft glorifiziert wird. Ausgehend von der yogischen Philosophie, schätzt der Ayurveda den Intellekt als eine Unterstufe der Intelligenz ein. Ayurveda hilft uns, unsere wahre Intelligenz zu entwickeln, welche uns jenseits unserer Sinne in die Wahrheit unseres Herzens blicken lässt.

Gewissen

Jeder von uns hat einen inneren ethischen Sinn, den wir das „Gewissen" nennen – ein Gefühl dafür, was richtig und was falsch ist. Unser Gewissen bringt uns dazu, keinem Geschöpf etwas zuleide tun zu wollen und die Schmerzen eines anderen als unsere eigenen zu empfinden. Das Gewissen ist ein wichtiger Teil der Intelligenz, der festlegt, wie wir andere Menschen achten und behandeln. Je intelligenter wir sind, desto stärker ist unser Gewissen und umso weniger versuchen wir andere zu stören oder ihnen unseren Willen aufzudrängen.

Ist die Intelligenz nach außen gerichtet, so erschafft sie die Moral, die oft nichts anderes ist als die willkürlichen Gepflogenheiten einer spezifischen Gesellschaft. Ist sie nach innen gerichtet, so entwickelt die Intelligenz universelle ethische Standpunkte, wie die Gewaltlosigkeit, die alle kulturellen Vorurteile durchdringt. Durch unsere innere Intelligenz verhalten wir uns ethisch und menschlich und handeln zum Wohle aller und nicht zum materiellen oder sozialen Vorteil oder für eine Belohnung im Himmel.

Die organisierte Religion ist mit ihren Dogmen und Institutionen ein weiteres Produkt dieser nach außen gerichteten Intelligenz. Sie führt zu einem Zusammenprall der verschiedenen Glaubensrichtungen und beansprucht Allgemeingültigkeit. Wir binden uns an eine bestimmte Kirche, ein bestimmtes Buch oder einen Wahrheitsverkünder. Wird die wahre Intelligenz aber nach innen gerichtet, so erschafft sie eine Spiritualität, die nach der ewigen Wahrheit sucht, die jenseits von Namen und Formen liegt. Sie bringt uns zur Wahrheit unseres eigenen inneren Wesens, unseres höheren Selbst, in dem das Beharren auf einen Glauben, einen Wahrheitsverkünder oder eine Institution naiv erscheint.

Intelligenz und Wahrnehmung

Die wahre Intelligenz ist der Aspekt des Bewusstseins, der wach, wahrnehmend und entwickelt ist, während das Bewusstsein (Chitta) den gesamten geistigen Bereich darstellt, vor allem aber seinen unentwickelten Kern. Wenn das Bewusstsein sich entwickelt, wenn es auf ein bestimmtes Prinzip, einen Wert oder ein höheres Gut gerichtet ist, wird es zur Intelligenz, die Gliederung und Klarheit bringt. In seiner höchsten Funktion wird die Intelligenz zur spirituellen Unterscheidungsfähigkeit[22], durch die wir die innere Wirklichkeit, die unser Bewusstsein von der negativen Konditionierung befreit, von den äußeren Formen, zu unterscheiden lernen.

Im Bewusstsein ist der ganze geistige Bereich in seinem Samen, in seinen Möglichkeiten vorhanden. Die Intelligenz gibt uns die Fähigkeit, die Inhalte des Bewusstseins zu erkennen, die ansonsten verborgen und nicht wahrnehmbar bleiben. Die Entfaltung der Wahrnehmung, das heißt die Meditation, ist für die Entwicklung unserer Intelligenz notwendig. Die Intelligenz des Geistes (Buddhi) nimmt immer etwas wahr und wird durch das Objekt der Wahrnehmung konditioniert. Vielleicht müssen wir einen Schritt zurücktreten, um unser wahres Selbst (Atman) hinter dem Geist zu entdecken. Das Selbst ist der Ursprung der Intelligenz. Die Wahrnehmung der unkonditionierten Intelligenz stattet den geistigen Bereich mit einer konditionierten Intelligenz aus. Unsere konditionierte Intelligenz ist ein Werkzeug für die unkonditionierte Intelligenz des Selbst. Vom konditionierten Bewusstsein und von der konditionierten Intelligenz (Chitta und Buddhi) müssen wir uns Richtung unkonditioniertem Bewusstsein und unkonditionierter Intelligenz (Chit und Jnana) fortbewegen.

Kosmische Intelligenz

Die Intelligenz hat eine kosmische und eine individuelle Realität.[23] Die kosmische Intelligenz ist der entwickelte oder sattvische Teil des kosmischen Bewusstseins. Sie ist der Geist Gottes am Gipfel der Schöpfung, durch die Gott als Schöpfer-Erhalter-Zerstörer des Universums wirkt.[24] Die kosmische Intelligenz ist der Göttliche Handlungsbereich, ist die Manifestation seiner Gesetze. Sie ist das Göttliche Wort, der Logos, durch den das Universum erschaffen wurde. Aus ihr entstammt die erste oder ideale Schöpfung; die materielle Welt erscheint im Vergleich dazu als ein schwacher, unvollständiger Abglanz. Die kosmische Intelligenz ist für die Struktur und Ordnung des Kosmos verantwortlich, das kosmische Bewusstsein dagegen herrscht über den Fortgang und das Wesen der Welt. Ein Teil der kosmischen Intelligenz steigt in die Materie und wird zur Göttlichen Flamme, die die Welten konstruiert.[25] Unsere individuelle Intelligenz ist unser besonderer Anteil an der kosmischen Intelligenz oder des Göttlichen Wortes. Diese Göttliche Flamme leuchtet als innere Führung in unserem tiefsten Bewusstsein.[26] Sie leitet unseren Entwicklungsprozess von der Materie hin zum göttlichen Geist, vom Unbewussten zum Überbewussten, von der Unwissenheit zur Erleuchtung. Die kosmische Intelligenz ist der innere Guru, der sich bemüht, unsere innere Weisheit zu erwecken. In der kosmischen Intelligenz sind alle kosmischen Gesetze (Dharmas) enthalten, angefangen bei den Gesetzen, die über die physische Welt herrschen, bis hin zu den ethischen Prinzipien, die über unser Karma regieren. Sie ist das natürliche Gesetz, das alle Gesetze des Lebens hervorbringt. Unsere individuelle Intelligenz ist von Natur aus bestrebt, die Gesetze der kosmischen Intelligenz zu erkennen, durch die wir das gesamte Universum verstehen können. Die kosmische Intelligenz setzt fest, was dharmisch ist oder in Harmonie mit den kosmischen Gesetzen steht, im Gegensatz zu dem, was nicht dharmisch ist oder gegen die kosmischen Gesetze verstößt. Die individuelle Intelligenz wächst in der Orientierung ihres Ursprungs an der kosmischen Intelligenz. Dies geschieht aber nicht allein durch das Studium von Büchern, sondern durch das Studium der Natur und, am allerwichtigsten, durch die Selbstbeobachtung.

Zusammensetzung

Die wahre Intelligenz entwickelt sich aus dem sattvischen oder feinstofflichen Anteil des Bewusstseins (Chitta). Nach außen gerichtet, wird die Intelligenz jedoch durch Rajas oder emotionale Unreinheiten, die die Wahrnehmung verdecken[27] und durch Tamas, das das Urteilsvermögen einschränkt, verdorben.

Die wahre Intelligenz ist wie das Bewusstsein im Herzen angesiedelt. Der Sitz des Intellekts, der äußeren Intelligenz, ist jedoch im Gehirn, das mit den Sinnesorganen verbunden ist. Die Intelligenz vermittelt zwischen dem äußeren Geist, der durch das Gehirn agiert, und dem inneren Geist, der im Herzen sitzt.[28] Durch die Verschmelzung der Intelligenz mit dem Herzen können wir die äußere Welt transzendieren. Dies ist die Grundlage jeder wirklichen Meditation.

Der Bereich der Intelligenz bildet die Hülle der Intelligenz oder der Weisheit, das Vijnanamaya Kosha. Diese Hülle vermittelt zwischen dem kausalen, dem karmischen Körper und dem astralen, dem feinstofflichen Körper der Eindrücke. Ist die Intelligenzhülle nicht richtig entwickelt, kann sich auch das Potenzial der tieferen Wonnehülle (Anandamaya Kosha) nicht entwickeln. Sie fungiert als Verbindung zwischen der äußeren Welt des Körper-Geist-Komplexes und der inneren Welt des Bewusstseins, das die Sinne transzendiert. Die Intelligenz ist vorrangig Wissen[29] und befähigt uns, den Sinn der Dinge zu verstehen.

Die Intelligenz vereint die Kraft des Feuers mit den Elementen Luft und Äther, die im Bewusstsein (Chitta) vorherrschen. Sie ist wie das Feuer durchdringend und erleuchtend und verursacht Veränderungen. Die Intelligenz korrespondiert mit Pitta, dem Feuer unter den biologischen Temperamenten. Die Pittatypen sind meist rational, scharfsinnig und gute Redner und haben oft eine bessere Wahrnehmung als andere, im Guten und im Schlechten. Genauso steht die Intelligenz in Verbindung mit Tejas, der vitalen, feurigen Energie, die Mut, Furchtlosigkeit und Entscheidungskraft verleiht. Ohne Tejas fehlt uns die Unabhängigkeit und Klarheit, die wir für die richtige Entwicklung der Intelligenz benötigen.

Energie/Erwecktes Prana

Aufgrund ihrer sattvischen Natur vermag die Intelligenz die nach außen gerichteten und sinnlichen Aktivitäten zu transzendieren und verhält sich wie eine Bewusstseinsorientierung für all die unterschiedlichen Prana. Sie fördert sattvisches Prana oder den bewussten Gebrauch unserer Lebensenergie. Die Intelligenz kann durch ihr empirisches Wissen Sinne, Geist und Lebenskraft kontrollieren. Wenn wir zum Beispiel einmal die Erfahrung gemacht haben, dass wir überfahren werden können, wenn wir eine Straße überqueren, ohne vorher nach rechts und links zu schauen, werden wir uns zukünftig immer vergewissern, dass kein Auto kommt, auch wenn wir in großer Eile sind. Problematisch ist allerdings, dass die Intelligenz, wenn sie nicht richtig entwickelt ist, vom Geist, den Sinnen und der Lebenskraft dominiert wird und wir impulsiv Dinge tun, die wir später bedauern. Diese Unfähigkeit der Intelligenz, unsere Impulse zu kontrollieren, ist eine der Hauptursachen für Krankheiten.[30] Die wahre Intelligenz bezieht sich auf das, was wir nicht nur theoretisch, sondern durch eigene Lebenserfahrungen und unser Verhalten gelernt haben. Sie ist die Weisheit des Lebens. Denn das, was wir nur theoretisch begreifen, hat keine wirkliche Aussagekraft. Es reflektiert das Leben von außen, imitiert die Ideen und Meinungen anderer und kann uns nicht von Grund auf verändern. Die Energie der Intelligenz ist die Kraft, die wir dem Wissen geben – das Prana, das wir zur Aufdeckung der Wahrheit verwenden. Das Prana der Intelligenz ist immer wach, eingestimmt auf die Unendlichkeit und bereit, die Sehnsüchte unserer Seelen zu erfüllen.

Durch die Praxis des Yoga beginnt das Prana zu erwachen. Durch den Atem spüren wir, wie sich die Energie erweitert oder wir fühlen Energiewellen, die durch unseren Körper gehen und unsere feinstofflichen Anlagen erwecken. Energie, Enthusiasmus und Kreativität werden gefördert. Dieses Prana kann durch seine Intelligenz zu unserem Führer werden. Es wurde zum Lehrer vieler Yogis und hat sie Asanas (Körperstellungen), Mantren und die Meditation gelehrt. Ihre Schule bestand darin, sich dem Prana hinzugeben. Wir müssen aber aufpassen, dass wir uns nicht einem niederen Prana oder einem niederen Lebensdrang hingeben, indem wir zum Beispiel äußerliche Vergnügen genießen, wir sollten uns vielmehr bemühen, das Prana der Intelligenz (Buddhi-Prana) zu entdecken.

Das erweckte Prana und die erweckte Intelligenz gehören zusammen. Wenn Buddhi erwacht, erwacht auch das Prana. Wenn Prana erweckt wird, wird auch das Buddhi erweckt. Das erweckte Leben und die erweckte Intelligenz gehören zusammen. Die Intelligenz reinigt und klärt unser Leben. Auf der anderen Seite bleibt unsere Intelligenz ohne Lebensenergie oberflächlich und theoretisch. Die Weisheit des Lebens liegt in dieser Einheit von Buddhi und Prana.

Der Wille – der Handelnde

Die Intelligenz ist die handelnde und ausführende Kraft, die entscheidet, was wir tun müssen. Nur wenn wir etwas wirklich wissen, können wir eine Entscheidung treffen und etwas tun. Die Intelligenz ist die ausführende Kraft des Bewusstseins, die Kommandantin, die verantwortlich ist und unsere Handlungslinie entscheidet. Geist und Körper sind ihre Werkzeuge. Sie setzt nachhaltige Ziele und verfügt über das Wissen, wie diese erreicht werden können; der Geist führt über Körper und Sinnesorgane ihre Anweisungen durch.

Die Intelligenz ist der Wille in einem höheren Sinne – der Wille zur Wahrheit, der Wille, unsere Ideale durchzusetzen und unsere Ziele zu erreichen.[31] Er ist die Grundlage jeglicher spiritueller Bestrebung, der Wunsch, Gott zu erkennen. Unsere Intelligenz bestimmt, was wir tun und was wir lassen sollen und schafft so einen ethischen Standard für unser Verhalten. Mit der Entwicklung der Intelligenz bewegen wir uns von niederen Handlungen fort und werden zu höheren hingeführt. Die Intelligenz richtet unser seelisches Streben auf den Pfad der Erleuchtung aus.

Die wahre Intelligenz führt uns zum selbstlosen Dienst, den wir zum Wohle aller ausführen und für den wir keine Belohnung erwarten. Dies bringt uns dazu, Vorzügliches zu leisten und ohne Rücksicht auf die Konsequenzen das Beste zu vollbringen. Die Intelligenz handelt klar und entschieden im Bestreben, höhere Ziele zu erreichen und stellt die Handlung ein, wenn der Zweck erfüllt ist. In diesem Sinne schafft sie klare Taten, die zu Ruhe und Frieden führen. Sie fördert Professionalität und Können in allen Lebensbereichen, einschließlich der spirituellen Erfüllung und okkulten Kräfte. Durch sie können wir unser Schicksal bestimmen und die Welt überwinden.

Zum Zeitpunkt unseres Todes gehen die Sinne in unserem Geist auf, und der Geist wiederum geht in der Intelligenz auf. Die Intelligenz als unsere innere Flamme bringt uns in die feinstoffliche Welt, die von unserem Karma für uns bestimmt ist. Abhängig von Inhalt und Zielen unserer Intelligenz macht die Seele nach dem Tod verschiedene Stadien durch und kommt dann wieder zur nächsten physischen Geburt. Die Entwicklung unserer Intelligenz bestimmt unser Karma und die Entwicklung unserer Seele. Nur eine höherentwickelte Intelligenz kann bewusst von Leben zu Leben fortdauern. Die Kraft der Wahrheit, die wir mit unserer Intelligenz entwickeln, wird uns nie mehr verlassen. Diese Entwicklung sollte unser vorrangiges Ziel sein. Aus diesem Grunde gehören Seele und Intelligenz eng zusammen. Die wahre Intelligenz ist der Geist der Seele, ihre erwachte Wahrnehmung.

Funktionen

Die Hauptfunktion der Intelligenz ist die Festsetzung der Wahrheit. Das kann auf drei Arten geschehen: 1. Wahrnehmung, 2. Vernunft und 3. Beweise.

Wahrnehmung

Über die direkte Wahrnehmung bestimmen wir hauptsächlich das Wesen der Dinge. Sie ermöglicht uns, zu erkennen, was hinter den verschiedenen, sich wandelnden Sinneseindrücken bestehen bleibt. Die Aufnahmefähigkeit der Sinnesorgane wird durch die Arbeit der Intelligenz gesichert. Die richtige Funktion der Sinne ist von ihrer Übereinstimmung mit der Intelligenz abhängig, die sie von emotionalen Störungen befreit und sie zur klaren Wahrnehmung befähigt.

Die Intelligenz hilft uns, zu unterscheiden zwischen dem, wie die Objekte sind und dem, wie wir sie haben wollen, also hilft sie dabei, das Reale von der Einbildung zu trennen. Durch sie können wir Gefühle und Emotionen, Gedanken und sogar das Ego selbst wahrnehmen, so wie wir die Objekte der äußeren Welt beobachten. Ist die Intelligenz aber mangelhaft entwickelt, so ergibt sich daraus eine gestörte und fehlerhafte Wahrnehmung. Wir verwechseln ein Ding mit dem anderen, wie zum Beispiel die Schnur, die wir in der Dunkelheit für eine Schlange halten. Dies führt zu allen Irrtümern, falschen Vorstellungen und Fehlurteilen, die uns beunruhigen.

Vernunft

Die Intelligenz herrscht über alle Funktionen und Methoden der Vernunft, also über die, die vom Einzelnen zum Allgemeinen führen und die, die vom Allgemeinen auf einzelne Wahrheiten schließen lassen. Sie erlaubt uns, unsere Eindrücke zu vergleichen und uns so der Wahrheit zu nähern. Daraus entstehen Prinzipien, Ideale und Messsysteme, mit denen wir unsere Wahrnehmungen festlegen und aus denen wir unsere Handlungen ableiten. Arbeitet die Intelligenz mangelhaft, so kommt es zu Fehlurteilen und Schlussfolgerungen, durch die wir Falsches oder Irreführendes zu rechtfertigen versuchen. Die egoistische Intelligenz ist wahrscheinlich die größte Gefahr für den Menschen, denn sie macht aus dem Werkzeug der Wahrheit eines der Rechtfertigung, wodurch jeder wirkliche Lernprozess vereitelt wird.

Beweise

Die Intelligenz herrscht über unsere Fähigkeit zu gehorchen und die Ratschläge anderer zu befolgen. Durch dieses richtige Zuhören erlangen wir Lernfähigkeit. Man kann nur ein guter Schüler, Student oder Patient sein, wenn die Intelligenz dem entspricht. Die mangelhafte Entwicklung der Intelligenz macht uns für die Ratschläge oder Hinweise anderer taub. Die wahre Intelligenz ist Guru, Ausbilder und Lehrer zugleich. Sie ist vergleichbar mit einem Redner, der nicht nur beiläufig spricht oder seine Eindrücke wiedergibt, sondern einer, der erklärt, dass er die Wahrheit verkündet. Aus der kosmischen Intelligenz entstammen die wahrheitsverkündenden Schriften, die festlegen, was wahr ist und wie es erreicht werden kann. Aus dieser höheren Ebene der Intelligenz entstammen alle spirituellen Lehren.

Das Wissen des Unsichtbaren und Übersinnlichen kann durch Klang vermittelt werden. Auf gewöhnlicher Ebene kann so das Wissen aus anderen Zeiten und Orten übermittelt werden, auf einer höheren Ebene aber lässt der Klang uns das verborgene Wissen unserer Seelen erkennen. Obwohl unser äußerer Geist höhere Realitäten wie Gott oder das Selbst nicht kennt, ist ihre Kenntnis doch in unserem Herzen angelegt und kann durch die richtigen Worte, in Verbindung mit Liebe und Weisheit des Sprechers, erweckt werden. In diesem Zusammenhang sind Klang und Rede wichtigere Werkzeuge des Wissens als die Sinneswahrnehmung und die Vernunft. Voraussetzung dafür ist allerdings, dass unser Geist und unsere Herzen offen für die innere Wahrheit sind.

Innerhalb der Stimmorgane korrespondiert die Intelligenz mit dem Sprechorgan, während sie innerhalb der Sinnesorgane mit dem Gehörorgan korrespondiert. Dies sind die Organe, die die engste Beziehung zu Vernunft und Spiritualität haben und am wenigsten durch Form gebunden sind. Durch sie können wir mit unserer inneren Intelligenz in Kontakt treten. Der Klang ist das Werkzeug des direkten und inneren Wissens, während andere Sinneserfahrungen auf das Äußere begrenzt bleiben.

Zusätzliche Funktionen

Wachsamkeit

Die Intelligenz herrscht über den Wachzustand, in dem klare Wahrnehmungen dominieren. Sie tritt vorrangig im menschlichen Wesen auf und trennt den menschlichen Bereich vom tierischen und pflanzlichen. Die Intelligenz ist verantwortlich für die Wachsamkeit an sich. Unser Grad an spiritueller Wachsamkeit ist das Maß für die Entwicklung unserer Intelligenz.

Die Intelligenz vermittelt direkte Wahrnehmung, durch die wir uns auf ein einzelnes Objekt konzentrieren können. Das Bewusstsein (Chitta) verleiht andererseits offene oder allgemeine Wahrnehmung, durch die das Ganze erfasst werden kann. Das Gedächtnis gehört zum Bewusstsein, aber die Klarheit des Gedächtnisses ist Teil der Intelligenz. Sie verhilft uns zu einer objektiven Erinnerung. Die Fähigkeit, sich an das zu erinnern, was wir wissen, ohne die das Wissen selbst wertlos ist, verleiht der Intelligenz Zugang zum Bewusstsein. Ohne das Gedächtnis kann sich unsere Intelligenz nicht richtig entwickeln, denn wir können unser Wissen nur mit Hilfe des Gedächtnisses anwenden. Deshalb ist das Gedächtnistraining ein wichtiger Faktor in der Entwicklung der Intelligenz.

Samadhi

Samadhi ist das vierte und höchste Werkzeug der Intelligenz und die höchste Form der direkten Wahrnehmung. Ein Samadhi tritt ein, wenn die Intelligenz unser tieferes Bewusstsein als Wahrnehmungsinstrument benutzt. Dies ist nur möglich, wenn wir den Intellekt durch die wahre Intelligenz überwinden.[32]

Die Voraussetzung dafür ist das Stillhalten der Sinne, so dass wir ohne Ablenkung nach innen schauen können. Durch das Licht unseres eigenen Bewusstseins können wir dann alle Geheimnisse des Lebens entdecken.

Die spirituelle Praxis besteht darin, das Rohmaterial des Bewusstseins in die verfeinerte Energie der Intelligenz umzuwandeln. Die Wahrnehmung des Bewusstseins ist allgemein und rudimentär, während die Wahrnehmung der Intelligenz voll entwickelt und klar ist. Die Intelligenz beleuchtet unser tieferes Bewusstsein, durch das sie Raum und Tiefe gewinnt. Die Intelligenz bringt uns vom Unbewussten zum Überbewussten, vom Schlaf zum Samadhi. Meditation ist die höchste Funktion der Intelligenz. Die wahre Intelligenz erschafft Samadhi und lässt uns bewusst mit unserem tieferen Bewusstsein verschmelzen.[33] Die Samadhi, die Konzentration, Einspitzigkeit des Geistes und gelenkte geistige Aktivität verlangen, gehören zur Intelligenz. Die höheren Formen des Samadhi, während derer es keine Gedanken oder Handlungen mehr gibt, in denen der Geist nicht einspitzig, sondern ruhig ist, gehören zum tieferen Bewusstsein. In diesem Zustand hat die Intelligenz keine eigene Funktion mehr und verschmilzt mit dem Bewusstsein, und wir gehen im unkonditionierten Bewusstsein, in dem alle Gedanken verschwinden, auf.

Die richtige Entwicklung

Um die wahre Intelligenz zu entwickeln, müssen wir den Intellekt in den Dienst der Wahrnehmung stellen. Dies geschieht, wenn wir den Unterschied zwischen höherem und tieferem Wissen erkennen, der Trennung zwischen der Selbsterkenntnis und der äußeren Erkenntnis. Durch das tiefere Wissen können wir die äußere Welt und ihre Funktion verstehen, aber das Wissen bleibt an Form und Veränderung gebunden. Durch das höhere Wissen erfahren wir jedoch uns selbst. Unsere wahre Natur ist das unendliche Bewusstsein, das nicht durch Namen oder Formen der äußeren Erkenntnis festgelegt werden kann. Unser unsterbliches Selbst ist der Erkennende, der nicht ein Objekt des Geistes, sondern sein Ursprung sein muss. Wir erkennen es nur, wenn wir soweit sind.

Am Intellekt gibt es nichts auszusetzen, solange wir ihn an seinem Platz lassen. Wir alle benötigen einen klaren Intellekt für die tägliche Auseinandersetzung mit der praktischen Wirklichkeit, zum Beispiel beim Autofahren. Wenn aber die äußere Funktion des Intellekts nicht durch die innere Funktion der Intelligenz ausgeglichen wird, führt er zu Verzerrungen und wirkt zerstörerisch. Die ayurvedische Psychologie fördert die richtige Entwicklung der Intelligenz, so dass wir unsere Probleme und deren Ursachen erkennen und sie nachhaltig ändern können. Die Sprache und die Techniken des Ayurveda sind nicht nur vom Menschen gemacht, sondern spiegeln die kosmische Intelligenz wider und helfen uns, unser Leben und Verhalten auf sie einzustimmen.

8.
Der äußere Geist: Der Bereich der Sinne

Unser Leben dreht sich um eine große Anzahl sinnlicher Eindrücke, die aus der Außenwelt auf uns zukommen. Fast jeden Moment des Tages sind wir damit beschäftigt, diese Daten zu sortieren, zu filtern, zu organisieren und herauszufinden, was sie für unser Wohlbefinden und Glück bedeuten. Wir sind uns unseres Geistes selten bewusst, da wir ihn ständig in Anspruch nehmen, um die äußere Welt und ihre Anforderungen bewältigen zu können. Es ist, als würden wir ständig mit einem Auto fahren und könnten deshalb seine Funktionsfähigkeit nicht überprüfen, bis es schließlich zusammenbricht. Solange wir nicht in unseren Geist hineinschauen lernen, leben wir hauptsächlich im äußeren, sinnlichen Teil unseres Geistes.

Unsere gewöhnliche Wahrnehmung bleibt in diesem Meer von Eindrücken gefangen, die unaufhörlich durch die Sinne zu uns hereinströmen. Wenn wir vom Gehirn sprechen, meinen wir meist diesen oberflächlichen Teil des Bewusstseins, durch den wir die Eindrücke verarbeiten. Dieser äußere Geist wird im Sanskrit „Manas" genannt[34], mit der Bedeutung „Instrument des Denkens". Manas ist der komplexeste Aspekt des Bewusstseins; es besteht aus den Sinnen, den Gefühlen und der äußeren Denkfähigkeit. Diese Vielfalt ist notwendig, um mit den unzähligen Einflüssen der äußeren Welt zurechtzukommen.

Wir werden Manas den „äußeren" oder „Sinnesgeist" nennen oder einfach nur „Geist" im Gegensatz zu „Intelligenz" (Buddhi), und „innerer Geist" oder „Bewusstsein" (Chitta). Trotzdem sollten wir aber die Bedeutungen im Sanskrit nicht vergessen. Da der Geist (Manas) auch die Emotionen miteinbezieht, hat er nicht nur eine geistige oder konzeptionelle Seite.

Die fünf Sinne und die motorischen Organe

Wir haben fünf Sinne und fünf motorische Organe, durch die wir die Energie der fünf Elemente aufnehmen und durch die wir auf sie in der Außenwelt reagieren können.

Sinne und motorische Organe

Element	Temperament	Sinnesqualität	Sinnesorgan	motorisches Organ
Äther	Vata	Hören	Ohren	Sprechapparat
Luft	Vata	Tasten	Haut	Hände
Feuer	Pitta	Sehen	Augen	Füße
Wasser	Kapha	Schmecken	Zunge	Fortpflanzungsorgane
Erde	Kapha	Riechen	Nase	Ausscheidungsorgane

Der Geist koordiniert die fünf Sinne und ihre Messwerte. Er funktioniert wie ein Bildschirm, auf dem die Daten der Sinne zusammengefasst und geprüft werden. Der Geist setzt zum Beispiel das, was das Auge sieht, in Verbindung mit dem, was das Ohr hört. Ansonsten würden die Angaben der einzelnen Sinne getrennt und ungeordnet bleiben.

Der Geist selbst ist das sechste Sinnesorgan, da wir über ihn Ideen und Gefühle aufnehmen – geistige Eindrücke. Wenn wir zum Beispiel ein Buch lesen, arbeitet der Geist auch als ein Sinnesorgan, der die emotionalen und mentalen Informationen aufnimmt. Alle unsere sinnlichen Eindrücke rufen mentale und emotionale Komponenten hervor. Der Geist ist das sechste Sinnesorgan und herrscht über die anderen fünf. Als handelndes Organ ist er unser hauptsächliches Ausdrucksmittel in der Außenwelt. Nur das, was wir zuerst als mentale Absicht vorbereitet haben, kann durch unsere motorischen Organe ausgedrückt werden. Wir müssen zum Beispiel erst daran denken, was wir sagen, bevor wir es tatsächlich aussprechen. Als handelndes Organ ist der Geist dazu da, Ideen und Emotionen, also geistige Bedingungen, auszudrücken.

Als Sinnesorgan und motorisches Organ kann der Geist die anderen Organe koordinieren und die Sinnesangaben mit den motorischen Handlungen verbinden. Wenn wir zum Beispiel Essen auf einem Tisch sehen, verbindet der Geist die Sinnesangabe mit den Händen und ermöglicht uns so, die Nahrung aufzunehmen und zu essen. Der Geist

ist der zentrale Schaltkreis für die Sinnesorgane und die motorischen Organe. Er ist unser mentaler Computer, die Sinne sind seine Software.

Obwohl der Geist sowohl mit den Sinnen als auch den motorischen Organen verbunden ist, ist sein Bezug zu den motorischen Organen doch enger, denn sein Hauptanliegen ist Aktion in der Außenwelt. Der Geist treibt uns ständig an, Dinge zu tun. Er ist immer dabei zu denken, zu planen, emotional zu reagieren oder uns anderweitig in der Außenwelt zu beschäftigen. Durch ihn nehmen wir uns selbst als Wesen in der Welt wahr.

Die Prana

Die motorischen und die Sinnesorgane sind sehr eng mit dem Prana und seiner Funktion verbunden. Die motorischen Organe sind dazu da, verschiedene lebenswichtige Triebe, von der Nahrungsaufnahme bis hin zum Selbstausdruck,, auszuführen. Die Sinnesorgane haben die Aufgabe, Wissen und Erfahrungen aus der Außenwelt aufzunehmen. Der Geist koordiniert die Prana, indem er durch die motorischen Organe und die Sinnesorgane wirkt. Der Geist wird durch die Pranas beeinflusst und kann sehr leicht von ihnen in Verwirrung gebracht werden. Alles, was unser Lebensgefühl beeinträchtigt, wie zum Beispiel Hunger, Angst oder Demütigung, hat schnell eine negative Wirkung auf den Geist. Die Sinne haben ihre eigenen Instinkte und Energien, die den Geist beherrschen können. Das Auge hat den Drang zu sehen, die Zunge den Drang zu schmecken, die Hände den Drang zu greifen und so weiter. Diese Triebe zwingen den Geist, ihre Absichten zu erfüllen. Die Augen teilen dem Geist mit, was sie sehen wollen; so kann zum Beispiel eine schöne Frau den Geist eines Mannes sofort auf die Außenwelt lenken. Dies passiert uns allen mit dem einen oder anderen Sinnesorgan. Wir kämpfen immer darum, unsere Sinne zu kontrollieren, sonst wäre unsere Wahrnehmung ständig zerstreut.

Die Tiere werden von ihren Sinneseindrücken dominiert. Hunde bellen zum Beispiel automatisch, wenn ein anderer Hund in ihren Sinnesbereich kommt. Auch bei Kindern herrscht der sinnesbetonte Geist vor, bis sie lernen, ihre Sinnesfähigkeiten zu kontrollieren. Der äußere Geist wird durch die Sinnesorgane und Pranas konditioniert. Er ist größtenteils ein Reaktionsmechanismus, nicht ein selbsterkennendes Bewusstsein, das erst durch die Intelligenz entsteht.

Gedanke und Gefühl: Die zwei Seiten des Geistes

Der äußere Geist koordiniert nicht nur die Daten der Sinne, sondern interpretiert sie auch. Die Sinnesdaten, die endlos geliefert werden, müssen gefiltert und nach ihrer Bedeutung für den Geist geordnet werden. Wir entscheiden dies durch die Richtung, in die wir unsere Aufmerksamkeit lenken. Wenn wir zum Beispiel mit einem Auto fahren, müssen wir unsere Aufmerksamkeit auf die Straße richten und können sie nicht wandern lassen, da wir sonst einen Unfall verursachen.

Die Interpretation der Sinnesdaten ist gleichzeitig objektiv und subjektiv. Wir organisieren unsere Sinnesdaten objektiv, indem wir genügend eigene Eindrücke sammeln, um ihre Bedeutung zu bestimmen. Um beispielsweise ein Haus zu identifizieren, brauchen wir ausreichend objektive Eindrücke, die sein Wesen bestimmen. Dies schafft der auf Tatsachen beruhende Teil des Geistes. Der äußere Geist verfügt über Tatsachen und Angaben jeglicher Art, ähnlich einem Computer. Diese werden dann zur Beurteilung an das Buddhi weitergeleitet.

Subjektiv müssen wir die Sinnesdaten in Beziehung zu unserer persönlichen Verfassung setzen. Wenn wir zum Beispiel eine Straße überqueren und sehen, dass ein Auto uns überfahren könnte, müssen wir sehr schnell reagieren, um uns zu retten; Angst wird ausgelöst und wir springen zur Seite. Dadurch wird der emotionale Teil des Geistes geschaffen. Durch die Gefühle reagieren wir auf die Sinneseindrücke spontan und persönlich. Die Emotion ist unsere persönliche Reaktion auf die Sinnesdaten; sie löst Angst aus vor dem, was Schmerzen verursacht und den Wunsch nach dem, was Freude bringt.

Der äußere Geist sammelt Gedanken informeller Natur und Emotionen, die auf Gefühlseindrücken beruhen, und ist zwischen den beiden tätig. Wir brauchen ein Quantum an Objektivität, um die Sinnesdaten zu ordnen, aber wir brauchen auch die Subjektivität, um sie in Beziehung zu uns selbst zu setzen. Unter den zwei Funktionen des Geistes hat die Emotion, die subjektiv ist, die größte Fähigkeit Schmerzen zu verursachen. Gefühle können so die informelle Fähigkeit des Geistes beeinträchtigen und eine falsche Wahrnehmung hervorrufen. Die emotionale Seite des Geistes ist stärker mit den Pranas und den motorischen Organen verbunden, die wiederum vorrangig dazu da sind, die Aktivität des Prana zu erfüllen. Die objektive Seite ist stärker mit den Sinnesorganen und der Intelligenz verbunden.

Gefühl

Gefühle werden durch sinnliche Komponenten charakterisiert, die übertragen werden, wie Sicht, Töne und andere Eindrücke. Diese Eindrücke rufen Emotionen hervor. Wenn wir etwas Angenehmes aufnehmen, fühlen wir uns glücklich, wenn wir etwas Schmerzvolles aufnehmen, macht uns dies traurig. Diese emotionale Verletzlichkeit wird in den Geist integriert.

Vorübergehende emotionale Reaktionen werden durch den äußeren Geist verursacht. Lang anhaltende Gefühlszustände sind jedoch Teil unseres tieferen Bewusstseins (Chitta). Wiederholte Gefühle entwickeln sich von Reaktionen des äußeren Geistes zu Zuständen des inneren Bewusstseins. Wenn wir beispielsweise zum ersten Mal einen interessanten Menschen treffen, werden unsere Gefühle angeregt. Im Laufe einer langfristigen Beziehung wird dieser Mensch zu einem Teil unseres tieferen Bewusstseins und wir übernehmen Aspekte seiner Persönlichkeit.

Spezifische Gefühle, die an ein bestimmtes Objekt gebunden sind, gehören zum äußeren Geist, aber die Essenz der Emotion ist Teil unseres tieferen Bewusstseins. Dort sind die Stimmungen oder Neigungen gelagert, wie Liebe, Zorn, Angst und Freude, unabhängig von der Assoziation mit bestimmten Eindrücken.[35] Aus diesem Grunde sind beide Annahmen richtig; diejenige, die davon ausgeht, dass die Emotionen oberflächlicher sind als Gedanken und die, die davon ausgeht, dass sie tiefer sind. Dies ist abhängig vom Typ der Emotion. Ich ziehe es vor, diese tieferen Emotionen unseres Kernbewusstseins „Gefühle" zu nennen und den Begriff „Emotionen" oder „emotionale Reaktion" für die Emotionen des äußeren Geistes zu verwenden.

Der äußere Geist und die Intelligenz

Der äußere Geist hilft uns, Informationen aufzunehmen; durch die Intelligenz können wir Informationen verarbeiten. Der Geist (Manas) ist das Denkinstrument, mit dem wir Zweifel unterhalten, während die Intelligenz (Buddhi) das Wahrnehmungsinstrument ist, das Zweifel löst und Entscheidungen trifft. Zum äußeren Geist gehören alle Arten der Spekulation oder emotionalen Reaktion. Solange wir uns im äußeren Geist befinden, werden wir skeptisch und zweifelnd in Bezug auf emotionale Reaktionen bleiben. Menschen, die schnell Informationen aufnehmen, aber schlecht Entscheidungen treffen können, leiden unter einer zu großen Aktivität des Geistes. Der Geist, der unabhängig von der Intelligenz arbeitet, verleitet uns, wie in Tagträumen, müßigen Spekulationen oder Kalkulationen fortwährend, ohne Sinn und Zweck zu denken. Wir spielen Ideen meist sinnlos in Gedanken immer wieder durch, ohne zu einem Ergebnis zu kommen, denn dafür ist die Mitwirkung der Intelligenz erforderlich.

Der äußere Geist selbst schafft keine Werte, Prinzipien oder Ziele; sie entstammen alle der Intelligenz. Das Anliegen des äußeren Geistes ist die Ausweitung und Entdeckung der äußeren Welt auf der Suche nach Vergnügen und der Vermeidung von Schmerzen. Sein Zweck liegt darin, uns Erfahrungen im Sinnesbereich zu verschaffen und nicht, lang anhaltende Werte aufzubauen. Solange wir uns auf dieser Ebene bewegen, werden wir rein sinnliche Geschöpfe bleiben. Wir bleiben Opfer der Emotionen, die durch die Sinne geschaffen werden – der Reiz angenehmer Eindrücke und die Abneigung schmerzhafter Eindrücke.

Unsere moderne Kultur, die auf Information und Emotion beruht, wird vom äußeren Geist und einem Mangel an Intelligenz dominiert. Wir sind mehr damit beschäftigt, Informationen durch den Geist aufzunehmen, als sie mit Hilfe der Intelligenz zu verarbeiten. Wir haben viele Wege entwickelt, den Bereich der Sinneseindrücke zu erweitern, aber nicht die Weisheit, sie richtig zu nützen.

Obwohl die Sinnesorgane über den Geist arbeiten, der ihre Aktivität koordiniert, geschieht die sinnliche Wahrnehmung, wie jegliche Wahrnehmung, doch über die Intelligenz (Buddhi). Der Geist stellt die Bilder zur Verfügung, aber die Intelligenz entscheidet letztlich, was sie bedeuten. Nur wenn die Sinne von der Intelligenz geleitet werden, können wir sie objektiv anwenden. Deshalb werden die Sinnesorgane manchmal dem Bereich der Intelligenz zugeordnet.

Die Intelligenz ist der innere oder subjektive Teil des Geistes, durch den wir Entscheidungen treffen und Dinge auswählen. Der äußere Geist ist der Bildschirm, auf dem wir die äußere Welt empfangen und die Auswahl und Entscheidung durchführen. Die Intelligenz zieht uns also nach innen, während der Geist uns nach außen lockt. Die Absicht des äußeren Geistes liegt im Vergnügen (Bhoga), das nach außen gerichtet ist. Die spirituelle Entwicklung (Yoga), deren Motivation nach innen gerichtet ist, kann nur mit Kraft der Intelligenz durchgeführt werden. Der Geist verleitet uns zum weltlichen Engagement, die Intelligenz hingegen fördert unsere spirituelle Entwicklung. Im entwickelten Zustand aber erlaubt uns der Geist, kreativ auf die äußeren Eindrücke zu reagieren. Er wird zur Grundlage der richtigen Handlung, ohne die wir unser Außenleben nicht gemäß höherer Prinzipien führen könnten.

Geist, Intelligenz und Bewusstsein

Das Bewusstsein (Chitta) fühlt nach innen und hat einen eigenen Bezug zum Wissen. Der Geist (Manas) fühlt die Dinge außen und bedarf äußerer Eindrücke für seine Funktion. Die Intelligenz (Buddhi) nimmt innen und außen wahr. Beispielsweise kann man mit dem Geist feststellen, dass ein Mensch unglücklich ist, ein Eindruck, der entsteht, wenn die Sinnesinformationen zusammengeführt werden. Die Intelligenz nimmt, durch Abwägung dessen, was wir sehen, diesen Eindruck als objektive Tatsache wahr. Mit dem tieferen Bewusstsein können wir das Unglücklichsein des anderen Menschen selbst fühlen.

Der äußere Geist, der von den Sinnen abhängig ist, gibt uns ein Gefühl für eine Sache, das aber meist mit einem Zweifel behaftet bleibt. Die Intelligenz nimmt das Objekt auf der Basis eines Vernunftprozesses wahr, so dass die Zweifel ausgeräumt werden können. Das Bewusstsein fühlt das Objekt als Teil unseres Selbst.

Die Intelligenz (Buddhi) und das Bewusstsein (Chitta) funktionieren in unserer gewöhnlichen Wahrnehmung durch den äußeren Geist (Manas) und die Sinne, mit denen sie meist in Verbindung stehen. Diese Art von Intelligenz oder Intellekt dient aber nur dazu, Namen und Formen, die der äußere Geist erkannt hat, zu unterscheiden. Das Bewusstsein verfeinert hier nur die Eindrücke, die der äußere Geist gesammelt hat.

Kosmischer Geist

Auch das kollektive oder kosmische Gegenstück zum Geist existiert. Seine kollektive Seite ist die sinnliche Aktivität anderer Geschöpfe auf der Erde. Die sinnlichen Einflüsse aller Kreaturen erschaffen die psychische Atmosphäre, in der wir leben. Sie hinterlassen einen Rückstand oder eine Art Nachglühen. Die Atmosphäre der Erde ist angefüllt mit den Rückständen der sinnlichen Eindrücke ihrer Geschöpfe. Die

Massenmedien laden die psychische Atmosphäre in Form von Radiowellen mit ungesunden Eindrücken auf und lassen die Atmosphäre dadurch negativ und destruktiv werden.

Die kosmische Seite des Geistes ist die sinnliche Aktivität aller Kreaturen im Universum. Sie wird von den Visionen der großen Götter und Göttinnen, die die Himmel mit feinstofflichen Eindrücken anreichern, dominiert. Meditation und Rituale mit Formen, Farben oder Klängen helfen, eine positive, psychische Atmosphäre zu schaffen und verbinden uns mit dem kosmischen Geist.

Zusammensetzung

Der äußere Geist entwickelt sich vorrangig aus Rajas, der aktiven Energie des Bewusstseins (Chitta).[36] Er setzt sich aus den absorbierten Sinnesqualitäten von Ton, Berührung, Sicht, Geschmack und Geruch und den damit verbundenen Assoziationen und Gefühlen zusammen. So wie das Bewusstsein aus den Gunas aufgebaut ist, ist der Geist aus Eindrücken (Tanmatras) aufgebaut. Der Hauptsitz des Geistes ist der Kopf oder das Gehirn, wo die Sinne vorherrschen, vor allem im weichen Gaumen, dem Zentrum aller Sinne. Sein emotionaler Aspekt wirkt durch das Herz, nicht durch das spirituelle, sondern durch das physische Herz.

Manas bildet die geistige Hülle oder das Manomaya Kosha. Dies ist der feinstoffliche oder astrale Körper, der Bereich unserer Eindrücke. Der feinstoffliche Körper arbeitet in Träumen und im Stadium nach dem Tod. Der Geist ist vorwiegend Aktion[37] und bringt uns dazu, in der Außenwelt tätig zu werden und unsere Identität als körperliches Wesen festzulegen. Durch ihn nehmen wir Form an und beziehen uns auf andere Lebenswesen.

Der äußere Geist bringt einen zusätzlichen Wasseraspekt in die im Bewusstsein enthaltenen Elemente Luft und Äther und hat wie das Wasser eine emotionale Natur. Deswegen entsprechen seine Qualitäten denen von Kapha, dem biologischen Wassertemperament. Die Kaphatypen haben meist eine sehr ausgeprägte emotionale Natur, einen robusten physischen Körper und sind im Bereich der Sinne fest verankert.[38] In gleicher Weise gehört der äußere Geist zu Ojas, der Lebensenergie des Wassers. Ojas wird für die Entwicklung und Kontrolle des Geistes benötigt.

Greifen und Tastsinn

Obwohl der Geist über alle Sinne und motorischen Organe herrscht, ist seine Beziehung zum Tastsinn unter den Sinnesorganen und den Händen unter den motorischen Organen am stärksten. Der Tastsinn ist der grundlegendste unter den vier groben Sinnesorganen: Tastsinn, Sicht, Geschmack und Geruch. Durch den Tastsinn empfinden wir Sinneseindrücke als intim und fühlen persönlich Genuss oder Schmerz.

Das Greifen – Formen und Gestalten, die Bewegung der Hände – ist die hauptsächliche Tätigkeit des Geistes, dadurch wird unsere Vorstellung von der Welt geformt. Solange der Geist aber eine Welt der Vergnügungen aufbaut, bleiben wir auf der Suche nach Glück im Kreislauf der Wiedergeburten gefangen. Für die Überwindung von Geburt und Tod muss diese formende Aktivität des Geistes beendet werden.

Energie

Der äußere Geist wirkt im allgemeinen persönlich und ist das Werkzeug des Ego aber er verbindet uns auch mit dem genetischen Ursprung unserer Art. Über die Sinne stellt er eine Verbindung zu unserem Prana her, die uns wiederum mit den Lebensenergien der anderen Lebewesen in Beziehung setzt. Da der Geist von Rajas dominiert wird, ist er sehr leicht beeinflussbar durch unser Prana oder das anderer Lebewesen, das meist das Ergebnis von Rajas, der aktiven Energie ist.

Der äußere Geist (Manas) steht in Beziehung zum Instinkt, herrscht aber über weit oberflächlichere Instinktreaktionen als das tiefere Bewusstsein (Chitta). Er steht eher in Beziehung zum Unterbewussten, das tiefere Bewusstsein dagegen zum Unbewussten. Unser tieferes Bewusstsein herrscht über ursprüngliche Instinkte, wie Sex oder Überlebenswillen. Der äußere Geist herrscht über spezielle Triebe der Sinne und motorischen Organe, wie dem Wunsch zu sprechen oder zu gehen.

Funktionen

Der äußere Geist hat die Funktion zu planen, zu organisieren und zu überlegen und verfügt über die Fähigkeit etwas zu formen, zu gestalten und sich vorzustellen. Die zwei Hauptfunktionen des äußeren Geistes, durch die er über Empfindung, Gefühl und Gedanke herrscht, sind: 1. Absicht und 2. Vorstellung.[39]

Absicht

Der Geist hat immer einen Plan, eine Absicht oder eine Motivation. Er ist immer dabei, etwas zu konstruieren oder uns in irgendetwas zu verwickeln, was meist nach außen gerichtet ist. Wir sind zum größten Teil mit der Planung von etwas beschäftigt, das gewöhnlich zu einem Vergnügen des Ego durch Sinne und Körper führt. Die normale Funktion des Geistes besteht darin, unsere Egowelt, den Bereich der Leistung und Bereicherung, für das getrennte Selbst aufzubauen. Solange wir den Geist nicht hinterfragen und kontrollieren, werden wir uns weiter in Verhaftungen verwickeln, die uns Leid bringen. Aus dem Geist entwickeln sich weitere Motivationen, die unsere Handlungen verderben und uns von unserer Ungezwungenheit abbringen. Er verleitet uns in allem, was wir tun, zu ständigen Kalkulationen und zu egoistischem Verhalten. Schließlich resultiert daraus, dass wir an dem, was wir tun keine richtige Freude empfinden, denn Freude taucht meist unerwartet und unverhofft auf. Um die Wahrheit zu finden, müssen wir uns über die Pläne unseres Geistes und unserer äußerlichen Vorhaben hinwegsetzen.

Der Geist herrscht auch über höhere Absichten vor, einschließlich dem Wunsch, das zu tun, was richtig ist. Die richtige geistige Aktivität besteht darin, gute Absichten zu haben und sie auszuführen. Gute Absichten aber tragen in sich den Wunsch, anderen zu helfen, Gott zu finden und uns selbst zu erkennen. Die Schaffung guter Absichten und guter Verhaltensweisen fördert die richtige Entwicklung des Geistes. Das setzt allerdings voraus, dass wir den Geist auf unsere tiefere Intelligenz ausrichten. Wenn der Geist auf die tiefere Intelligenz eingestimmt ist, wird er zum Willen für die Wahrheit und gibt die Kraft zur Entsagung, durch die wir über unsere selbst zentrierten Verhaftungen hinausgehen und Einheit mit allen erreichen können.

Vorstellung

Die Vorstellung ist der Entwurf einer Möglichkeit, die die Zukunft schafft. Wir müssen uns etwas als Möglichkeit vorstellen, bevor wir es tun können. Wenn wir zum Beispiel unsere Hände bewegen wollen, so müssen wir uns dies erst in Gedanken vorstellen. Die Vorstellung gibt uns die Möglichkeit, zukünftige Handlungen zu entwerfen, bevor sie unternommen werden, wie zum Beispiel die Planung einer Reise. Sinneswahrnehmungen werden über die Vorstellung in die Erinnerung gerufen. Alles, was wir über die Sinne erfahren haben, kann der Geist sich vorstellen. Diese Fähigkeit, sich Dinge vorzustellen, ist die Grundlage für die Erkenntnis der Welt.

Wenn die Vorstellung falsch arbeitet, kann sie Wünsche hervorrufen, die Illusionen verursachen. Wir stellen uns dann vor, etwas sei wahr, obwohl es keinen Bezug zur Realität hat. Wir verwechseln die Vorstellung mit der eigentlichen Ausführung. Dadurch entstehen viele psychologische Probleme. Wir können uns sehr viele Dinge über uns selbst einbilden – dass wir weise, gut oder heilig sind – was in unserem Verhalten vielleicht jeglicher Grundlage entbehrt. Wir verwechseln unsere emotionalen Reaktionen, unsere persönlichen Neigungen und Abneigungen, mit dem, was die Dinge wirklich sind.

Der Geist herrscht über den Traumzustand, in dem unsere Vorstellungen frei spielen können, gehört in seinem Traumzustand zum Tierreich, das sich in einem Zustand der Eindrücke vor der Entwicklung der bewussten Vernunft befindet.

Zusätzliche Funktionen

Kunst und Vision

Der äußere Geist, der für den Ausdruck zuständig ist, herrscht auch über künstlerische und kreative Tätigkeiten vor. Ein sehr gut entwickelter äußerer Geist ist für die mühelose Beherrschung der motorischen Organe notwendig, so wie eine große Fertigkeit der Hände für die Herstellung von Skulpturen notwendig ist. Der Ausdruck wird so, vor allem in Verbindung mit Intelligenz und Bewusstsein, verfeinert. Daraus entsteht dann die künstlerische Vision, die uns Objekte von reinster Form und Schönheit erschaffen lässt (sattvische Eindrücke).

Damit die höhere, kreative Funktion des Geistes unsere Freude an subtilen Empfindungen entwickeln kann, muss seine niedere Funktion, die Freude an niederen Empfindungen hat, kontrolliert und umgeleitet werden. Die höhere Funktion des Geistes enthüllt die feinen Sinne und die psychischen Fähigkeiten, die damit zusammenhängen. Dazu gehört die außersinnliche Wahrnehmung, das Sehen und Hören aus einer großen Entfernung und das Handeln aus der Entfernung (die feinstoffliche Anwendung der motorischen Organe). Alle Sinnesorgane und motorischen Organe haben ihre subtilen Ergänzungen, mit denen wir die feinstoffliche Welt und die okkulten Kräfte hinter der physischen Welt erfahren können.

Richtige Entwicklung

Die richtige Entwicklung des Geistes setzt die Bearbeitung von Charakter und Willen voraus. Dies ist möglich, wenn wir die Sinne kontrollieren lernen, das heißt nur die richtigen Eindrücke aufnehmen, und wenn wir die Emotionen kontrollieren lernen, das heißt wenn wir lernen, die emotionalen Reaktionen von dem zu trennen, was wir tatsächlich wahrnehmen. Helfen kann auch die Entwicklung künstlerischer Fähigkeiten, kreativer Visionen, okkulter Kräfte und das Ausüben von Yoga unter Einbeziehung der Chakren.

Durch die Massenmedien und die moderne Technologie werden unsere Sinne heute in höchstem Maß befriedigt, aber niemand unterrichtet uns in der Kontrolle der Sinne, dies wird in unserem Erziehungssystem nur sehr selten gelehrt. Deshalb nimmt unser psychologisches Ungleichgewicht stetig zu.

Wir sind immer aktiv. Unser Leben, vom automatischen Impuls des Körpers bis hin zum gewollten Geistesausdruck, besteht aus verschiedenen Handlungen, die alle dem Willen gehorchen. Die richtige Willenskraft drückt sich aber nicht darin aus, dass wir alles erreichen, was wir wollen, sondern in der Fähigkeit, unsere Wünsche zu überwinden. Der Wunsch ist nicht das Ergebnis unserer freien Wahl. Er ist ein Zwang, der aus der Außenwelt zu uns kommt, eine Art Hypnose. Wenn wir uns den Sinnesobjekten ausliefern, haben diese einen Einfluss auf den Geist, der uns wiederum dazu bringt, diese Sinnesobjekte zu wollen und unser Glück davon abhängig zu machen. Wünsche sind der Wille, der durch die Vorstellung gefärbt wird. Sie suchen das, was außen, also nicht in unserem Inneren, ist.

Die richtige Willenskraft bedeutet, dass wir das tun, was wir sagen und unsere tieferen Bestrebungen in Taten verwandeln.[40] Ohne die richtige Willenskraft werden wir keinen Frieden finden, keine Kreativität und keine spirituelle Erkenntnis erlangen. Die Entwicklung der Willenskraft bringt Energie. Verschiedene Arten der Selbstdisziplin, also jegliche Kontrolle der Sinnesorgane oder motorischen Organe, hilft, unseren Willen zu entwickeln. Unsere physischen Funktionen können wir durch Fasten oder Körperübungen stärken. Das gleiche können wir auch mit unserem Geist durchführen. Durch geistiges Fasten kann er von falschen Eindrücken befreit werden, und durch Mantrawiederholungen oder Konzentrationsübungen kann er gestärkt werden.

Charakter ist die Fähigkeit, den äußeren Geist zu kontrollieren und ihn nicht infolge von Faulheit oder äußerlichen Einflüssen in Aktion treten zu lassen. Unsere Sinne lassen uns durch die vielen Reize, die sie aufnehmen, immer wieder in Aktion treten. Wenn wir auf die Sinne reagieren, verlieren wir uns selbst und werden von der äußerlichen Welt kontrolliert. Die Festigkeit unseres Charakters geht verloren und wir reflektieren kaum mehr die augenblicklichen Empfindungen. Die Entwicklung des Charakters erfordert Integrität, unsere Fähigkeit, unserem Gewissen gemäß zu handeln und nicht den Sinnesimpulsen zu folgen. Sie ist von der Geisteskontrolle, das heißt von der Verhaftungslosigkeit von Freude, Schmerz und sinnlichen Wünschen, wie Essen oder Sex abhängig.

Der Geist ist wie eine Linse, die sich weit öffnen oder schließen kann. Wenn sie weit offen ist, erkennt sie die Dinge ganz allgemein, kann aber nichts Spezielles fokussieren. Ist sie fast geschlossen, erkennt sie wenige Dinge genau, muss aber sehr viel auslassen. Wir können unseren Geist nach innen kehren, indem wir unsere Aufmerksamkeit vom Sinnesbereich weglenken. Wir können den Geist darauf trainieren, sich willentlich zu schließen oder zu öffnen, so dass wir uns auf ein spezielles Sinnesobjekt konzentrieren oder auch alle ausschalten können. Wenn wir aber unsere Aufmerksamkeit nicht trainieren, wird der Geist entsprechend seiner Konditionierung den Sinnestrieben folgen. Wir werden dann von äußeren Einflüssen bestimmt, verlieren unseres wahres Selbst und lassen uns von anderen Menschen gängeln.

Leider werden wir nicht dazu erzogen, unseren Geist zu kontrollieren, sondern verschwenden unsere Aufmerksamkeit an äußere Reize und Unterhaltung. Durch diesen Mangel an Kontrolle über den Geist und die Sinne leiten wir unsere Energien nach draußen, wo sie verschwendet und vergeudet werden und physische und psychische Krankheiten auslösen. Unser Wohlergehen ist abhängig von der richtigen Benutzung des Geistes und der Sorgfalt, mit der wir ihn behandeln.

9.
Das Ego und das Selbst: Die Suche nach der Identität

Wer sind wir?

Wer sind wir? Wie ist unser Selbst geschaffen, das hinter dem Geist steht? Die Sinneseindrücke sind von unseren Sinnesinstrumenten abhängig – den Augen, Ohren und den anderen Sinnesorganen. Ebenso sind unsere Emotionen und Gedanken von unserem geistigen Instrumentarium abhängig – dem Geist. Die Gedanken selbst sind ein Instrument des Wissens. Diese Instrumente brauchen ein Subjekt, das sie bedient, so wie ein Mikroskop oder ein Teleskop von jemandem bedient werden muss. Der Bereich der Gedanken ist ein Medium, mit dem unsere Subjektivität arbeitet. Hinter den drei Schichten des Bewusstseins, der Intelligenz und des Geistes, gibt es einen Sinn für das Selbst, der über alle ihre Tätigkeiten bestimmt. Alle Gedanken beruhen letztendlich auf dem Gedanken an das Selbst.

Alle unsere Gedanken beziehen sich auf unsere eigene Identität. Alles, was wir tun, ist abhängig von unserem eigenen Selbstverständnis. Der Hauptfaktor für unser Verständnis des Geistes und seiner Funktionen ist die Kenntnis unseres Selbst. Unser Selbstverständnis ist jedoch viel tiefer angesiedelt als das Bild, was wir selbst von uns haben oder die Gesellschaft von uns hat. So wie der größte Teil unseres Bewusstseins uns nicht bekannt ist, so kennen wir auch unsere potenzielle Selbstidentität nicht, die letztlich das ganze Universum mit einschließt. Diese Unkenntnis unseres wahren Selbst ist die Grundlage aller unserer Probleme im Leben, der spirituellen und der psychologischen. Bei der Untersuchung des Geistes und seiner Funktionen, werden wir tiefer in die Frage nach dem Selbst und der Frage danach, wer wir sind, eingeführt.

Ego – das getrennte Selbst

Welches menschliche Problem wäre nicht einfach zu lösen, wenn sich das Ego nicht einmischen würde. Das Ego ist die Wurzel aller unserer sozialen und persönlichen Probleme. Doch wie sieht das Ego aus, und wie können wir mit ihm umgehen? Ist der Egoismus ein unvermeidlicher Teil der menschlichen Natur, der nicht verändert werden kann, oder gibt es Möglichkeiten, um ihn zu überwinden? Der Ayurveda sagt uns, dass das Ego, auch wenn es tief verwurzelt ist, nicht unsere wahre Natur ist. Wir können das Ego und alle seine Leiden und Konflikte überwinden.

Das Ego wird im Sanskrit „Ahamkara" genannt, und bedeutet die „Ichwerdung". Das Ego ist der Prozess der Selbstidentifizierung, in der wir unser inneres Wesen mit einem äußeren Objekt oder einer äußeren Qualität assoziieren. Das heißt, entscheiden „Das bin ich" oder „Dies gehört mir". Das Ego schafft das Selbstbildnis oder die „Ich-bin-der-Körper-Idee" und führt zu einem Gefühl des getrennten Selbst. Dadurch fühlen wir uns isoliert und anders als die Welt und die Lebewesen um uns herum. Das Ego ist die Funktion des Bewusstseins, in der wir uns mit einem Objekt, mit einem speziellen Körper identifizieren. Nur das, mit dem wir uns wirklich selbst identifizieren, wie unsere Familie oder unsere Freunde, können wir tief in uns fühlen und in unser Bewusstsein bringen.

Das Ego unterscheidet sich sehr stark von unserem wahren Selbst (Atman), das das reine „Ich bin" oder „Ich bin, der ich bin", oder das „Ich im Ich", frei von Objektivität, darstellt. Unser wahres Selbst steht über allen geistigen und physischen Formen und Verfassungen, es ist immer unverhaftet, frei und bewusst. Das Ego wird durch den „Ichgedanken" erschaffen, der hinter allem Gedankengut steht.[41] Die Voraussetzung für jeglichen Gedanken, den wir haben, ist der Gedanke an das Ich oder an das Selbst. Das Ego führt das Prinzip der Trennung ein, durch das das Bewusstsein zerteilt wird und Uneinigkeit entstehen kann. Es hält den subjektiven Teil unseres Wesens (Selbst) in einer objektiven Form oder Qualität gefangen, in körperlichen Empfindungen oder geistigen Zuständen, in denen Veränderung und Leid vorkommt.

Das Ego ist die ursprüngliche Funktion des Bewusstseins, das nach außen gerichtet ist. Es führt die gesamte, nach außen gerichtete Entwicklung des Bewusstseins über Geist und Körper durch, die alle nur Bruchstücke im Bereich der Erkenntnis sind. Das Ego beeinflusst alle

Funktionen des Geistes. Alles, was wir tun, hat eine Grundlage im Selbst und in seiner Motivation. Das Ego durchdringt alle Ebenen des Bewusstseins und alle Körper der Seele, die einen Selbst-Sinn für ihre Funktionen benötigen. Wir kennen meist nur das physische oder wache Ego, aber auch die feinstofflicheren Ebenen unserer Natur haben ihre entsprechenden Egos, die die verschiedenen Aktivitäten ermöglichen.

Das Konzept des Ego ist durch die atomare Natur unseres Geistes möglich. Da wir uns in einem Moment nur auf einen einzigen Punkt konzentrieren können, entwickeln wir die Idee unseres Selbst als ein separates Zentrum in Zeit und Raum. Durch seine punktartige Beschaffenheit verursacht das Ego einen engen Fokus oder eine Befangenheit, einen blinden Fleck im Zentrum, der unsere Sicht beeinträchtigt. Dieser Selbst-Sinn lässt in allen menschlichen Wesen das Gefühl des Stolzes entstehen. Wir neigen zu dem Gedanken, dass das, was wir sind oder mit was wir uns identifizieren, unsere Religion, unser Land, unsere Rasse, Klasse oder Familie, das Beste oder einzig Richtige ist. Diese Wirkung des Stolzes bringt uns dazu, auf andere herabzuschauen und Konflikte herbeizuführen.

Das Ego und die Funktionen des Geistes

Das Ego entsteht durch einen Fehler der Intelligenz (Buddhi). Es ist ein Fehlurteil, ein Versagen im Wahrnehmungsprozess. Die wichtigste Funktion der Intelligenz ist die Bestätigung des Selbst. Die Selbstbestimmung ist die ursprünglichste aller Bestimmungen. Wir müssen zuerst herausfinden, wer wir sind, bevor wir erkennen können, wie die Welt beschaffen ist, oder wie unsere Aufgabe sich gestaltet. Das Ego entsteht, wenn wir unser wahres Selbst, das die reine Erkenntnis ist, missdeuten und es mit unserem Körper identifizieren, der im Grunde genommen nur ein Objekt ist. Wenn die Intelligenz einmal dieses Misskonzept des Ego entwickelt hat, verzerrt das Ego die Intelligenz, die fortan dazu dient, das Ego zu rechtfertigen. Wir nutzen die Intelligenz, um die Ziele des Ego, wie Leistung und Bereicherung in der Außenwelt, zu erreichen und verlieren unsere inneren Ziele, die Erkenntnis unserer wirklichen Natur, aus den Augen. Dieses Ego der Intelligenz ist am schwierigsten zu überwinden, denn es ist von Grund auf eine falsche Vorstellung. Einige Philosophen platzieren das Selbst im Buddhi oder in der Intelligenz.[42] Das ist aber ein Missverständnis, denn das Selbst überwindet alle Gedankenbewegungen. Da jedoch die Intelligenz eng mit dem Selbst verknüpft ist, kann es uns allmählich zu ihm hinführen.

Unser tieferes Bewusstsein (Chitta) steht über dem manifestierten Ego, hat aber selbst ein rudimentäres oder latentes Ego. Als ein Teil der Materie (Prakriti) trägt auch das Bewusstsein eine gewisse Trägheit in sich, die durch das Ego Form annimmt. Das Ego nützt unser tieferes Bewusstsein, um am Leben festzuhalten und seine Erfahrungen zu machen. Das rudimentäre Ego, das in unserem tieferen Bewusstsein versteckt ist, entwickelt sich nach und nach zu den unterschiedlichen Teilen des Körper-Geist-Komplexes.

Aus dem Ego entstehen der äußere Geist (Manas), die Sinne und der Körper, durch die wir unsere getrennte Existenz erfahren. Der Sinnesgeist ist durch seine nach außen gerichtete Neigung natürlich unter dem Einfluss des Ego und kann nur sehr schwer unter die Kontrolle der wahren Intelligenz gebracht werden. Das Ego versucht mit Hilfe des äußeren Geistes Empfindungen zu machen, die es aufblähen und ihm Bestätigung verschaffen. Die letzte Kristallisation des Ego ist der physische Körper, in dem wir uns als vollkommen getrennt von anderen Lebewesen fühlen.

Egal, welche Funktion vom Bewusstsein ausgeführt wird, es taucht sofort ein Ego auf, das es in die Schranken weist. Das Ego des Zorns ist zum Beispiel grundsätzlich verschieden vom Ego der Liebe. Wir bekommen Schwierigkeiten mit unserer Umwelt, wenn unser emotionales Ego uns zu Handlungen bewegt, die wir später bereuen.

Da das Ego an sich begrenzt und isolierend ist, muss es Unglück verursachen. Es bringt uns dazu, uns mit ganz bestimmten Dingen und nicht mit anderen zu identifizieren. Wenn wir die Dinge verlieren, mit denen wir uns identifiziert haben, empfinden wir natürlich Schmerz. Aber auch, wenn wir mit etwas in Kontakt treten, mit dem wir uns nicht identifizieren und das wir als fremd betrachten, fühlen wir einen gewissen Schmerz.

Ego und Wahrnehmung

Das Ego entsteht automatisch während des Wahrnehmungsprozesses. So wie der Ichgedanke allen anderen Gedanken zugrunde liegt, so unterliegt auch die Empfindung des Ichs allen Eindrücken. Der Sinnesgeist (Manas) nimmt hauptsächlich über den Körper verschiedenste Sinneseindrücke auf. Das Ego, das dem Körperbewusstsein zugrunde liegt, färbt all diese Eindrücke. Es eignet sich die Empfindungen an und macht sie zu „Dies mag ich“ oder „Jenes mag ich nicht“, „Das liebe ich“ und „Das hasse ich“. Das Ego hindert die Intelligenz daran, die Wahrheit zu erkennen und stellt dafür seine eigene Meinung als Wahrheit hin.

Das Ego kann sich zwar unser tieferes Bewusstsein (Chitta) nicht aneignen, es aber einengen und verzerren. Wir haben also nur Zutritt zu dem Teil des Bewusstseins, das das Ego zulässt. Das Ego ist unsere grundlegendste Reaktion des Unbewussten, das den größten Bereich des Bewusstseins unterdrückt. Wir müssen lernen, unseren Wahrnehmungsprozess zu beobachten, um unser Ego zu überwinden. Voraussetzung dafür ist jedoch, dass sich unser tieferes Bewusstsein in einem Zustand des Friedens befindet und dass unsere Intelligenz objektiv arbeiten kann. Das Ego, als Form der Unwissenheit (Tamas) und der Ablenkung (Rajas,) wird so vermindert, da wir ihm die Umgebung, in der es gedeihen kann, entziehen.

Der kosmische Aspekt des Ego

Jedes einzelne Wesen muss eine Art Ego besitzen. Das Ego existiert sogar in Insekten und Steinen. Es ist das Ego, das den grobstofflichen Elementen und der unbelebten Welt zur Existenz verhilft. Die unbelebte Natur besteht aus reinem Ego, das so konzentriert ist, dass es weder der Lebenskraft noch den Sinnen gestattet, zu agieren, denn diese benötigen das Bewusstsein aus der äußeren Welt.

Das Ego besteht als kosmisches Prinzip. Daraus entwickeln sich die Urideen und Archetypen der Schöpfung (die der kosmischen Intelligenz zu eigen sind). Das Ego ist für die Erschaffung der verschiedenen Objekte, Lebewesen und Welten verantwortlich. Aus ihm entstehen die grobstofflichen und die feinstofflichen Elemente. Wir können den höheren kosmischen Zustand des Ego wahrnehmen, wenn wir unseren Sinn für das Selbst bis in die tieferen Schichten des Bewusstseins ausweiten. Wir können uns weiterentwickeln von der Identität mit unserem Körper bis hin zur Identität mit unserer Familie, unserem Land, der Welt, dem Universum – und schließlich zum Einssein mit allen Wesen.

Zusammensetzung

Das Ego ist der Same von Tamas (Dunkelheit) oder die tamasische Seite des Bewusstseins (Chitta). Es entspricht dem Erdelement oder der schweren Materie des Bewusstseins. Das Ego entwickelt sich aus der Unwissenheit, da es seine wahre Natur als reines Bewusstsein nicht kennt. Es ist die Quelle von Anziehung, Abstoßung und Verhaftung und von emotionalen Verflechtungen, die Schmerz und Leid verursachen. Das Ego bringt uns unter die Herrschaft der Dualität, den Höhen und Tiefen unserer emotionalen Erfahrungen.

Als Kraft der Unwissenheit gehört das Ego zum Mineralreich, das keine Feinfühligkeit entwickelt hat. Das Ego ist die Trägheit des Steines – der Materie, die ihre Existenz unabhängig vom Geist behauptet. Im Sinne von Isolation und Zersplitterung ist es die Quelle für Verfall, Krankheit und Tod. Die Überwindung des Ego ist die grundlegende evolutionäre Bewegung des Lebens, durch die wir Gesellschaften bilden und versuchen, das größere Universum, in dem wir leben, kennenzulernen.

Energie

Das Ego gehört zur schweren Materie, die sich in unserem Bewusstsein ansammelt und dementsprechend eine träge Energie (Tamas) hat. Es gehört zum Apana Vayu, dem nach unten fließenden Prana, das Krankheit und Verfall verursacht. Wenn wir nicht lernen, das Ego zu kontrollieren, bewirkt es in uns Zersplitterung und letztlich Selbstzerstörung. Seine Energie ist negativ und kann einen Energieverlust herbeiführen.

Funktion

Das Ego gibt uns die Möglichkeit, uns mit etwas zu identifizieren oder uns mit etwas eins zu fühlen. Durch das Ego bauen wir, ausgehend von den Objekten und Zuständen, die wir als unsere eigenen akzeptiert haben, eine Selbstidentität auf. Es funktioniert auf zwei Weisen: 1. Selbst-Sinn und 2. Mein-Sein.[43]

Der Selbst-Sinn ist der Sinn für den eigenen Körper, durch ihn erkennen wir den Körper als ich oder mein an. Der Selbst-Sinn enteignet auch den Geist, da er sich mit verschiedenen Gedanken, Gefühlen und

Empfindungen identifiziert, wie „Ich bin weise" oder „Ich bin glücklich". Das Mein-Sein ist der Sinn für den Besitz äußerer Objekte, die wir rund um unsere körperliche Existenz ansammeln. Durch dieses Mein-Sein betrachten wir verschiedene Objekte, wie Haus, Geld oder Arbeit, als unseren Besitz. Das Mein-Sein ist abhängig vom Selbst-Sinn und folgt ihm. Durch das Mein-Sein erschafft das Ego sein Reich und wächst und expandiert in der Außenwelt. Solange wir Eigentum oder Besitz kennen, bleiben wir im Ego und seinen Grenzen gefangen.

Das Ego hat wie der äußere Geist eine nach außen gehende Energie; während der Geist jedoch im Bereich der Sinne Vergnügungen sucht, versucht das Ego sich in einer materiellen Form zu manifestieren. Die Ego-Identifikation des Selbst mit einem Körper setzt den gesamten Zyklus der Wiedergeburten in Kraft.

Auf der positiven Seite wirkt der Selbst-Sinn des Ego als Fokus für den Geist. Er hilft dem Bewusstsein, uns von der äußeren Natur zu unterscheiden. Er bringt uns dazu, eine persönliche und soziale Existenz abseits von dem instinktgebundenen und tierischen Bereich zu schaffen. Aber das Ego ist weder das endgültige Ziel der Evolution noch veranschaulicht es, wer wir sind. Das Ego ist der Übergangspunkt von der materiellen zur spirituellen Evolution. Es ist eine Phase zwischen der nach außen gerichteten Mentalität unter der Kontrolle der Natur und des nach innen gerichteten Geistes in Harmonie mit der Seele.

Die Seele – unsere göttliche Individualität

Unser Ego steht für eine vorübergehende Identität, für unser Dasein in einem bestimmten Leben oder Körper. Die Seele jedoch steht für unser Dasein als unsterbliches, bewusstes Wesen, für einen individuellen Anteil der Göttlichkeit. Sie wird im Sanskrit „Jiva" genannt, das Lebensprinzip, denn sie ist, in physischer und in geistiger Hinsicht, die Quelle unserer Lebenskraft und Energie. Die Seele wird auch „Jivatman" genannt, das individuelle oder lebendige (Jiva) Selbst (Atman). Sie ist unser individueller Anteil des Göttlichen Selbst, durch das wir einen Sinn für das „Ich bin" bekommen. Die individuelle Seele ist unser höherer Selbst-Sinn, der über unserer individuellen Existenz steht, sie ist unsere wahre Individualität.

Die Seele ist das Wesen, das über dem Kausalkörper steht, sie ist aus verschiedenen Karma zusammengesetzt und bleibt während unseres gesamten Zyklus, der Wiedergeburten bestehen. Durch die Seele erkennen wir uns selbst als unsterbliche, bewusste Wesen, die in verschiedenen Körpern geboren werden und nach Selbstverwirklichung und Befreiung streben. Die Seele führt uns zur Einheit zurück, während das Ego uns zu Trennung und Vielfältigkeit treibt.

Normalerweise sind wir uns der Seele oder des reinkarnierten Wesens in uns nicht bewusst. Trotzdem erschafft und unterstützt sie alles, was wir tun. Die Seele existiert in der ganzen Natur, schafft dort Leben und erhält die Form aller Dinge. Die Seele existiert verborgen im Elementarbereich. Sie schläft in den Pflanzen, träumt in den Tieren, ist wach in den menschlichen Wesen, und vollkommen bewusst wird sie in selbst verwirklichten, weisen Menschen.

Die meisten von uns spüren die Seele (tiefe Gefühle) nur zusammen mit anderen Menschen im Gefühl der Liebe. Bis zu einem gewissen Ausmaß können wir sie auch im Zusammensein mit Tieren spüren, vor allem natürlich mit Haustieren. Es ist aber auch möglich, mit den Seelen der Pflanzen oder der Seele in den Elementen zu kommunizieren; wir können unsere Seele in der gesamten Schöpfung spüren.

Das kosmische Gegenüber der Seele ist Gott (Ishvara), der Erschaffer des Universums, der Herr aller Seelen und der Verteiler der Ergebnisse aller Karma. Wenn unser Selbst-Sinn universell wird, können wir die Verwirklichung Gottes in unserem Geist erfahren und mit dem Schöpfer kommunizieren. Wir erkennen uns dann selbst als Diener oder Arbeiter Gottes, folgen seinem Willen und sind für die volle Entwicklung des Bewusstseins im Universum tätig.

Energie

Die Seele kontrolliert die gesamte positive Energie, die Kreativität und die Lebenskraft. Sie unterstützt das Hauptprana unseres tieferen Bewusstseins (Chitta). Alles, was bisher diesbezüglich dargelegt wurde, trifft auch hier zu.

Zusammensetzung

Die Seele (Jiva) ist das Wesen, das unserem tieferen Bewusstsein in seiner erwachten oder sattvischen Form zugrunde liegt. Deshalb wird die Seele oft nicht von Chitta in seiner reinen Form oder von der erweckten Intelligenz (Buddhi) unterschieden, da beide durch Sattva wirken. Die Reinigung des Chitta und die Erweckung der Intelligenz tritt durch das Hervortreten der Seele, die sich unserer Existenz annimmt, in Kraft.

Die Seele (Jiva) tritt durch das reine Sattva, das sich in unseren verschiedenen Leben entwickelt hat, hervor. Durch das Sattva steigt das kausale Prana (Lebenskraft) an und wir werden zum Leben erweckt. Die Seele ist die Quelle des Lebens (Prana), der Liebe (Chitta) und des Lichtes (Buddhi), den drei wichtigsten Kräften. Durch sie wünschen wir uns, ewig zu leben, vollkommen glücklich zu sein und die absolute Wahrheit zu erkennen.

Funktionen

Die Seele wirkt durch Identifizierung, aber anders als das Ego weitet sie ihren Bereich der Identifikation auf alles aus, was sie wahrnimmt. Sie hat zwei Hauptfunktionen: 1. Selbsterkenntnis und 2. Gottesergebenheit.

Das Wissen der Seele ist die Selbsterkenntnis – das Wissen um unsere wahre Natur des reinen Bewusstseins. Dadurch können wir uns eins fühlen mit allem, was wir wahrnehmen, und uns allen Geheimnissen des Universums öffnen. Die Selbsterkenntnis bewirkt in erster Linie, dass wir uns Gott hingeben (Ishvara-Pranidhana) und dem Göttlichen Willen folgen. Die höheren Funktionen des Bewusstseins und der Intelligenz, wie Samadhi und Intuition, sind nur durch sie möglich. Durch das individuelle Selbst werden Bewusstsein und Intelligenz aktiviert und führen zur Erkenntnis der Wahrheit, der Unsterblichkeit und der Unendlichkeit.[44]

Um den spirituellen Pfad wirklich zu betreten, müssen wir unser Selbst auf der Ebene der Seele erkennen. Voraussetzung dafür ist, dass wir zur Wahrnehmung unserer wirklichen Seele, die in unserem tieferen Bewusstsein (Chitta) versteckt liegt, vordringen. Die Seele wird erkennbar, wenn wir unsere körperliche Identität überwinden und uns selbst als den individualisierten Anteil der Göttlichkeit wahrnehmen. Wenn die Seele erkennbar wird, legen wir unsere vorübergehenden egoistischen Ziele beiseite und richten unser Leben auf das ewige Ziel der Gottesverwirklichung aus. Die Seele ist die feinstofflichste Form des Ego oder der Individualität, durch die wir das Ego überwinden können.

Seele und Heilung

Der Schlüssel für alle Arten der Heilung besteht darin, die Ebene der Seele zu erreichen. Die Seele ist die große Heilerin, denn sie ist eins mit Gott und der Natur und trägt all deren Kraft und Gnade in sich. Wir müssen nicht unsere Seelen heilen, sondern uns unserer Seele bewusst werden. Das Bewusst werden der Seele ist der tiefste Heilungsprozess überhaupt, nicht nur für die Seele, sondern auch für den Geist. Die Wahrnehmung der Seele setzt alle Heilungskräfte in uns frei.

Der Begriff „Seele" hat jedoch sehr unterschiedliche Bedeutungen, die von der jeweiligen Denkrichtung abhängig sind. Einige nennen die Seele unsere fühlende Natur. Andere sehen sie, wie einen Engel, in Verbindung mit einem himmlischen Bereich, nach dem wir streben. In der vedischen Vorstellung ist die Seele (Jiva) der erste individualisierte Anteil des Bewusstseins. Die wahre Seele ist kein emotionaler Glaube, sondern ein Zustand des höheren Bewusstseins, der über allen Formen und vorgefassten Meinungen steht. Sie gehört nicht zu einer bestimmten Religion und muss nicht gerettet werden. Eher führt die Seele zu Sühne und Verwandlung hin, denn sie kann alle Begrenzungen des Ego, Geistes und Körpers überwinden.

Das Höchste Selbst – unsere Göttliche Natur

Der Geist ist nicht die Quelle des Bewusstseins oder der Wahrnehmung. Jegliches konditioniertes Bewusstsein, Bewusstsein, das abhängig ist von Gedanken, Gefühlen und Empfindungen, ist auf keinen Fall das wahre Bewusstsein. So wie das Licht, das sich in einem Spiegel reflektiert, nicht die eigentliche Quelle des Lichtes ist. Das wahre Bewusstsein steht über allen Objekten und Qualitäten und ist nicht von einem physischen, sinnlichen oder geistigen Instrumentarium abhängig. Dieses wahre Bewusstsein ist unser wahres Selbst. In unserem unkonditionierten Selbst sind wir mit allen Wesen eins. Dies ist das Höchste Selbst (Paramatman) des Vedanta, der höchsten vedischen Philosophie des Ayurveda.[45]

Das Höchste Selbst existiert über Gott und der individuellen Seele. Es transzendiert alle Wesen, alle Welten und alle drei Gunas. Während das konditionierte Bewusstsein (Chitta) aus Gedanken zusammengesetzt ist, ist das wahre Selbst gedankenfreie Erkenntnis (Chit). Das Selbst ist das eigentliche Licht, das alle Modifikationen des Geistes erleuchtet, aber niemals von ihnen beeinflusst wird. Es ist die Einheit über der Seele und Gott, die die gesamte Natur im formlosen Absoluten miteinschließt. Es ist der unabänderliche Friede im Zentrum unseres Geistes, durch den wir auf der Stelle alle psychischen Probleme überwinden können.

Durch das Beiseitelegen des Ego und die Erweckung unserer Seele (Jiva) kommen wir allmählich mit diesem höheren Selbst in Kontakt. Jeder Kontakt mit unserem wahren Selbst erhebt uns über alle menschlichen und sonstigen Probleme. Da die Absicht dieses Buches jedoch eher psychologischer Art ist, werden wir dieses Selbst nicht bis in die Tiefe ergründen. Dies wird in den Lehren des Vedanta getan.[46] Um jedoch psychische Beschwerden zu lindern, reicht es oft aus, die richtige Benutzung des konditionierten Geistes wiederherzustellen. Wenn wir aber all unser Leid überwinden wollen, müssen wir unser wahres Selbst erkennen. Jede richtige Heilung des Geistes wird durch den geringsten Kontakt mit unserer wahren Natur verstärkt.

Alle Methoden, die in diesem Buch zur psychischen Heilung angegeben werden, helfen gleichzeitig, das höhere Ziel der Selbstverwirklichung zu verfolgen. Für die psychische Harmonie und für die Selbstverwirklichung ist es notwendig, die negative Konditionierung des Geistes aufzuheben. Der Unterschied liegt darin, dass für die Wahrnehmung unseres wahren Selbst eine sehr viel tiefere Schicht der Dekonditionierung durchgeführt werden muss als für die Lösung unserer psychologischen Probleme, wie Angst, Zorn oder Depression. Das Anliegen der Yogis besteht darin, das Bewusstsein zu entwickeln, um einen Behälter für die Wahrnehmung des Selbst zu schaffen, für das Selbst, das immer präsent ist, aber durch unsere wandernden Gedanken verdeckt wird. Ayurvedische Therapeuten wollen das Bewusstsein entwickeln, damit wir mit unseren menschlichen Problemen umzugehen lernen. Die Reinigung des Bewusstseins[47] ist die Voraussetzung für beide Wege. Sie ist die wichtigste Sache für die geistige Gesundheit und für das spirituelle Wachstum.

Das Selbst und die Funktionen des Geistes

Die drei wichtigsten Schichten des Geistes – Bewusstsein, Intelligenz und äußerer Geist – agieren zwischen dem falschen Selbst, dem Ego und dem wahren Selbst. Ihre Handlungen unterscheiden sich gemäß der Richtung, in die sie orientiert sind. Auf das Selbst ausgerichtet, treten die höheren Funktionen in Erscheinung, auf das Ego und die Außenwelt gerichtet, bleiben die höheren Möglichkeiten verborgen und die verschiedenen Schichten kommen miteinander in Konflikt.

Das Bewusstsein (Chitta) ist dem Selbst am nächsten, der äußere Geist (Manas) ist dem Ego am nächsten. Die Intelligenz (Buddhi), die sich zwischen beiden befindet, spielt in der Ausrichtung unserer Wahrnehmung die Schlüsselrolle. Ihre Unterscheidungskraft verleiht der Intelligenz ein spirituelles Umformungspotenzial, das größer ist als das des äußeren Geistes oder des Bewusstseins. Sie kann das Bewusstsein von seiner Konditionierung befreien und den äußeren Geist kontrollieren. Sie kann das Ego hinterfragen und zwischen dem niederen und höheren Selbst unterscheiden.

Die wahre Intelligenz erkennt unsere höhere Selbstidentität, die uns zu unserer wahren Natur hinführt. Dies ist die Identität des Bewusstseins, nicht das Selbstverständnis oder Ego, das in seinem Wesen von einem Objekt oder einer Qualität abhängig ist. Die Seele wirkt durch den höheren Aspekt der Intelligenz, nämlich die Entwicklung des geistigen Bereiches zum Licht der Wahrheit hin. Das wahre Selbst wird erweckt, wenn wir unsere Wahrnehmung mit Hilfe der nach innen und oben steigenden Bewegung der Intelligenz auf den Bereich des Bewusstseins als Ganzes richten. Wenn wir von der nach unten und außen gerichteten Bewegung des Sinnesgeistes dominiert werden, bleiben wir in der äußeren Welt gefangen, die uns Unwissenheit und Leid bringt.

Die Schichten des Bewusstseins und psychische Krankheiten

Manas ist die äußerste Schicht des Bewusstseins, durch das wir in die augenblicklichen Geschehnisse einbezogen werden. Buddhi ist die mittlere Schicht des Bewusstseins, durch sie können wir momentane Geschehnisse und solche von längerer Dauer wahrnehmen. Chitta ist die tiefste Schicht des Bewusstseins, in die langfristige Muster eingeprägt werden.

Wenn wir etwas Neues lernen, wie zum Beispiel die Schuhe zubinden, ist dies zu Beginn ein Prozess des Manas, durch das wir Handlungen mit den Sinnesorganen durchführen. Buddhi ist als Leiter des

Handlung miteinbezogen, es hilft uns, unsere Fähigkeiten zu perfektionieren. Wenn wir dann etwas gelernt haben, wird es zu unserer zweiten Natur und zu einer Funktion von Chitta. Wir können unsere Schuhe durch die Funktion von Chitta zubinden, ohne etwas dabei überlegen zu müssen. Bei Normalpersonen können die verschiedenen Schichten des Bewusstseins folgendermaßen unterteilt werden:

Chitta – Unbewusstsein, aber auch die
Anlage zum höheren Bewusstsein

Manas – Unterbewusstsein

Buddhi – Bewusstsein

Ahamkara – Selbstbewusstsein

Chitta ist in der Anlage der gesamte Bereich des konditionierten Bewusstseins (der Bereich der Gedanken). Manas führt alle Sinnesreaktionen durch, die größtenteils unterbewusst sind. Diesbezüglich haben Manas und Chitta eine enge Beziehung, denn das, was wir durch die Sinne aufnehmen, hat automatisch einen Einfluss auf das Unbewusste. Buddhi allein ist der aufmerksame Teil des Bewusstseins. Es kann Chitta von Manas trennen, so dass unsere Sinnesreaktionen uns nicht auf einer tieferen Ebene konditionieren. Ahamkara ist das Selbstbewusstsein oder Ego, das uns für äußere Einflüsse empfänglich macht. Der Atman bezeugt und überwindet all diese Funktionen und wird über die höheren Funktionen des Buddhi kontaktiert.

Ein Krankheitsprozess entsteht, wenn das Ego Geist und Intelligenz zu Falschfunktionen verleitet, die dann zu einem Ungleichgewicht der Doshas, beziehungsweise zu krankheitsverursachenden Faktoren, führen. Das Ego bringt Rajas und Tamas, die geistigen Doshas, in Form von negativen Gedanken, Emotionen und Eindrücken in den geistigen Bereich. Es lässt uns unsere Sinne, Emotionen und unseren Intellekt für selbstsüchtige Vergnügungen anwenden, statt zur Entwicklung eines höheren Bewusstseins. Die Falschfunktion der Intelligenz (Buddhi) ist der hauptsächliche krankheitsverursachende Faktor, denn sie entscheidet, wie wir unseren Geist und unsere Sinne gebrauchen.

Chitta ist der Aspekt des Geistes, der durch die krankheitsverursachenden Faktoren geschädigt wird. So wie die Körperschichten durch die falsche Benutzung der Sinnesorgane und durch schlechte Verdauung geschädigt werden, so ist das Bewusstsein der Teil des Geistes, der durch falsche geistige Tätigkeit gestört wird. Um unseren Geist zu heilen, müssen wir diese geistigen Verunreinigungen entfernen und die geistige Substanz (Bewusstsein) ausgleichen.[48]

Die Funktionen des Geistes

Jede Funktion des Geistes hat ihre natürliche Qualität in Form der Gunas, kann aber durch eine Mischung der anderen Gunas verändert werden. Der Schlüssel für die geistige Gesundheit und spirituelle Entwicklung ist das Verständnis der geistigen Gunas und ihre Entwicklung von Tamas zu Sattva. Die ganze spirituelle Entwicklung und psychologische Heilung liegt in der Veränderung von einem tamasischen Lebensstil hin zu einem sattvischen Lebensstil.[49]

Wir alle erleben während unseres Tagesablaufs verschiedene Phasen der Gunas. Während des Schlafes oder wenn wir geistig träge sind, befinden wir uns in einem tamasischen Zustand. Wenn wir wach und wahrnehmungsfähig sind, befinden wir uns in einem sattvischen Zustand. Sind wir aktiv und abgelenkt, so befinden wir uns in einem rajasischen Zustand. Meist bereuen wir das, was wir in einem tamasischen oder rajasischen Zustand tun – etwas Unwissendes, Gefühlloses oder Dummes (Tamas) oder etwas Aggressives, Erregendes oder Impulsives (Rajas) –, wenn wir einen sattvischen (friedfertigen) Zustand erreicht haben. Aber wir sollten uns nicht entmutigen lassen. Sogar eine erleuchtete Person kann tamasische Momente haben, wenn sie etwas tut, das sie später bereut. Unser Karma wird nicht allein durch unsere tamasischen Momente bestimmt, sondern durch alle drei Gunas, die im geistigen Bereich eine Rolle spielen.

Achten Sie auf das Spiel dieser drei Gunas in Ihrer geistigen Verfassung. Einige Menschen sind zum Beispiel morgens sattvischer und werden dumpf und tamasisch am Abend. Andere sind dumpf und tamasisch am Morgen, aber sattvisch am Abend. Einige Menschen sind morgens aktiver oder rajasischer, andere am Abend. Sattva sollte am Morgen und am Abend überwiegen, während Rajas sich am Mittag entwickeln und Tamas nur während des Schlafes vorherrschen sollte.

Achten Sie auch darauf, wie Ihre Umgebung und Ihre Beziehungen Sie beeinflussen. Mit sattvischen (spirituellen) Personen und in sattvischen Situationen werden sie sich sattvisch fühlen. Bei tamasischen (dumpfen) Personen und Situationen werden Sie sich dumpf und depressiv fühlen. Zusammen mit rajasischen (erregten) Menschen und in rajasischen Situationen werden auch Sie Aufregung verspüren. Achten Sie darauf, wie sich Ihr Leben entwickelt. Werden Sie sattvischer (spirituell), rajasischer (geschäftig) oder tamasischer (dumpf)?

Geistesfunktionen

	SATTVA	RAJAS	TAMAS
Bewusstsein (Chitta)	innerer Frieden, selbstlose Liebe, Glaube, Freude, Hingabe, Mitgefühl, Aufnahmefähigkeit, Klarheit, gute Intuition, tiefes Verständnis, Verhaftungslosigkeit, Furchtlosigkeit, innere Stille, klares Gedächtnis, ruhiger Schlaf, richtige Beziehungen	emotionale Erregtheit, überaktive Vorstellungskraft, unkontrollierte Gedanken, Sorgen, Unzufriedenheit, Wünsche, Gereiztheit, Zorn, gestörtes Erinnerungsvermögen, gestörter Schlaf, turbulente Beziehungen	tiefsitzende Blockaden und Verhaftungen, gefangen in Mustern und Erinnerungen, Süchte, Sorgen, Phobien, Ängste, Furchtsamkeit, Depressionen, Hassgefühle, übermäßiges Schlafbedürfnis, falsche Beziehungen
Intelligenz (Buddhi)	Unterscheidung zwischen dem Ewigen und dem Vergänglichen, klare Wahrnehmung, feste ethische Regeln, Toleranz, Gewaltlosigkeit, Wahrhaftigkeit, Ehrlichkeit, Klarheit, Sauberkeit	kritischer Geist, bewertend, eigensinnig rechthaberisch anspruchsvoll, engstirnig, gestörte Wahrnehmung, sieht die Realität in der Außenwelt oder in Namen und Formen	Mangel an Intelligenz, Mangel an Wahrnehmung, tiefsitzende Vorurteile, Mangel an Moralgefühl oder ethischen Vorstellungen, Unehrlichkeit, Enttäuschungen, glaubt an die Richtigkeit der eigenen Meinungen
Geist (Manas)	gute Selbstkontrolle, Kontrolle der Sinne, Kontrolle der Sexualität, Fähigkeit, Schmerzen auszuhalten, Fähigkeit, den Elementen zu trotzen (Hitze und Kälte), Verhaftungslosig keit bezüglich des Körpers, tut, was man sagt	ausgeprägte sinnliche Natur, Sexualleben, viele Wünsche, aggressiv, anmaßend, konkurrenzbetont, willensstark, sehr ausgeprägte Vorstellungskraft, gestörte Träume, willensstark, berechnend	faul, wenig Selbstkontrolle, leicht beeinflussbar durch andere, endloses Grübeln, tagträumend, unfähig, Schmerz auszuhalten, verstrickt in gewaltsame Gefühlsausbrüche, erhebliche Gewohnheiten und Abhängigkeiten, Drogensucht, Ausschweifungen
Ego (Ahamkara)	spirituelle Vorstellung des Selbst, Selbstlosigkeit, Hingabe, Unterwerfung, Selbsterkenntnis, Sorge um andere, Respekt vor allen Lebewesen, Mitgefühl	ehrgeizig, anmaßend, leistungsorientiert, willensstark, eitel, selbstgefällig, manipulierend, starke Identifikation (mit Familie, Land, Religion)	negative Vorstellung vom Selbst, ängstlich, äußerst gehorsam, abhängig, unehrlich, Ängste sind auf den eigenen Körper bezogen

Die richtige Entwicklung der Geistesfunktionen

Chitta	Pranayama, Mantren, Meditation auf den unbegrenzten Raum oder die Leere, Techniken für Konzentration und Geistesfülle, Samadhi, Kombination von Hingabe (Bhakti Yoga) und Wissen (Jnana Yoga), richtige Überzeugung, Klarheit, Glaube, Liebe, Frieden, Freude, Gemeinschaft, richtiger Umgang, Satsang (spirituelle Gemeinschaft)
Buddhi	Konzentration, Meditation, Selbstbefragung, Mantren, Nachdenken über universelle Wahrheiten, Yoga des Wissens (Jnana Yoga), Selbstüberprüfung, Entwicklung des Gewissens und ethischer Vorstellungen, richtige Vernunft, Selbstdisziplin, Entwicklung von Tejas (inneres Feuer)
Manas	Hingabe (am besten auf ein bestimmtes Bild), Selbstdisziplin (zum Beispiel Fasten), Kontrolle der sexuellen Energie, Mantren, Meditation auf ein inneres Licht oder einen Ton, Visualisierung, Arbeit, Dienst, Yoga der Hingabe (Bhakti Yoga), Therapien zur Stärkung des Ojas, Aufnahme der richtigen Eindrücke, richtige Ernährung, Üben von Geduld, Entwicklung des Charakters, der Willenskraft und der Kontrolle der Sinne
Ahamkara	Spirituelles Streben, Hingabe zu Gott, selbstloser Dienst, Selbstdisziplin, Selbstbefragung, Selbstbeobachtung, richtige Freundschaften Übungen für das Bewusstsein

Übungen für das Bewusstsein

Es folgen einige einfache Übungen für das Bewusstsein, die Ihnen helfen, die verschiedenen Ebenen des Geistes kennenzulernen und herauszufinden, wie ihre Funktionen das Leben kreativer und bewusster oder auch eingeschränkter und dumpfer machen können.

Befragung Ihres Bewusstseins

Untersuchen Sie die Bedeutung Ihrer Lebenserfahrung: Die Substanzen und die Energien, die Sie durch gewohnheitsmäßige Handlungen und Ausdrücke aufgenommen haben. Betrachten Sie kritisch die Qualität Ihrer Ernährung, Ihrer Eindrücke und Freundschaften, die Gefühle, die Sie oft haben, die Gedanken und Überzeugungen, die Sie motivieren. Überlegen Sie, was Ihnen am liebsten ist, was Sie am tiefsten in Ihrem Herzen berührt und Ihre Aufmerksamkeit am meisten anzieht.

Auf die eine Seite ordnen Sie alle Ihre schlechten Lebenshandlungen – negative Gefühle (Zorn, Lust, Angst, Ehrgeiz, Gewalt),

Vergnügungen, Wünsche und Egoismus. Auf die andere Seite ordnen Sie all Ihre guten Lebenshandlungen – Meditation, Gebet, spirituelle Studien, gute Arbeit, sozialer Dienst und so weiter. Wägen Sie die beiden Seiten miteinander ab. Ihr Bewusstsein ist der Lagerplatz all dieser Erfahrungen. Seine Natur ist abhängig vom Vorherrschen der jeweiligen geistigen Aktivität, vor allem auf der Ebene des Herzens.

Eine andere Möglichkeit besteht darin, Ihre spontanen und automatischen Reaktionen zu überprüfen, um herauszufinden, wie Sie „programmiert" sind. Achten Sie darauf, wie Sie unmittelbar auf bestimmte Situationen reagieren, vor allem dann, wenn Sie unachtsam sind oder irgendwie bedrängt werden. Achten Sie auch auf Ihr Bewusstsein während gewohnheitsmäßiger Zustände, wie Schlafen, Essen, Unterhaltung und anderen mechanischen Aktivitäten, wenn Sie sich nicht spezifisch geistig betätigen. Dieses geistige Muster, das allem unterliegt, ist Ihr Bewusstsein (Chitta).

Untersuchung Ihrer Intelligenz

Beobachten Sie, wo Ihre Unterscheidungskraft am weitesten entwickelt ist, sei es in der Ernährung, in Bezug auf Filme, Sex, Sport, wissenschaftliche Informationen, Politik, Kunst, Philosophie oder spirituelles Wissen. Beobachten Sie, in welcher Hinsicht Ihre Intelligenz am meisten entwickelt, am klarsten und am tiefsten ist. Überlegen Sie, ob Sie eine äußere Unterscheidungskraft entwickelt haben, die Sie Meinungen über Menschen oder Situationen entwickeln lässt oder ob Ihre Unterscheidungskraft nach innen gerichtet ist und Ihnen hilft, die innere Wahrheit oder Wirklichkeit der Dinge zu erkennen. Achten Sie darauf, wohin Ihre Unterscheidungskraft sich natürlicherweise richtet, über was Sie am ehesten nachdenken. Beobachten Sie, in welcher Hinsicht Sie Ihren Sinn für Wahl, Bewertung und Beurteilung am meisten üben. Durch diesen Prozess lernen Sie das Wesen Ihrer Intelligenz kennen und wie sie sich am besten entwickelt.

Untersuchung des äußeren Geistes und der Sinne

Beobachten Sie, wie Sie Ihre Sinne anwenden, welches Sinnesorgan Sie am meisten benutzen und auf welche Weise. Achten Sie darauf, inwieweit Sie von Sinneseindrücken dominiert werden. Wie verhalten Sie sich in Bezug auf Hör,- Tast-, Seh- und andere Eindrücke. Inwieweit können Sie Ihren Geist von der Ablenkung durch Sinneseindrücke fernhalten? Welche geistigen und emotionalen Eindrücke und Einflüsse haben die größte Wirkung auf Ihre Sinne (Angst, Zorn, Wünsche, Liebe oder Hass). Achten Sie darauf, welche geistigen Eindrücke und Informationen Sie am stärksten bewegen. Beobachten Sie, inwieweit Sie von Ihren Sinnen kontrolliert werden und wie die Sinne Ihre Aufmerksamkeit dominieren. Führen Sie die gleichen Techniken in Bezug auf Ihre motorischen Organe durch. Achten Sie darauf, welche Kontrolle Sie über ihre Sprechorgane, Hände, Füße, ihre Fortpflanzungs- und Ausscheidungsorgane haben. Können Sie deren Tätigkeit abschalten und sich von ihren Bedürfnissen lösen oder sind Sie ihrer Herrschaft ausgeliefert? Diese geistigen Übungen zeigen Ihnen, inwieweit Sie Ihren Geist unter Kontrolle haben oder ob Ihr Geist Sie kontrolliert.

Untersuchung des Ego

Überlegen Sie, mit was Sie sich in Ihrem Leben am meisten identifizieren – Beruf, Familie, Freunde, Eigentum, Land, Religion und so weiter. Achten Sie darauf, wie sehr Sie sich mit Ihrem Körper, mit Ihren Sinnen, Meinungen, Gefühlen und Ideen identifizieren. Überlegen Sie, was Sie am wenigsten verlieren möchten und was Sie am meisten erreichen wollen: Vergnügen, Reichtum, Macht, Namen, Ruhm und so weiter. Stellen Sie sich vor, Sie sterben noch heute und müssen alles zurücklassen. Überlegen Sie, wie Schwierig das wäre und was Sie am stärksten in dieser Welt hält.

Wenn wir alle unsere geistigen Funktionen überprüft haben, werden wir sehen, wie sich unser Leben wahrscheinlich entwickeln wird. Wir können nicht nur festlegen, wie hoch die Wahrscheinlichkeit dafür ist, psychische Beschwerden zu entwickeln, sondern wie sehr wir insgesamt leiden werden. So wie Sie Ihre Gesundheit durch regelmäßige physische Untersuchungen überprüfen, sollten Sie durch regelmäßige geistige Untersuchungen auch Ihren psychologischen Zustand überprüfen.

Die Chakren

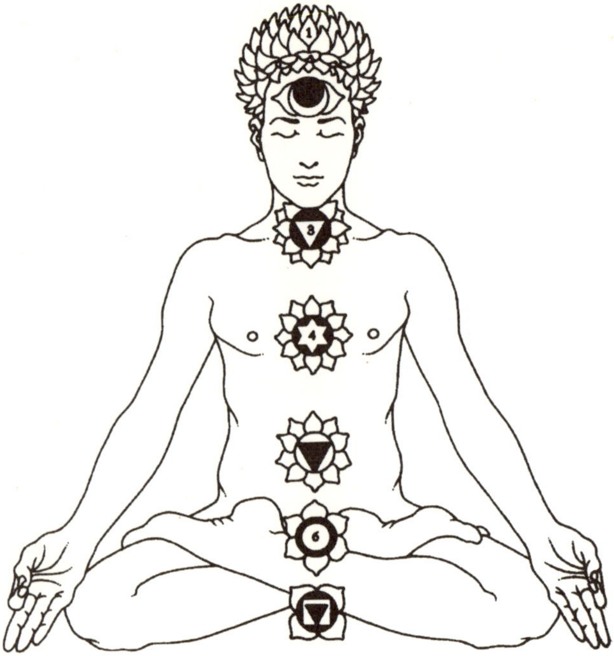

1. Kopfzentrum
Bewusstseinsraum
Kausaler Klang
Kausales Prana
Om

2. Drittes Auge
Geistesraum
Feinstofflicher Klang
Feinstoffliches Prana
Ksham

3. Kehlkopfzentrum
Äther
Klang
Vata
Ham

4. Herzzentrum
Luft
Tastsinn
Vata
Yam

5. Nabelzentrum
Feuer
Sicht
Pitta
Ram

6. Sexualzentrum
Wasser
Geschmack
Kapha
Vam

7. Wurzelzentrum
Erde
Geruch
Kapha
Lam

Teil III

Ayurvedische Therapien für den Geist

Es gibt sehr vielseitige Therapien zur Verbesserung des geistigen Wohlbefindens und zur Förderung des spirituellen Wachstums. Die, die hier vorgestellt werden, sind vorrangig für die Selbsthilfe gedacht, unter zusätzlicher fachkundiger Anleitung sind sie aber noch effektiver. Dieser Teil beginnt mit ayurvedischen Beratungsmethoden und Behandlungsweisen für verschiedene Aspekte des Geistes. Dem folgt eine Diskussion über die ayurvedische Sichtweise verschiedener Eindrücke und wie diese verändert werden können, um unsere geistigen Funktionen zu verbessern.

Anschließend werden in spezifischen Kapiteln die äußerlichen Behandlungsmethoden, wie Diät und Kräuterheilmittel, vorgestellt und innere Methoden erläutert, vorrangig sinnliche Techniken mit Farben, Edelsteinen und Düften, bis hin zu der Arbeit mit Mantren, dem wichtigsten ayurvedischen Werkzeug zur Veränderung des Bewusstseins. Da diese Behandlungsmethoden sehr mannigfaltig sind, wird dies auch der längste, aber vielleicht praktischste und nützlichste Teil des Buches sein.

10.
Ayurvedische Beratung und Verhaltensveränderung

Kommunikation ist die Grundlage für das, was wir sind und was wir werden wollen. Wir leben weder isoliert, noch können wir außerhalb des kulturellen Nährbodens aufwachsen, der uns trägt. Der Geist selbst ist in erster Linie ein Kommunikationsmittel, nicht nur nach außen, in Bezug auf andere Menschen, sondern auch nach innen, in der Auseinandersetzung mit den spirituellen Kräften des Universums. Die Bedeutung der Kommunikation weitet sich bis auf den Bereich des Heilens aus.

Die Beratung ist vielleicht das wichtigste Werkzeug der psychologischen Behandlung. Aus ayurvedischer Sicht sollte dies aber nicht nur ein Gespräch oder eine Diskussion sein, sondern zum Handeln anleiten. Die Beratung sollte die Ursachen des psychischen Ungleichgewichts untersuchen und angeben, wie dies korrigiert werden kann. Niemand wird mit einem Verhaltensmuster fortfahren, von dem er weiß, dass es ihm schadet; wir müssen allerdings ganz genau verstehen, warum es uns schadet, um wirklich für eine Veränderung bereit zu sein. Die Beratung sollte ein Lernprozess sein, in dem der Klient die verschiedenen Aspekte seines Wesens erkennt und lernt, diese zur Erreichung des vollkommenen Wohlbefindens zu verändern.

In diesem Kapitel wird die ayurvedische Beratung erörtert, die den Hintergrund für die ayurvedischen Psychotherapien bildet. Wir werden die Punkte untersuchen, die bei der Beratung durch die verschiedenen ayurvedischen Konstitutionstypen auftauchen. Die ayurvedische Beratung arbeitet in vier verschiedenen übergeordneten Bereichen:

1. Physische Faktoren – Ernährung, Kräuter und Körperübungen;
2. Psychologische Faktoren – Eindrücke, Emotionen, Gedanken;

3. Soziale Faktoren – Arbeit, Erholung, Beziehung und

4. Spirituelle Faktoren – Yoga und Meditation.

Das physische und psychologische Ungleichgewicht verstärkt sich gegenseitig, die Ernährung und die Körperübungen spiegeln unseren Geisteszustand und seine Schwankungen wider. Zum psychologischen Ungleichgewicht gehören soziale und persönliche Probleme, wie Berufs- und Beziehungsprobleme. Spirituelle Faktoren sind die höchste Quelle für jede geistige Beanspruchung, denn nur unser höheres Bewusstsein kann den Geist, der in sich wechselhaft und instabil ist, befrieden. Deshalb setzt die ayurvedische Psychologie auf vier verschiedenen Ebenen der Behandlung an:

1. Biologische Temperamente – Ausgleich von Vata, Pitta und Kapha;

2. Lebensenergien – Stärkung von Prana, Tejas und Ojas, den feinstofflichen Formen von Vata, Pitta und Kapha;

3. Eindrücke – Harmonisierung des Geistes und der Sinne und

4. Bewusstsein – Förderung der richtigen Bewusstseinsfunktionen.

Der Ayurveda versucht zuerst, die biologischen Temperamente über die entsprechenden physischen Heilmethoden, in Form von Ernährung, Kräutern und Körperübungen, auszugleichen. Die einschlägigen Bücher über den Ayurveda konzentrieren sich auf diese Ebene. Wir werden diese äußerlichen Behandlungsmethoden in einem der nächsten Kapitel untersuchen, vor allem ihre Wirkung auf die psychologische Verfassung. Zweitens versucht der Ayurveda unsere Lebensenergien durch Pranayama und verwandte Techniken zu verbessern. Im Teil über Prana, Tejas und Ojas wird diese Ebene diskutiert und durch das ganze Buch hindurch wird immer wieder darauf hingewiesen.

Drittens versucht der Ayurveda den Geist und die Sinne durch verschiedene sinnliche Therapien dahin zu bringen, die richtigen Eindrücke aufzunehmen. In den folgenden Kapiteln werden wir diese sinnlichen Therapien, vor allem in Bezug auf Düfte und Farben, untersuchen. Viertens versucht der Ayurveda das Sattva durch spirituelle Lebensprinzipien, Mantren und durch Meditation zu erhöhen. Dies wird in den Kapiteln über Mantren, spirituelle Therapien und den achtfachen Pfad des Yoga dargelegt.

Die ayurvedische Beratung ist sehr praktisch und gibt verschiedene Anweisungen, wie wir unser Leben verändern können. In den Gesprächen mit einem ayurvedischen Berater werden die Ergebnisse der ausgeführten Anleitungen Schritt für Schritt besprochen. Die ayurvedische Beratung hat von Natur aus erzieherische Ansprüche. Der Therapeut hilft dem Klienten herauszufinden, wie Geist und Körper funktionieren und wie wir richtig damit umgehen können. Der Patient ist zugleich der Student. Die Therapie ist ein Lernprozess. Der Ayurveda sieht in einem Menschen, der unter psychischen Problemen leidet, nicht eine schlechte oder gestörte Person, sondern jemanden, der nicht weiß, wie er seinen Geist richtig benutzen kann.

Der richtige Umgang – ein Schlüssel für die geistige Gesundheit

Unsere Psyche ist das Ergebnis unseres Austausches mit unserer Umgebung. Wenn Sie herausfinden möchten, wer Sie sind, schauen Sie sich die Personen an, denen Sie sich nahe fühlen und mit denen Sie die meiste Zeit verbringen. Der Geist wird durch die Eindrücke geformt, die über die Sinne aufgenommen werden. Die wichtigsten darunter sind die, die aus unseren sozialen Bindungen resultieren. Alle Eindrücke, die aufgenommen werden, gewinnen an Intensität, wenn sie mit anderen Menschen geteilt werden, die sie emotional verstärken. Der Geist ist selbst bis ins tiefste Unbewusstsein eine soziale Einheit und folgt einem kollektiven Muster. Er entsteht aus Gedanken, die durch die Sprache unseres sozialen Kontextes geprägt werden. Der Geist reflektiert unsere Auseinandersetzung mit anderen Menschen, beginnend bei unseren Eltern. Er zeichnet alle unsere Verbindungen auf, nicht nur die zu den menschlichen Wesen, sondern zu allem Leben, auf das wir uns beziehen. Selbst unser tieferes Bewusstsein (Chitta) wird durch das Wesen dieser Verbindungen geprägt. Sie lösen die stärksten Antriebe (Samskaras) aus, mit denen wir uns auseinandersetzen müssen. Wenn wir bis tief ins Herz vordringen, stellt sich heraus, dass die engsten Beziehungen am stärksten beeinflussen, wer wir sind.

Die ayurvedische Psychologie betont den richtigen Umgang, um das psychologische Wohlbefinden zu sichern. Wir sollten immer auf den richtigen Umgang achten und uns mit Personen zusammentun, die uns erheben, Frieden bringen und unseren Geist beruhigen und erfrischen. Wir sollten uns von Menschen fernhalten, die belastend auf uns wirken und unseren Geist und unsere Nerven zu sehr strapazieren. Vor allem müssen wir aufpassen, wem wir Eingang in unseren Intimbereich gewähren.

Wir sollten das Gute suchen und bestrebt sein, die Gesellschaft von Weisen, von spirituellen Lehrern und wahren Freunden zu teilen und uns mit der Schönheit der Natur, den Künsten und Weisheitslehren zu befassen. Es ist natürlich nicht immer möglich, in der Gegenwart spirituell erhebender Menschen zu verweilen. Sie sind nicht immer leicht zu finden oder haben nur wenig Zeit. Aber wir können sie in unseren Herzen und in unserem Geist bewahren. Wir können uns auf ihre Gedanken und auf ihre Taten einstimmen. Aber auch wir selbst sollten bestrebt sein, andere Menschen positiv zu beeinflussen, unsere Hilfsbereitschaft zu pflegen und gute Gedanken gegenüber dem ganzen Universum zu hegen. Den Geist zu heilen bedeutet, unsere Beziehung zur Welt zu heilen. Das heißt, wir müssen eine Gesellschaft oder Gruppe von Freunden aufbauen, die uns erhebt. Dies ist die Grundlage einer richtigen Beratung. Der Berater sollte den Klienten anregen, Beziehungen auf einer tieferen Ebene zu knüpfen, mit Menschen, die die Probleme nicht verstärken, sondern im Gegenteil, Gelegenheit und Raum geben, diese Probleme zu lösen. Im besten Fall sollte der Therapeut kein distanzierter Arzt sein, sondern ein spiritueller Freund und Gönner. Die Therapie sollte der Beginn einer Gemeinschaft sein, die in Sanskrit „Satsanga", die „Gesellschaft der wirklich Wahrheitssuchenden" heißt.

Besser als zu einem Therapeuten zu gehen ist es die Gesellschaft spirituell erhebender Menschen zu frequentieren. Dort werden unsere psychologischen Probleme, die aus einer materiellen Verhaftung resultieren, auf natürliche Weise gelöst. Allein die Anwesenheit dieser Menschen beruhigt und erfrischt Geist und Herz. Der Mangel an spiritueller Gesellschaft ist die Hauptursache für psychologische Unstetigkeit; die einzige Hilfe besteht darin, solche Gemeinschaft zu finden.

Das Reden über unsere Probleme, vor allem mit jemandem, den wir sehr respektieren, ist immer eine große Hilfe. Es bringt uns von unseren persönlichen Schwierigkeiten ab und lässt uns die größeren und universellen Fragen des Lebens überdenken. Die Kommunikation selbst ist ein zentraler Punkt in der Psychotherapie – sie gibt uns ein Umfeld, in dem unsere Probleme diskutiert werden können. Die Kommunikation reißt die Mauern der Isolation, unter denen wir leiden, nieder und hilft uns, uns selbst in einem neuen Licht zu sehen und alte, einengende Muster aufzugeben.

Ein wirklich spiritueller Lehrer hilft uns, zu erkennen, wer wir, unabhängig von unserer gewöhnlichen Identifizierung mit dem Geist-Körper-Komplex, in unserem inneren Bewusstsein sind. Solch ein Mensch ist der beste Psychologe. Es ist aber gut möglich, dass ein spiritueller Lehrer kein Interesse daran hat, als Psychologe oder Arzt im gewöhnlichen Sinne zu agieren und uns mit unseren persönlichen Sorgen, Problemen und Schmerzen zu helfen. Die Rolle eines spirituellen Lehrers liegt darin, uns zu höheren Bewusstseinszuständen zu führen und nicht nur unsere gewöhnlichen Probleme zu lösen. Das heißt, er wird uns vielleicht lehren, uns von unseren psychologischen und physischen Leiden loszulösen, die in dieser vergänglichen Welt immer existieren werden.

Auf der anderen Seite muss ein Therapeut die Grenzen dessen kennen, was er tun kann. Ein Therapeut sollte nicht Guru spielen, sondern seine Klienten zu echten spirituellen Lehrern hinführen. Die spirituelle Führung umfasst viel mehr als gewöhnliche Psychologie, obwohl auch die Psychologie zur Spiritualität hinführen sollte. Die Spiritualität fordert, den Geist und seine Meinungen zu überwinden, es reicht nicht, mit unserem Geisteszustand zufrieden zu sein.

Psychologische Störungen und die biologischen Temperamente

Psychologische Störungen reflektieren, wie auch die physischen Beschwerden, ein Ungleichgewicht der biologischen Temperamente. Die Gesundheitsprobleme, die physischen wie auch die psychischen, sind nicht nur persönliche Probleme, sondern energetische Probleme des Körper-Geist-Komplexes. Sie spiegeln nicht so sehr persönliche oder moralische Verfehlungen, sondern die Unfähigkeit, die Kräfte in uns zu harmonisieren.

Vata-(Luft-)typ

Psychologische Störungen treten mit häufiger Frequenz auf, wenn Vata zu hoch ist, da Vata als Nervenenergie sehr leicht den Geist beeinflussen kann. Der Geist ist wie Vata aus den Elementen Luft und Äther zusammengesetzt. Ein zu hoher Anteil des Luftelements verursacht einen instabilen und erregten Geist, was zu exzessivem Denken und Grübeln führt und unsere Probleme schlimmer erscheinen lässt, als sie in Wirklichkeit sind. Der Geist wird überempfindlich, reagiert sehr sensibel und wir nehmen die Dinge viel zu persönlich. Wir sind anfällig für unüberlegte und verfrühte Handlungen, die unsere Schwierigkeiten verstärken können.

Durch einen hohen Vataanteil mit exzessivem Äther verlieren wir den Boden unter den Füßen, stehen neben uns und werden unrealistisch. Es kann sein, dass wir falsche Vorstellungen, Halluzinationen und Wahnvorstellungen entwickeln und zum Beispiel Stimmen hören. Unsere Verbindung zum physischen Körper und zur physischen Realität wird geschwächt. Wir leben in unserer Gedankenwelt, die wir zum Teil mit der Wahrnehmung verwechseln. Durch die Überaktivität des Geistes büßen wir unsere Lebenskraft ein. Wir verlieren den Kontakt zu anderen Menschen und können ihre Ratschläge nicht mehr annehmen.

Zu viel Vata im Geist zeigt sich in Form von Ängsten, Psychosen, Furchtsamkeit und möglicherweise einem Nervenzusammenbruch. Es kommt zu Schlaflosigkeit, Zittern, Herzklopfen, Unstetigkeit und Launenhaftigkeit. Eine Geisteskrankheit des manisch-depressiven Typs oder Schizophrenie zeigt ein extremes Ungleichgewicht an Vata.

Es gibt viele Faktoren, die Vata beeinflussen und psychologische Probleme verursachen können. Mit stimulierenden Einflüssen können Vatatypen nur sehr schwer umgehen, schlimm sind vor allem zu viele Massenmedien, laute Musik oder Lärm. Drogen und Aufputschmittel bringen sie sehr leicht aus dem Gleichgewicht. Exzessive oder unnatürliche Sexualpraktiken erschöpfen sehr schnell ihren niedrigen Energievorrat. Stress, Angst und Furchtsamkeit beeinträchtigen sie emotional, weil ihnen Ausdauer und Ruhe fehlen. Gewalt und Schock verletzen sie und verursachen einen inneren Rückzug. Vernachlässigung oder Missbrauch während der Kindheit schafft eine Anfälligkeit für eine vatagestörte Psyche.

Pitta-(Feuer-)typ

Bei den Pittatypen fallen die psychologischen Störungen sehr gemäßigt aus. Sie können sich meist gut selbst kontrollieren, aber auch sehr egozentrisch sein und gegen soziale Kriterien verstoßen. Das Feuer und die Hitze von Pitta lassen den Geist eng und streitsüchtig werden, in Bezug auf andere oder auf sich selbst. Die psychischen Probleme der Pittatypen werden durch zu viel Aggression und Feindseligkeit hervorgerufen. Der typische Pitta ist überkritisch und findet bei allen Fehler, schiebt die Schuld immer auf andere, sieht in allen Feinde und ist immer wachsam und kampfbereit.

Zu viel Pitta im Geist verursacht Erregung, Reizbarkeit, Zorn und eventuell Gewalt. Der überhitzte Körper und Geist sucht Erleichterung, indem er der aufgestauten Spannung Luft macht. Die Pittatypen können dominierend, autoritär und fanatisch werden. Psychische Beschwerden können sich in paranoiden Täuschungen und Größenwahnsinn oder Psychosen äußern.

Pitta im Geist kann durch verschiedene erhitzende Faktoren verschlimmert werden. Starke und leuchtende Farben und Eindrücke irritieren Pittatypen leicht. Werden sie Gewalt und Aggression ausgesetzt, ruft dies das gleiche Verhalten bei ihnen hervor. Zu heiße oder zu scharfe Speisen beeinträchtigen ihren Geist. Sexuelle Enttäuschungen, übermäßiger Zorn und Ehrgeiz und ähnliche emotionale Faktoren fordern ihren Tribut. Eine Erziehung, die zu sehr auf Konkurrenz ausgerichtet ist oder zu viele Konflikte in der Kindheit sind zusätzliche Faktoren.

Kapha-(Wasser-)typ

Die Kaphamenschen haben die geringste Disposition für psychologische Beschwerden und werden sie am wenigsten nach außen zeigen oder gegen soziale Kriterien verstoßen. Kapha beeinträchtigt den Geist durch eine Blockade der Kanäle und durch Vernebelung der Sinne. Ein hoher Kaphaanteil (Schleim und Wasser) verursacht meist geistige Dumpfheit, Verstopfung und eine schlechte Wahrnehmung.

Zu den psychologischen Beschwerden von Kapha gehören Verhaftung und Mangel an Motivation, was zu Depression, Leid und zu besitzergreifendem Verhalten führt. Der Geist mag unfähig zu abstrakten, objektiven und unpersönlichen Gedankengängen sein. Es kommt zu Antriebsmangel, Passivität und Abhängigkeit. Sie wollen K
ben und umsorgt werden und machen sich zu viele Gedanl
was andere von ihnen denken. Es fehlt das richtige Selbst

und die unmittelbare Umgebung wird nur passiv reflektiert. Diese Menschen übergeben sich oft der Fürsorge anderer und sind unfähig, sich um sich selbst zu sorgen.

Stärkere Kaphatypen können habgierig und besitzergreifend sein, was den Geist schwer, dumpf und niedergedrückt werden lässt. Sie möchten alles besitzen und alles kontrollieren und betrachten auch Menschen als ihren Besitz. Wenn sie aber Kontrolle oder Eigentum verlieren, werden sie psychisch sehr instabil.

Die kaphabedingten emotionalen Störungen entstehen durch zu viel Vergnügungen, Genuss und Verhaftung an das Leben. Lebensweisen, die zu viel Schlaf oder Schlafen während des Tages oder einen Mangel an körperlicher Bewegung beinhalten, tragen dazu bei. Ein anderer Faktor ist eine kaphaerhöhende Ernährung mit zu viel Zucker und Öl. Die emotionalen Probleme treten oft in Zusammenhang mit physischen Beschwerden auf, die typisch für Kapha sind, wie Übergewicht und Verstopfung. Wird ein Kind zu sehr verwöhnt oder mit Gefühlen überhäuft, verstärkt dies die Disposition.

Ayurvedische Beratungsprofile

Die Konstitutionstypen des Ayurveda sind Ausgangspunkt für jegliche ayurvedische Beratung. Sie helfen, die verschiedenen Personentypen und die Verhaltensweisen, die sie hervorbringen, zu verstehen. Sie sind eine Ausweitung der psychologischen Kennzeichen der biologischen Temperamente und ihrer charakteristischen psychologischen Störungen. Dies sind jedoch allgemeine Kennzeichen und sollten nicht rigide gehandhabt werden.

Vata

Vatatypen sind nervös, ängstlich oder unruhig. Sie machen sich oft Sorgen, sind aufgeregt oder abgelenkt, auch wenn in ihrem Leben eigentlich kein richtiges Problem vorliegt. Sie können zögerlich und unsicher wirken, was durch viel Bewegung oder Zappelei verstärkt wird. Sind sie Luft oder Wind ausgesetzt, fällt es ihnen schwer, sich niederzulassen oder sich wohlzufühlen. Sie haben sehr viele Zweifel an sich selbst und an ihrer Fähigkeit, gesund zu werden, außerdem zweifeln sie auch an sämtlichen Behandlungen und deren Heilungsmöglichkeiten.

Manchmal reagieren sie enthusiastisch und begeistert zu Beginn einer Therapie, aber dies hält selten an und häufig hören sie schnell wieder damit auf oder sind enttäuscht. Sie erwarten zu viel und wollen sofort Resultate sehen. Sie erwarten vom Therapeuten, dass er sie auf magische Weise heilt und wenn dies nicht eintrifft, sind sie enttäuscht oder versuchen, den Therapeuten zu wechseln. Sie sind selten geerdet und können schwer festgelegt werden. Es ist wichtig, dass sie lernen, ihren Zustand und den Aufwand, der nötig ist, diesen zu korrigieren, richtig einzuschätzen. Sie müssen auf die Erde gebracht werden in Bezug auf sich selbst und ihr Verhalten.

Vatatypen haben sich selbst gegenüber oft eine sehr schlechte Einstellung. Es kann sein, dass sie sich mehr Sorgen und schlimmere Vorstellungen um ihren Zustand machen, als nötig wäre und sie sind oft Hypochonder. Wichtig in jeder Behandlung ist, dass ihr Geist und ihr Herz beruhigt werden. Meist liegt ihnen mehr daran, Aufmerksamkeit und Sympathie zu erwecken, als eigenes Verständnis zu entwickeln. Sie sind glücklich über jeden Ratschlag, aber nicht in der Lage, die Ratschläge zu befolgen. Eine wirkliche Veränderung braucht viel Zeit und Geduld. Ihr Zustand wird sehr wechselhaft sein und sich, abhängig von ihrer Gedankenwelt, manchmal dramatisch verändern. Wichtig für sie ist, eine langsame, stetige Entwicklung und einen friedfertigen Geist anzustreben.

Vatatypen suchen Trost und brauchen viel Zuspruch, oft hilft ihnen das nicht unbedingt, sich sicherer zu fühlen. Sie reden gerne ausführlich über ihre Probleme, aber auch dies ist nicht immer eine große Hilfe. Das Beste für sie ist, einige praktische Anweisungen auszuprobieren und diese über längere Zeit einzuhalten. Dadurch wird eine realistische Einschätzung ihres Zustandes und nicht ihre exzessive geistige Aktivität gefördert.

Vatatypen können von ihren Problemen so eingenommen sein, dass sie keine Zeit haben, etwas dagegen zu tun. Es ist möglich, dass sie so sehr Ausschau nach Hilfe von außen halten, dass sie nicht dazu kommen, sich soweit zu verändern, dass sie wieder Kontrolle über ihr Leben erhalten. Wichtig ist, Handlungen stärker zu betonen als Gedanken und sich auf eine stetige Ausführung der Anweisungen und nicht auf schnelle Resultate zu konzentrieren.

Sie brauchen klare und umfassende Lebensvorschriften, um ihren Geist zu stabilisieren, ihre unruhige Lebensenergie zu beruhigen und ihre empfindlichen Herzen zu besänftigen. Am besten ist es, sie wie eine Blume zu behandeln. Sie werden schnell ängstlich und ziehen sich leicht zurück, wenn man sie zu sehr bedrängt. Man muss sich ihnen mit Wärme, Ruhe und Bestimmtheit nähern und sie die Hilfe von anderen spüren lassen, ohne Abhängigkeit zu fördern.

Pitta

Pittatypen sind überzeugt, zu wissen, wer sie sind und was sie tun. Wenn sie ein Problem haben, finden sie meist jemanden oder etwas, das sie dafür schuldig machen können oder sie schieben ihr Problem darauf, dass sie ihre Ziele nicht erreichen. Sie werden am meisten durch Konflikte mit anderen Personen beunruhigt, die sie oft übertreiben oder verschlimmern. Die Dramatik innerpersönlicher Streitigkeiten färbt ihren Geist und ihre Emotionen. Diese Schwierigkeiten können verinnerlicht werden und zu Selbstkonflikten führen. Die Pittatypen sind oft im Krieg mit sich selbst und machen äußere Konflikte zu ihren eigenen.

Durch ihre feurige Natur tendieren sie dazu, sehr aggressiv, kritisch und manchmal streitsüchtig und sogar destruktiv zu sein. Möglicherweise zweifeln sie an der Qualität des Therapeuten. Unter den verschiedenen Typen neigen sie am ehesten dazu, dem Therapeuten zu erklären, wie er sie behandeln soll. Sie reagieren auch am ehesten zornig oder kritisch, wenn die Behandlung nicht so erfolgreich verläuft, wie erwartet.

Die Pittatypen, die von Natur aus Führungspersönlichkeiten sind, mögen Autorität und lassen sich von wichtigen Referenzen beeindrucken. Aber die Menschen, die uns mit unserem Innenleben helfen können, sind nicht immer die, die den besten sozialen Status haben. Um wirkliche Hilfe zu finden, müssen die Pittatypen aufnahmefähiger werden, sonst können sie in die Falle ihrer eigenen Urteile laufen, die in erster Linie für die Probleme verantwortlich sind. Sie sollten nicht aufschauen zu denen, die sie beeindrucken oder dominieren, sondern zu denen, die ihnen auf nette, aber bestimmte Art helfen können und sich nicht in ihre Konkurrenzgeschichten hineinziehen lassen.

Pittatypen sind sehr intelligent und erwarten, vom Wert der Behandlung überzeugt zu werden. Um die Ursache ihrer Probleme zu verstehen, die in ihrem eigenen Verhalten begründet sind, müssen sie ihr kritisches Verständnis anwenden und nicht mit anderen oder sich selbst kämpfen. Mit Hilfe ihrer Unterscheidungskraft sollten sie versuchen, die Kontrolle über ihr Leben zurückzugewinnen. Voraussetzung dafür ist, dass sie lernen, Intelligenz und Selbstbefragung richtig anzuwenden.

Den Feuertypen muss man sich taktvoll und diplomatisch nähern. Sie mögen es nicht, wenn sie Richtlinien gesetzt bekommen oder wenn man ihnen sagt, was sie tun sollen. Man muss ihre angeborene Intelligenz und Logik ansprechen und sie selbst die Wahrheit der Dinge erkennen lassen. Widerstand ihnen gegenüber weckt ihre natürliche Aggressivität und stört ihre Lernbereitschaft. Sie mögen es, in Freundschaft oder in Gemeinschaft für ein bestimmtes Ziel zu kämpfen. Beruhigende, erfrischende und erfreuliche Umstände mildern ihre feurige Natur. Sie brauchen hilfreiche Freunde und arbeiten sehr gut mit Personen oder Prinzipien, die sie respektieren.

Sobald die Pittatypen verstanden haben, um was es geht und was sie tun müssen, sind sie unter den drei Typen diejenigen, die am besten die Verhaltensveränderungen anwenden. Sie können aber sehr exzessiv und fanatisch reagieren und müssen ihre Aktivität einschränken, damit sie sich in ihrem Drang, zu viel zu erreichen, nicht vollkommen verausgaben. Sie neigen dazu, entweder für oder gegen etwas zu sein und die Welt in Schwarz-Weiß zu sehen. Sie müssen lernen, einen ausgeglichenen Blick einzunehmen und in ihren Handlungen nachdenklich und diplomatisch zu werden.

Kapha

Aufgrund der amorphen und gefügigen Natur des Wassers müssen Kaphatypen manchmal stimuliert oder auch gezwungen werden, sich selbst zu verändern. Sie verstehen Andeutungen nicht und werden nicht alles durchführen, mit was sie sich einverstanden erklärt haben. Oft muss man sie kritisieren oder direkt mit der Sache konfrontieren, damit sie ihre schlechten Gewohnheiten ändern. Man muss sich ihnen mit Entschiedenheit, Durchsetzungskraft und Konsequenz nähern. Wenn ihnen das Problem nicht wirklich bewusst gemacht wird, werden sie versuchen, damit zu leben.

Es reicht aber auch nicht aus, ihnen das Problem und die Veränderungen, die sie durchführen müssten, zu erklären. Sie brauchen einen zusätzlichen Anstoß von außen, der eventuell regelmäßig wiederholt werden muss. Ein entschlossener Warnhinweis kann nötig sein, damit sie achtgeben auf das, was sie tun. Man muss ihnen die negative Wirkung ihres Lebensstils lebhaft vor Augen führen.

Die Wassertypen sind langsam in ihren Handlungen und haben Schwierigkeiten, Veränderungen durchzuführen, auch wenn sie sie als notwendig akzeptieren. Sie bleiben in ihrer eigenen Trägheit und Stagnation stecken und können nur schwer etwas Neues beginnen. Sie sind anfällig für Süchte und Depressionen, die sie davor bewahren, eine eigene Initiative zur Besserung zu entwickeln. Man darf sie nicht trösten oder beruhigen, obwohl sie vielleicht danach verlangen; ihre Gefühlsduselei über ihren Zustand ist einer der Faktoren, der ihre Verfassung unterstützt. Ein Großteil ihrer Probleme wird durch ihre exzessive Emotionalität verursacht und kann nur durch höhere Liebe oder Verhaftungslosigkeit gelöst werden.

Die Kaphatypen zeigen nur langsam Reaktionen und haben Schwierigkeiten, über ihre Probleme zu sprechen. Sie müssen sich langsam öffnen, brauchen aber viel Entschlossenheit, dies zu tun. Man muss ihnen gut zureden, um sie aus ihrer Selbstgefälligkeit herauszubringen. Zu viel Informationen können sie allerdings abschrecken. Sie reagieren besser auf Anordnungen, die bestimmt und folgerichtig sind. Auch wenn sie wissen, dass es ihnen nicht gut tut, neigen sie dazu, ihre alten Angewohnheiten wieder zu übernehmen, vor allem, wenn dies durch ihre Umgebung verstärkt wird.

Häufige Sitzungen mit ihrem Therapeuten und regelmäßiger Austausch, der sie zu einem Beginn stimuliert, sind sehr wichtig. Wenn sie jedoch einmal angefangen haben, was länger dauern kann, machen sie aus eigenem Antrieb weiter. Sie müssen ihre alten, tiefsitzenden Verhaltensmuster aufgeben und ein neues Gleichgewicht finden, bevor sie allein weitermachen können. Ist dies jedoch getan, können sie ihr Leben problemlos und auf einer friedlichen Grundlage weiterführen. Kaphatypen können genauso leicht an einen gesunden Lebensfluss gewöhnt werden wie an einen ungesunden. Die Schwierigkeit liegt nur in der Veränderung.

Vata-Pitta

Die Vata-Pittatypen tragen die Unstetigkeit von Luft und Wasser in sich. Angst und Zorn vermischen sich in unvorhersehbarer Weise. So kann es sein, dass sie sich entweder vor etwas fürchten oder dass es sie reizt. Sie leben in einer Mischung aus Abwehrhaltung und Misstrauen und haben Schwierigkeiten, irgend jemandem zu trauen. Sie wechseln von aggressiven zu defensiven Verhaltensweisen, von der Selbstrechtfertigung zur Kritik anderer.

Die Arbeit mit ihnen verlangt sehr viel Feingefühl, man muss sie dazu bringen, sehr viel Geduld mit sich selbst zu haben. Manchmal halten sie vielleicht auch nur Ausschau nach jemanden, an dem sie ihre Negativität abladen können. Ihre Energiereserven sind leicht erschöpft und ihr Immunsystem arbeitet nicht gut (sie haben meist wenig Ojas). Aus diesem Grund fällt es ihnen schwer, Kritik zu ertragen. Sie müssen sehr umsorgt werden, verlangen viel Geduld und Überlegung (Wasser). Wichtig ist, dass sie sich eine Lebensweise schaffen, in der sie sich um sich selbst kümmern und andere ihnen helfen können. Eine unterstützende Umgebung ist sehr hilfreich, aber sie müssen anderen Menschen auch erlauben, sie bei ihrer Arbeit zu unterstützen.

Die Vata-Pittatypen sind sehr intelligent und wenn sie einmal Ruhe und Unterstützung spüren, können sie einen sehr effektiven Weg der Heilung einschlagen. Man muss jedoch aufpassen, dass ihre Unbeständigkeit, die immer wieder leicht durchbricht, sich nicht durchsetzt. Sie müssen ihren Lebensstil ausdauernd und doch sanft verfolgen und jegliche Exzesse vermeiden. Eine mütterliche (Kapha) Energie kann ihnen Erdung geben.

Pitta-Kapha

Die Pitta-Kaphatypen haben sowohl Energie (Feuer) als auch Stabilität (Wasser) und sind unter den verschiedenen Typen körperlich meist am stärksten ausgebildet. Sie haben eine gute Widerstandskraft und sind im allgemeinen sehr gesund. Sie fühlen sich stark und zufrieden in dem, was sie sind und was sie tun. Auch psychologisch sind sie sehr gefestigt und werden eine Therapie nur beginnen, wenn ihr Leben fehlgeschlagen ist.

Den Pitta-Kaphatypen fehlt aber die Flexibilität und Anpassungsfähigkeit (Luft). Sie ziehen es vor, zu dominieren und zu kontrollieren und neigen dazu, konservativ und besitzergreifend zu sein. Dies bringt letztendlich Leiden und Frustration, denn der Großteil unseres Lebens liegt außerhalb unserer Macht. Oft kommt der Zusammenbruch im späteren Leben, wenn einige größere Unternehmungen fehlgeschlagen sind. Dies ist für den Pitta-Kaphatypen im nachhinein oft ein Segen, denn das lässt ihn nach innen schauen.

Obwohl sie vielleicht sehr erfolgreich in der Außenwelt sind, kann es ihnen schwerfallen, spirituelle Praktiken durchzuführen, solange sie nicht lernen, Leichtigkeit, Loslösung und Hingabe zu entwickeln. Sie brauchen mehr Aktivität, Kreativität und neue Herausforderungen (mehr Prana). Sie müssen lernen, sich weiterzubewegen, von ihren Erfolgen zu lösen und sich nicht in Macht und Kontrolle zu verfangen. Haben sie sich einmal an die Behandlung gewöhnt, so kommen sie gut voran, dürfen sich aber auch hier nicht an ihren Erfolgen festklammern. Deshalb ist es am besten, mit der Behandlung zu variieren, damit sich die Therapie nicht zu einer neuen Form von Leistung oder Bereicherung auswächst.

Vata-Kapha

Den Vata-Kaphatypen fehlt es an Energie, Motivation, Leidenschaft und Enthusiasmus. Ihnen fehlt ganz einfach das Feuer, sie kommen im Leben nicht voran, so sehr sie es auch versuchen. Sie sind oft schwach, passiv, abhängig, übersensibel und haben extrem viel Yin. Sie werden dem zustimmen, was man ihnen sagt, aber es fehlt ihnen die Energie, dies auch auszuführen. Sie sind sowohl emotional als auch geistig beziehungsweise nervlich instabil, geraten leicht durcheinander und neigen zu Ängstlichkeit. Ihre Persönlichkeit ist amorph und gleicht einem Chamäleon, sie werden sich so geben, wie Sie sie haben wollen. Ihre Urteils- und Unterscheidungskraft ist nicht sehr entwickelt und sie werden leicht durch falsche Assoziationen oder Gefühlseindrücke verleitet.

Positive Eigenschaften der Vata-Kaphatypen sind Empfindsamkeit, Demut und Anpassungsfähigkeit. Sie können sehr künstlerisch, fantasievoll und kreativ sein. Sie nehmen Rücksicht auf andere, es liegt ihnen fern, Gewalt oder bösen Willen anzuwenden, eher machen sie sich selbst verantwortlich. Meist sind sie etwas naiv und sollten realistischer in Bezug auf andere Menschen und ihre Motivationen werden. Sie müssen aufpassen, dass sie nicht von anderen ausgenutzt oder kontrolliert werden. Deshalb würde es ihnen guttun, anspruchsvoller zu werden und ihre Ängste zu überwinden.

Sie reagieren positiv auf eine warme und feste Annäherung, aber es fällt ihnen schwer, ausdauernd in ihrem Zuspruch zu sein. Wichtig ist es für sie, Klarheit, Motivation und Entscheidungskraft zu entwickeln. Bei ihnen besteht am ehesten die Gefahr, eine Abhängigkeit zum Therapeuten und ihren Problemen zu entwickeln. Wenn sie aber einmal ihre tiefe Empfindsamkeit in die richtige Richtung gelenkt haben, können sie ihre inneren Quellen an Liebe und Gnade kontaktieren und von selbst Heilungskräfte entwickeln.

Vata-Pitta-Kaphatypen

Bei einigen Menschen sind alle drei biologischen Temperamente in gleichen Anteilen vorhanden. In diesen Fällen wird gewöhnlich das biologische Temperament behandelt, das aus dem Gleichgewicht geraten ist. Auch auf der psychologischen Ebene kann ihr Zustand wechselhaft sein. Ihre Behandlung muss sich sehr anpassungsfähig gestalten und auch der Ansatz braucht sehr viel Verständnis. Im allgemeinen sollte man ein vorliegendes Vataproblem zuerst behandeln, wenn möglich durch eine psychologische Therapie, denn Vata verursacht unter den biologischen Temperamenten am ehesten Probleme. Danach können Pittaprobleme behandelt werden, denn sie sind am zweithäufigsten, und schließlich die Kaphaprobleme, die am seltensten auftreten.

Ausgleichende Therapie für den Geist

In der ayurvedischen Behandlungsmethode werden negative Zustände durch entgegenwirkende Therapien geheilt. Wenn zum Beispiel zu viel Vata (Luft) vorhanden ist, erhöhen sich die entsprechenden Eigenschaften wie Kälte, Trockenheit, Leichtigkeit und Unruhe. Diese manifestieren sich dann in Symptomen wie kalte Extremitäten, trockene Haut, Verstopfung, Verlust an Körpergewicht oder Schlaflosigkeit. Dem entgegenwirkende Therapien, wie reichhaltige Ernährung, Massage mit warmen Ölen, Ruhe und Entspannung, sind notwendig, um diese Symptome zu beheben.

Die gleichen Prinzipien gelten für den Geist. Ein psychologisches Ungleichgewicht wird durch entgegengesetzte Qualitäten behandelt, um die Balance wieder herzustellen. Diese Methode für den Geist wird im Sanskrit „Pratipaksha-Bhavana" genannt[50]. Es wurde übersetzt als „denkende Gedanken der entgegengesetzten Natur". Seine Bedeutung geht jedoch weit über unsere oberflächlichen Gedankenmuster hinaus.

Es bedeutet: „einen ausgeglichenen Bewusstseinszustand fördern." Wenn unser Geist zum Beispiel durch Zorn beeinträchtigt wird, sollten wir Frieden betonen. Dazu gehört nicht nur das Denken friedvoller Gedanken, sondern die Aufnahme friedvoller Eindrücke, das Visualisieren des Friedens zwischen uns selbst und anderen, das Sprechen von Friedensgebeten und bewusst friedfertiges Verhalten gegenüber anderen, auch gegenüber unseren Feinden. Dafür ist eine vollkommene Disziplinierung unserer Lebensweise notwenig.

Unser Bewusstsein ist das Ergebnis der Nahrung, der Eindrücke und der persönlichen Verbindungen, die wir aufgenommen haben. Es wird durch unsere Handlungen und unseren Ausdruck verstärkt. Die Energien der Außenwelt, die uns konditionieren, machen wir zu unseren eigenen, indem wir ihnen Ausdruck verleihen. Wer zum Beispiel als Kind viel Zorn erfahren hat, wird sehr wahrscheinlich selbst zu einer zornigen Person heranwachsen. Wenn er dann zornig reagiert, wird dieser Zorn, der ursprünglich ein Antrieb von außen war, Teil seines eigenen Wesens und zur unwillkürlichen Reaktion.

Die Einflüsse unseres täglichen Lebens verleihen uns eine feine Prägung. Sie färben unser Bewusstsein, wie Farbe ein Stück Stoff. Diese Durchdringung unseres Bewusstseins durch die subtilen Eindrücke unseres Lebens macht uns für bestimmte Verhaltensweisen empfänglich, die wiederum für unser geistiges Glück oder Unglück verantwortlich sind. Die Nahrung, Eindrücke und persönlichen Verbindungen, an die wir uns gewöhnen, wirken sich auf unseren Geist nachhaltig aus. Sie gehen tiefer als unsere bewussten Gedanken. Ein großer Teil hat eine unbewusste Wirkung auf uns; dies wird in der Werbung ausgenutzt, die an unsere instinktive Reaktion, wie zum Beispiel sexuelle Gefühle, appelliert. Diese tiefsitzenden Neigungen können nur durch einen gegenteiligen Einfluss abgearbeitet werden; ein Appell an das Bewusstsein auf einer höheren Ebene ist notwendig, um Heilung und Ganzheitlichkeit zu bewirken.

Um unsere negative geistige Verfassung zu verändern, müssen wir das gegenteilige Bewusstsein betonen, das heißt, wir müssen mit einem gegenteiligen Lebensstil beginnen. Bei Depressionen kann man zum Beispiel belebende Nahrung zu sich nehmen. Man sollte sich den lebendigen Eindrücken der Natur öffnen: den Bäumen, Blumen und dem Sonnenschein. Man sollte versuchen, Menschen zu finden, die kreativ und spirituell sind. Wir dürfen uns nicht darauf konzentrieren, dass wir depressiv sind, sondern müssen uns vorstellen, dass wir viel Energie haben und nicht von irgendetwas oder irgendjemandem abhängig sind, um glücklich zu sein. Voraussetzung dafür ist, dass wir den Teil unseres Wesens verstehen, der in sich frei von psychologischen Problemen ist – unser inneres Selbst.

Aus vedischer Sicht ist unser ursprüngliches Wesen gut, wohltätig und vollkommen. Wir sind nichts anderes als das reinkarnierte Göttliche Selbst. Aber unser eigentliches Wesen wird durch den Einfluss prägender Faktoren der Außenwelt verdeckt. Wir nehmen ein falsches oder künstliches Wesen an, eine Egoidentität, die zu Schmerz und Leid führt. Alle psychischen Beschwerden, die wir haben, entstammen nicht unserem wahren Wesen, sondern sind eine enorme Fremdlast, sie sind das Ergebnis einer falschen Konditionierung. Aus ayurvedischer Sicht ist dies nichts weiter als eine Art geistiger Verdauungsstörung.

Wir versuchen oft unbewusst, unsere psychologischen Probleme durch gegenteilige Einflüsse auszugleichen, es misslingt uns aber, da wir nicht genau wissen, wie wir dies bewerkstelligen sollen. Wenn wir zum Beispiel depressiv sind, suchen wir nach jemandem, der uns aufheitert; gelingt uns dies nicht, so fallen wir noch tiefer in die Depression hinein. Oder wir nehmen Zuflucht zu Aufputschmitteln. Wir trinken Kaffee oder Alkohol oder nehmen Antidepressiva ein. Solche äußeren Aufputschmittel verursachen Abhängigkeit und bewirken eine noch größere Depression, wenn sie einmal nicht zur Verfügung stehen. Die Methode, die wir ausprobieren, nämlich unsere schlechte Verfassung durch gegenteilige positive Energien auszugleichen, ist richtig, nur die Art und Weise ist falsch. Wir verlassen uns auf Dinge, die unseren Zustand verdecken, aber keine Lösung bringen. Wir nehmen nicht selbst kreativ und bewusst an diesem Prozess teil. In unserem Inneren, in unserem Geist und unserem Verhalten müssen wir eine positive Energie kreieren, um der negativen psychologischen Verfassung entgegenzuwirken. Wir können von positiven äußeren Einflüssen profitieren, sollten aber jene vermeiden, die eine Abhängigkeit oder Sucht in uns auslösen.

Diese Entwicklung hin zu einem ausgeglichenen Zustand des Geistes darf jedoch nicht mit dem einfachen positiven Denken verwechselt werden. Es ist viel mehr als das. Es reicht nicht aus, uns darauf zu konzentrieren, glücklich zu sein, wenn wir uns traurig fühlen, denn dies könnte reine Fantasie sein. Wir müssen vielmehr die Zustände verändern, die uns unglücklich machen, einschließlich unserer Gedanken und Handlungen. Unglückliche Gedanken sollten nicht einfach mit glücklichen Gedanken überdeckt werden, sondern wir müssen uns auf das tiefere Glück im Kern unseres Wesens berufen. Damit eine ausgleichende Therapie aber funktioniert, müssen wir die Qualitäten der Dinge kennenlernen, die uns beeinflussen . Im folgenden Kapitel wird die Rolle der Nahrung, der Sinneseindrücke und des persönlichen Umgangs untersucht, so dass wir durch deren richtige Anwendung zum ursprünglichen Status der Harmonie, der unserem wahren Wesen entspricht, zurückkehren können.

11.
Der Ernährungszyklus des Geistes: Die Rolle der Eindrücke

Wie kann der Geist gesund erhalten werden? Wie kann man das Bewusstsein stärken und ihm, dem Körper gleich, Flexibilität, Ausdauer und Spannkraft verleihen? Genauso wie es Regeln für die physische Gesundheit gibt, gibt es auch Regeln für die geistige Gesundheit. Im Vordergrund steht dabei die Nahrung, denn der Geist braucht wie der Körper die richtige Ernährung.

Der Geist ist eine organische Einheit, ein Teil der Natur und hat seinen eigenen Nahrungskreislauf. Er nimmt aufbauende Substanzen, beispielsweise Sinneseindrücke, auf und gibt Abfallstoffe, die giftig werden können, wie zum Beispiel negative Emotionen, ab. Wie die Nahrung für den Körper Energie produziert, um seine Funktionen zu ermöglichen, so schafft auch die geistige Nahrung Energie. Wie der Körper so braucht auch der Geist angemessenes Training und Ausdrucksmöglichkeiten, die wiederum die richtige Ernährung verlangen.

Obwohl die meisten unter uns darauf achten, wie sie ihren Körper ernähren, achtet kaum jemand darauf, wie er seinen Geist ernährt. Wir sind meist so in unseren Gefühlsregungen gefangen, dass wir uns nicht um die Ernährung des Geistes kümmern können. Das Resultat ist ein deformierter Geist. Sein natürliches Streben nach Licht und Wissen geht in der Suche nach Vergnügen und Macht unter. Um den Geist zu verändern, müssen wir ihm andere Nahrung geben, denn solange wir nicht das verändern, was wir dem Geist zuführen, können wir nicht erwarten, dass etwas anderes herauskommt. Was sind aber nun die Substanzen, die den Geist nähren? Um den Geist behandeln zu können, müssen wir diese Substanzen kennenlernen.

In diesem Kapitel werden wir im Detail alle wichtigen Faktoren der geistigen Nahrung und Verdauung untersuchen. Es werden verschiedene Methoden vorgestellt, mit denen wir unsere geistige Nahrung verbessern und unsere Fähigkeit der geistigen Verarbeitung erhöhen können.

Physisch – Nahrung

Die erste Ebene der Geistesnahrung besteht aus den Lebensmitteln, die wir verzehren, sie liefern die grobstofflichen Elemente Erde, Wasser, Feuer, Luft und Äther. Die Essenz der verdauten Nahrung baut nicht nur das Gehirn und das Nervengewebe auf, sondern auch die feinstoffliche Materie des Geistes (siehe Kapitel über Ernährung und Heilkräuter). Die fünf grobstofflichen Elemente sind direkte Baustoffe für den physischen Körper und indirekte für den Geist. So ist das Erdelement in der Nahrung, wie das Protein für den Aufbau der schweren Materie des Körpers verantwortlich, beispielsweise die Muskulatur, und gibt dem Geist durch die stärkere Konzentration des Elements Erde Stabilität und Erdung.

Feinstofflich – Sinneseindrücke

Die zweite Ebene der Geistesnahrung besteht aus den Eindrücken und Erfahrungen, die wir durch die Sinne aufnehmen. Die Sinne vermitteln uns Eindrücke aus der Außenwelt: die Farben, Formen und Geräusche um uns herum, die die feinstofflichen Elemente ausmachen. Die fünf Sinnesanlagen bilden den äußeren Geist (Manas) und haben einen indirekten Einfluss auf den inneren Geist oder das tiefere Bewusstsein (Chitta). Die Sinneseindrücke färben die Gedanken und beeinflussen unsere Gefühle. Der Geist (Manas) selbst nimmt geistige und emotionale Eindrücke auf, die am stärksten auf ihn wirken.

Entsprechungen der grobstofflichen und feinstofflichen Elemente

1. Erde – Geruch
2. Wasser – Geschmack
3. Feuer – Sicht
4. Luft – Tastsinn

5. Äther – Klang
6. Geist – geistige und emotionale Eindrücke

Kausal – Gunas

Die dritte und tiefste Ebene der geistigen Nahrung, die das Wesen unseres tieferen Bewusstseins (Chitta) bestimmt, besteht aus den drei Gunas Sattva, Rajas und Tamas. Die grobstofflichen oder feinstofflichen Elemente (Nahrungsmittel und Eindrücke) wirken entsprechend ihrer Gunas auf unser tieferes Bewusstsein. Am meisten werden wir von den Gunas der Menschen beeinflusst, denen wir auf der Herzensebene begegnen. Denn es sind unsere Beziehungen, die die wichtigsten Eindrücke in uns hinterlassen. Deshalb sind die richtigen Verbindungen so wichtig in der Heilung unseres Geistes. Unser tieferes Bewusstsein entspricht der Ebene unseres Herzens.

Die Gunas sind die ursprünglichste Ebene der Materie (Prakriti) und können nicht zerstört, aber doch umgeformt werden, durch unsere Nahrung, Eindrücke und persönlichen Verbindungen. Sattvische Nahrung, Eindrücke und Beziehungen aktivieren die sattvischen Qualitäten des Bewusstseins, wie Liebe, Klarheit und Frieden. Rajasische Nahrung, Eindrücke und Verbindungen aktivieren rajasische Qualitäten, wie Leidenschaft, Kritik und Unruhe. Tamasische Nahrung, Eindrücke und Verbindungen aktivieren die tamasischen Qualitäten, wie Empfindungslosigkeit, Unwissenheit und Trägheit. Chitta, unser tieferes Bewusstsein, ist das letztendliche Ergebnis der Verarbeitung von Nahrung, Eindrücken und Verbindungen. Um ein gesundes Bewusstsein zu erhalten, müssen wir alle drei Ebenen der Ernährung in Betracht ziehen. Die Eindrücke und Verbindungen gehören als die grundlegenden Faktoren unserer Erfahrung zusammen.

Geistige Verdauung

Wichtig ist jedoch nicht nur die Art der Nahrung, die wir aufnehmen, sondern auch unsere Fähigkeit, sie zu verarbeiten. Denn auch wenn wir uns gut ernähren, die Verdauung aber schlecht ist, können sich Gifte entwickeln. Der Geist hat, wie der Körper, seine Verdauungskraft oder sein Verdauungsfeuer (Agni): die Intelligenz (Buddhi).

Die Aufgabe des Geistes besteht darin, der Seele einen Erfahrungshorizont zu bieten und auf ihre Befreiung hinzuarbeiten. Erfahrungen, die wir verarbeitet oder verstanden haben, geben uns Freiheit und lassen der Wahrnehmung Raum, so wie die Nahrung, die wir verdaut haben, Energie freisetzt, die uns tätig sein lässt. Erfahrungen, die wir nicht verarbeiten, werden zu Giftstoffen und initiieren verschiedene pathologische Veränderungen im Geist, ähnlich den Krankheitsprozessen im physischen Körper, die durch unverdaute Nahrung verursacht werden. So wie gut verdaute Nahrung physisches Glück bringt und unverdaute Nahrung Krankheiten verursacht, können gut verarbeitete Erfahrungen geistiges Glück und schlecht verarbeitete Erfahrungen geistige Störungen verursachen.

Der Geist hat sein eigenes Verdauungsmuster, das dem des physischen Körpers gleicht.

1. Äußerer Geist und Sinne – Sammeln der Eindrücke

Die fünf Sinne nehmen Eindrücke auf, wie die Hände und der Mund die Nahrung aufnehmen. Diese werden im äußeren Geist (Manas) gesammelt, der sie zwar sortiert, aber nicht verarbeiten oder verdauen kann. Der äußere Geist entspricht dem Magen des physischen Körpers, der Nahrung sammelt und homogenisiert, aber sie nicht vollständig aufspalten oder absorbieren kann.

2. Intelligenz – Verarbeitung der Erfahrung

Sobald der äußere Geist unsere Eindrücke gesammelt und homogenisiert hat, beginnt die Intelligenz (Buddhi), sie zu verarbeiten. Die Intelligenz ist das Agni oder Verdauungsfeuer des Geistes und entspricht auf der physischen Ebene dem Dünndarm. Die Intelligenz verdaut die Eindrücke und verarbeitet sie zu Erfahrungen. Sie verwandelt gegenwärtige Ereignisse in Erinnerungen.

Die richtige geistige Verarbeitung ist von der richtigen Funktion der Intelligenz abhängig, durch die wir die Wahrheit unserer Erfahrungen von den äußeren Namen und Formen trennen können. Sie befähigt uns, das Sattva-Guna aus den Erfahrungen aufzunehmen und die rajasischen und tamasischen Anteile auszuscheiden. Falsche geistige Verarbeitung entsteht, wenn wir die wahre Energie der Namen und Formen nicht herausarbeiten können. Die unverarbeiteten Namen und Formen sammeln sich dann im Geist an und blockieren seine Wahrnehmung. Wir verwechseln die Erscheinung der Dinge mit ihrer Bedeutung oder ihrem wahren Inhalt.[51]

3. Bewusstsein – Aufnahme der Erfahrungen

Wenn die Intelligenz unsere Eindrücke verarbeitet hat, wandern sie in Form von Erfahrungen oder Erinnerungen in unser tieferes Bewusstsein (Chitta), welches sie entsprechend ihrer einzelnen Qualitäten (Gunas) beeinflussen. Erfahrungen, die das tiefere Bewusstsein aufnimmt, werden Teil seiner Substanz, so wie die verdaute Nahrung Teil des Körpergewebes wird. Wenn die Erfahrungen nicht richtig verarbeitet wurden, schädigen sie die Geistessubstanz, so wie unverdaute Nahrung das Körpergewebe schädigen kann. Erfahrungen, die wir richtig verarbeitet haben, hinterlassen im Geist keine Narben oder Spuren in Form von Erinnerungen, sondern bringen Frieden und Klarheit in unser Leben. Wir werden versuchen, dies an Beispielen zu veranschaulichen. Wenn wir uns zum Beispiel einen wunderschönen Sonnenuntergang mit offenem Herzen anschauen, wird dieser Eindruck leicht verarbeitet und hinterlässt in unserem tieferen Bewusstsein Lichtenergie und Frieden. Wenn wir aber angegriffen oder ausgeraubt werden, bringt dies unseren Geist durcheinander. Die Erfahrung ist sehr schwer zu verarbeiten und hinterlässt Zorn, Enttäuschung oder Angst. Unser Leben ist voller ähnlicher Beispiele. Unverarbeitete Erfahrungen steigen aus unserem Unterbewusstsein wieder hoch und beeinflussen unseren gegenwärtigen Geisteszustand, bis wir sie wirklich verstanden und gelöst haben.

Die drei Zustände des Wachens, Träumens und des Tiefschlafes

Im Wachzustand nehmen wir Eindrücke durch unseren äußeren Geist (Manas) und die Sinne auf. Im Traumzustand verarbeiten wir diese Eindrücke durch die innere Intelligenz (Buddhi), unsere feinen Sinne spiegeln sie dann in Form verschiedener Träume wider. Im Tiefschlaf wird der Rest der verarbeiteten Eindrücke zur Samenform reduziert, ein Teil unseres tieferen Bewusstseins (Chitta).

Unsere Träume zeigen uns den Vorgang der geistigen Verdauung. Gute Träume spiegeln eine gute geistige Verarbeitung wider, schlechte Träume stehen für eine schlechte geistige Verarbeitung.[52] Guter, tiefer Schlaf ist auch ein Zeichen für einen gut entwickelten Bewusstseinskörper.

Entgiftung des Geistes

Entgiftung ist für den Geist genauso wichtig wie für den Körper. Bevor wir aber mit der Entgiftung beginnen, müssen wir darauf achten, keine Gifte mehr aufzunehmen. Für unser geistiges Wohlbefinden ist es sehr wichtig, dass wir unserem Bewusstsein keine falschen Eindrücke und Erfahrungen zuführen, genauso wie wir für unser körperliches Wohlbefinden auf die richtige Nahrung achten müssen.

Zweitens ist eine ausgeprägte Intelligenz, die die Eindrücke richtig verarbeiten kann, essenziell. Wir sollten immer bestrebt sein, negative Erfahrungen so gut wie möglich zu vermeiden. Wenn dies nicht möglich ist, brauchen wir eine gut entwickelte Intelligenz, die schlechten Erfahrungen, die nicht immer vermeidbar sind, richtig zu verarbeiten. Die Entfernung von Giftstoffen aus dem Geist beinhaltet auch die Vermeidung der Giftaufnahme; Voraussetzung dafür ist die Kontrolle über den Geist und die Sinne. Danach müssen wir mit scharfer Intelligenz diese falschen Erfahrungen, die wir schon aufgenommen haben, verbrennen.

Ebenso wie der Verzicht auf Nahrung den Körper entgiftet, so kann der Verzicht auf Eindrücke den Geist entgiften. Wenn keine Eindrücke mehr aufgenommen werden, wird das Bewusstsein, dessen wahre Natur der Raum ist, sich von allein entleeren. Seine Inhalte werden bis zur Ebene der Intelligenz aufsteigen, die sie dann richtig verarbeiten kann. Voraussetzung dafür ist gründliches Denken, Hinterfragen und Meditation. Wenn der äußere Geist und die Sinne zur Ruhe kommen, können unsere inneren Gedanken nach oben steigen. Tief verwurzelte Gewohnheiten und Erinnerungen schwemmen dann an die Oberfläche. Wenn wir lernen, sie zu beobachten und zu verstehen, können wir sie gehen lassen, natürlich nur unter der Voraussetzung, dass wir bereit sind, uns von ihnen zu lösen.

Körperliche Ebene der Entgiftung – Reine Nahrung

Die giftigen Ansammlungen der grobstofflichen Elemente, hauptsächlich Wasser und Erde, werden vom physischen Körper durch die gewöhnlichen Ausscheidungskanäle für Kot, Urin und Schweiß ausgesondert. Vor allem die ayurvedischen Entgiftungsmaßnahmen helfen uns, Überschüsse der drei Doshas gemeinsam mit diesen Abfallstoffen auszuscheiden.[53] Das Fasten ist eine weitere wichtige Maßnahme, die dem Körper die Möglichkeit gibt, Gifte zu verbrennen. Auch spezielle Kräuter können helfen.

Feinstoffliche Ebene der Entgiftung – Pranayama

Negative Eindrücke (die feinstofflichen Elemente) werden vor allem durch Pranayama, durch die Atemübungen des Yoga, eliminiert. Sie verursachen eine spezielle Art des Schwitzens, wodurch der Überschuss an feinstofflicher Erde und Wasser (Geschmack und Geruch) gelöst werden kann. Gewöhnliche Schwitztherapien, wie Schwitzhütten, Dampfbäder, Saunas und schweißtreibende Kräuter, fördern diesen Prozess. Die Schwitztherapie ist Teil des ayurvedischen Panchakarma, das die Reinigung des feinstofflichen und grobstofflichen Körpers vorantreibt. Der Verzicht auf Eindrücke (Pratyahara) ist eine weitere hilfreiche Methode, die uns, wie beim Verzicht auf Nahrung, erlaubt, unverarbeitete und giftige Eindrücke zu lösen. Auch ein aufrichtiger Tränenfluss, der für eine wirkliche Veränderung des Herzens steht, kann den Geist von negativen Emotionen reinigen.

Kausale Ebene der Entgiftung – Mantra

Die Gunas sind die Grundebene der Materie und unzerstörbar. Die Gunas können aus dem Bewusstsein (Chitta) nicht mehr entfernt werden, sie können nur umgeformt werden. Giftige Ansammlungen der Gunas (überschüssiges Rajas und Tamas) können in Sattva verwandelt werden. Dies geschieht durch die Mantra- oder Klangtherapie. Sattvische Mantren wie das OM helfen, die rajasischen und tamasischen Muster in unserem tieferen Bewusstsein zu verändern und sie sattvisch zu machen. Sie verändern die Substanz des Chitta und lassen es für höhere Einflüsse empfänglich werden.

Entwicklung des Bewusstseinsbereichs

Das Bewusstsein (Chitta) ist vergleichbar mit einem Feld und hat wie die Erde weibliche und schöpferische Qualitäten. Das, was wir in Form unserer Lebenserfahrungen säen, wirkt auf das Feld prägend. Der Pflanzenwuchs ist von unserer Bearbeitung abhängig. Wenn unser Bewusstseinsfeld mit guter Nahrung und Eindrücken bearbeitet wird, werden die schlechten Gewohnheiten und Reize keine fruchtbare Umgebung finden, in der sie sich verwurzeln können. Wenn wir schlechte

Nahrung und Eindrücke aufnehmen, werden auch die guten Gedanken und Reize keinen fruchtbaren Boden finden, in dem sie wachsen können.

Auch hier kann ein körperlicher Vergleich gezogen werden. Wenn wir unser Körpergewebe mit schlechter Nahrung aufbauen, werden die Gewebe selbst unzureichend und fehlerhaft sein. Ist jedoch die Körperstruktur einmal beschädigt, fällt es sehr schwer, die Gesundheit zu erhalten. Ebenso hat auch das Bewusstsein seine Substanz, die im Laufe der Zeit entsteht. Entwickelt sie sich falsch, braucht es, wie bei einem falsch gewachsenen Baum, sehr viel Zeit und Aufwand, Korrekturen durchzuführen, falls sie überhaupt möglich sind.

Das Bewusstsein ist auch mit einem tiefen Brunnen vergleichbar. Das, was wir über den Geist und die Sinne aufnehmen, entspricht dem, was wir in den Brunnen werfen. Wir sehen nicht, welche Wirkung wir mit dem, was wir hineinwerfen, auslösen, da der Brunnen zu tief ist. Aber alles, was wir in den Brunnen des Bewusstseins werfen, wird gemäß seiner Natur wachsen und uns schließlich zur Handlung zwingen. Nichts, was wir in unser Bewusstsein aufnehmen, bleibt statisch oder ohne Wirkung. Das Bewusstsein ist fruchtbar und schöpferisch. Alles, was wir dort ablagern, trägt gute oder schlechte Früchte, mit denen wir uns irgendwann auseinandersetzen müssen.

Wir müssen sehr darauf achten, wie wir unseren Geist ernähren. Die Ergebnisse werden sich erst zeigen, wenn es zu spät sein wird, sie zu verändern. Wir müssen unser Bewusstsein und das, was wir aufnehmen, stetig überwachen. Es sollte wie eine empfindliche Blume behandelt werden, die sehr gute Erde und Nährstoffe braucht. Wir müssen es von schlechten Einflüssen und Verbindungen bewahren, als wäre es ein kleines Kind. Voraussetzung dafür ist eine klare Intelligenz und eine regelmäßige Lebensweise, die mit unserem Wesen steht in Einklang.

Faktoren für die geistige Ernährung

Für die Behandlung von physischen und geistigen Krankheiten müssen wir folgende Ernährungsfaktoren beachten: 1. Richtige Nahrung und Getränke, 2. richtige Luft und die richtige Atmung und 3. richtige Eindrücke. Die richtigen Speisen, Getränke und die richtige Luft ernähren den Körper und die Pranas. Die richtigen Eindrücke ernähren den äußeren Geist und die Sinne. Unsere Eindrücke sind die Transportmittel für Gefühle, Emotionen, Überzeugungen, Werte und Verhaltensweisen, die unsere Intelligenz und unser tieferes Bewusstsein aufbauen.

Für die richtige Ernährung des Geistes werden im Ayurveda bestimmte Techniken angewendet, die positive Eindrücke, Emotionen, Gedanken, Überzeugungen und Verhaltensweisen einbeziehen. Die physische Seite der geistigen Ernährung, das heißt die Lebensmittel, wird im Kapitel über Ernährung und Kräuter näher erläutert. Die richtige Atmung wird im Kapitel über Yoga, beziehungsweise Pranayama untersucht. Im restlichen Teil dieses Kapitels werden wir die inneren Faktoren untersuchen, die einen Einfluss auf den Geist haben, allen voran die verschiedenen Eindrücke.

Sinneseindrücke

Die Sinne sind unsere Hauptpforten zur Außenwelt, über die wir nicht nur die sinnlichen, sondern auch die geistigen und emotionalen Einflüsse aufnehmen. Der richtige und ausgewogene Gebrauch unserer Sinne lässt uns glücklich und gesund sein, falscher, übertriebener oder mangelhafter Gebrauch verursacht Störungen und führt zu Krankheiten. Unsere Sinne versorgen uns ständig mit Eindrücken, die entscheiden, wer wir sind und was wir werden.[54]

Wir nehmen ständig Sinneseindrücke jeglicher Art auf, die uns auf unterschiedliche Weise beeinflussen. Einen Großteil unserer Zeit verbringen wir auf der Suche nach Sinneseindrücken über verschiedene Arten der Erholung und Unterhaltung. Vergleichbar mit dem Anschauen eines Films, sind wir dabei meistens so vertieft in die Welt der Sinne, dass wir nicht daran denken, einen Schritt zurückzutreten und nachzuprüfen, was diese Sinnesverbindungen bei uns auslösen. Die Aufnahme von Eindrücken ist eine feinstoffliche Art des Essens, bei dem die verschiedenen Nährstoffe von äußeren Objekten aufgenommen werden. Das können wir ganz einfach nachprüfen, wenn wir darauf achten, wie sich unsere täglichen Eindrücke durch die Träume, die sie schaffen, während des Schlafes widerspiegeln. Wenn wir zum Beispiel während des Berufsverkehrs in einem lauten und schmutzigen Teil der Stadt aufgehalten wurden, wird sich auch unser Geist laut und schmutzig fühlen. Andererseits werden positive Eindrücke, die zum Beispiel während einer Wanderung im Wald aufgenommen werden, eine weite und friedfertige Stimmung in unserem Geist auslösen.

Die meisten Menschen heutzutage, auch die, die in medizinischen Berufen tätig sind, wollen diesen Einfluss der Sinneseindrücke auf den Geist jedoch nicht anerkennen. Dieser Punkt ist im Zusammenhang mit der Diskussion um Gewalt im Fernsehen sehr wichtig, von der viele Menschen behaupten, dass es die, die sie anschauen, nicht gewalttätiger mache. Für den Ayurveda kommt dies mit der Behauptung gleich, das Essen, das wir aufnehmen, habe keinerlei Einfluss auf unsere Gesundheit. Der Ayurveda geht davon aus, dass die Eindrücke, die wir aufnehmen, unser Verhalten direkt beeinflussen. Wenn wir Gewalt im Fernsehen anschauen, macht uns das zwar nicht sofort gewalttätig, aber es lässt auf keinen Fall unsere Bereitschaft zur Gewaltlosigkeit wachsen. Und es macht uns sicherlich auch dumpf und abhängig von schädigenden äußeren Reizen.

Der Geist reagiert auf Eindrücke sehr empfindlich. Unsere Eindrücke ernähren unsere Lebenskraft und motivieren unsere Handlungen. Schädigende Eindrücke schaffen einen schädigenden Ausdruck. Friedvolle Eindrücke schaffen einen friedvollen Ausdruck. Nur wenn wir eine sehr ausgeprägte innere Wahrnehmung haben, können wir negative Eindrücke abwehren, mit denen wir alle bis zu einem gewissen Grad in Berührung kommen.

Die Eindrücke werden vom äußeren Geist gemäß seiner Aufnahmefähigkeit ihnen gegenüber aufgenommen. Sie werden von der Intelligenz beurteilt und verarbeitet und ihre Rückstände werden im sensitiven Wesen des Bewusstseins gelagert. Dort setzt sich jeder Rückstand schlechter Eindrücke fest als ein Hindernis im geistigen Bereich, das wiederum Anlass für verschiedene falsche Wahrnehmungen und Handlungen ist. Wir nehmen die Sinneseindrücke aber nicht automatisch auf, sondern können sie über eine gut entwickelte Intelligenz aussondern. Vorausgesetzt, man erkennt die inneliegende Wahrheit und unterliegt nicht ihrem äußeren Glanz.

Es gibt eine ganze Wissenschaft über die Eindrücke. So wie auch die Nahrung, die wir essen, über unsere Verdauung und Ausscheidung untersucht werden kann, kann die Wirkung der Eindrücke durch verschiedene Methoden nachgewiesen werden. Viele geistige Störungen entstehen durch die Aufnahme falscher Eindrücke und können durch die Aufnahme guter Eindrücke geheilt werden. Da es leichter ist, die Wahl unserer Eindrücke zu beeinflussen als unsere Gedanken und Emotionen, liegt hierin auch der einfachste Weg, den gesamten geistigen Bereich zu verändern.

Zeichen für die richtige Aufnahme von Eindrücken

gut funktionierende Sinne
Kontrolle der Vorstellungskraft
tiefer Schlaf mit wenigen oder spirituellen Träumen
kein Bedürfnis nach Vergnügungen
klare Wahrnehmung, schöpferischer Ausdruck
geistige Leichtigkeit, Frieden und Glanz

Zeichen für die fehlerhafte Aufnahme von Eindrücken

fehlerhafte Sinnesfunktionen
gestörte Vorstellungskraft
unruhiger Schlaf, häufige oder aufregende Träume
Lust auf gewaltsame und beunruhigende Unterhaltung
unklare Wahrnehmung, Mangel an Kreativität
geistige Schwere, Unruhe und Dunkelheit

Positive und negative Eindrücke

Die wichtigste Quelle der positiven Eindrücke ist die Mutter Natur selbst – die Eindrücke, die über den Himmel, die Berge, Wälder, Gärten, Flüsse und Meere aufgenommen werden. Es gibt wohl niemanden, dessen Stimmung durch eine wunderschöne natürliche Umgebung nicht gehoben wird. Ein Großteil unserer modernen psychologischen Unbeständigkeit kann ganz einfach auf die Entfremdung von der Natur zurückgeführt werden. Sie trennt uns von den Eindrücken, die unser geistiges Wohlbefinden auf natürliche Weise fördern. Anstatt positive natürliche Eindrücke aufzunehmen, stopfen wir unseren Geist mit künstlichen Wahrnehmungen aus unserer künstlichen Welt voll. So wie schon das „Junkfood" unseren Körper beeinträchtigt, so schädigen diese „Junkeindrücke" auch unseren Geist.

Aber wir können auch unsere eigenen positiven Eindrücke schaffen. Ein Großteil dessen, was gute Kunst genannt wird, ist der Versuch, eine höhere Ebene der Eindrücke zu kreieren, die unser inneres Wesen reflektieren. Auch die Religionen zielen mittels Ritualen, Mantren oder Visualisierung darauf hin.

Jegliche Impressionen, die nicht aus der Natur, wahrer Kunst oder Spiritualität stammen, müssen eine negative Konsequenz haben. Die größte Quelle negativer Einflüsse heutzutage erreicht uns über die Massenmedien, obwohl nicht alle Eindrücke der Massenmedien schlecht sind. Auch Wahrnehmungen, die in künstlicher Umgebung aufgenommen werden, wie Straßen oder Städte, sind schädigend. Und Eindrücke, die während persönlicher Streitigkeiten oder anderen Problemen mit Menschen gemacht werden, können sehr negativ sein.

Schlechte Eindrücke führen wie Junkfood zur Abhängigkeit. Da das Junkfood nur wenig Nährwert oder natürlichen Geschmack hat, muss es durch große Mengen Salz, Zucker oder Gewürze schmackhaft gemacht werden. Da es wenig wirklichen Nährwert hat, sind wir gezwungen, immer mehr zu essen, um Nährstoffe daraus zu gewinnen. Ähnlich werden auch negative Eindrücke durch Sex und Gewaltinteressant gemacht. Da die Massenmedien nicht wirkliches Leben übermitteln können, müssen sie durch das Nachbilden der dramatischsten Ereignisse des Lebens eine Illusion erschaffen.

Positive Eindrücke können wir auf zwei Arten aufnehmen: erstens über die unmittelbare Umgebung zuhause, zweitens über die allgemeine Umgebung, zu der der Arbeitsplatz, die Gesellschaft und die Natur gehört. Um den Geist zu ernähren, sollten wir für Schönheit und Harmonie in unserem Zuhause sorgen. Wir brauchen einen Platz des Friedens und des Glücks. Für diesen Zweck muss man vielleicht einen heiligen oder heilenden Raum im Haus schaffen. Hier gibt es mehrere Möglichkeiten. Im allgemeinen sollte ein spezieller Raum für spirituelle und schöpferische Tätigkeiten frei gehalten werden. Es kann ein Altar eingerichtet werden, mit Bildern der Götter oder Gurus, heiligen Objekten, wie Statuen, Edelsteinen oder Kristallen, oder harmonischen Formen, Farben und geometrischen Mustern. Räucherstäbchen, Blumen, Düfte, Glocken oder Musik können auch verwendet werden. An diesem Ort sollte täglich gebetet, meditiert oder entspannt werden.

Im Idealfall sollte das ganze Haus ein Tempel sein oder zumindest ein Teil davon als Platz für Heilung und Meditation reserviert werden, an dem wir uns erholen können. An diesen heilenden Ort sollten wir uns immer dann zurückziehen, wenn unsere physische oder geistige Energie aufgebraucht ist. In schweren Fällen sollte ein Patient sich für lange Zeit an solch einem Ort aufhalten.

In Bezug auf unsere äußere Umgebung sollten wir unseren Austausch mit der Natur wieder herstellen und regelmäßig eine gewisse Zeit in schöner Umgebung verbringen. Wir können wandern, campen oder einfach nur im Garten arbeiten und dabei die Energie des Himmels, der Berge, Ebenen und Gewässer in uns aufnehmen. Wir müssen uns mit der kosmischen Lebenskraft in Verbindung setzen, da nur sie allein die Macht hat, unsere eigene Lebenskraft zu heilen. Unsere Lebenskraft kann sich nicht selbst heilen, wenn sie zu einem geschlossenen System abseits von der Natur geworden ist.

Auch an unserem Arbeitsplatz sollten wir für schöne, erhebende Eindrücke sorgen. Vielleicht kann ein kleiner Teil davon zu einem Altar oder zumindest zu einem Garten umfunktioniert werden. Im sozialen Austausch können wir für höhere Eindrücke sorgen, indem wir spirituelle Orte besuchen und an spirituellen Gesängen, Ritualen oder Meditationen in der Gruppe teilnehmen.

Eindrücke, die die drei Doshas verringern

Auf den folgenden Seiten finden Sie einen Überblick über die Eindrücke, die die Doshas verringern. Sie werden genauer in den jeweiligen Kapiteln über Ernährung, Kräuter, Düfte, Farbtherapie, Mantren, Yoga und Meditation erklärt.

Eindrücke, die Vata verringern

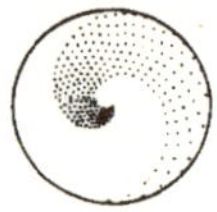

Natur: Sitzen oder ruhiges und friedvolles Gehen an einem Garten, Wald, Fluss, See oder Meer entlang, vor allem bei warmem und strahlendem Sonnenschein

Sinne:

1. Klang – beruhigende Musik, klassische Musik, spirituelle Gesänge, friedvolle Ruhe
2. Tastsinn – sanfte und wärmende Berührung oder Massage mit warmen Ölen wie Sesam oder Mandel
3. Sicht – leuchtende und beruhigende Farben, beispielsweise die Kombination von Gold, Orange, Blau, Grün und Weiß
4. Geschmack – reichhaltiges und nahrhaftes Essen mit bevorzugt süßem, salzigem und saurem Geschmack und mäßigem Gebrauch an Gewürzen
5. Geruch – süße, warme, beruhigende und klärende Düfte wie Jasmin, Rose, Sandelholz, Eukalyptus

Bewegung: sanfte Übungen, Hatha Yoga (vor allem Sitz- und Umkehrstellungen), Tai Chi, Schwimmen, heiße Bäder (aber nicht zu lange drinbleiben), Entspannung, mehr Schlaf

Emotional: Frieden fördern, Zufriedenheit, Furchtlosigkeit und Geduld, Angst und Furchtsamkeit loslassen, Unterstützung durch Freunde und Familie mit regelmäßigem, sozialem Austausch

Geistig: Anti-Vata-Mantren wie Ram, Hrim oder Shrim, Konzentrationsübungen, Stärkung des Gedächtnisses

Spirituell: Meditation auf starke, gütige, glückliche oder friedfertige Gottheiten wie Rama oder Krishna oder schützende Formen der Göttlichen Mutter (wie Durga oder Tara) oder des Göttlichen Vaters, Gebete für Frieden und Schutz, Entwicklung der Unterscheidungskraft und Innensicht

Eindrücke, die Pitta verringern

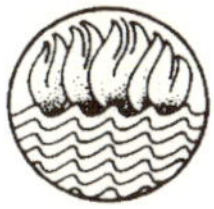

Natur: Sitzen oder Gehen an Flüssen, Blumenwiesen, Seen oder am Meer entlang, vor allem wenn es kühl ist; Spaziergänge in der Nacht, das Betrachten des Nachthimmels, des Mondes und der Sterne

Sinne:

1. Klang – kühlende und sanfte Musik wie der Klang von Flöten oder das Geräusch von Wasser
2. Tastsinn – kühlende, sanfte und milde Berührung oder Massage mit kühlenden Ölen wie Kokosnuss und Sonnenblume
3. Sicht – kühle Farben wie Weiß, Blau und Grün
4. Geschmack – Nahrung, die nicht zu schwer und nicht zu leicht ist, viel süße, bittere und adstringierende Geschmäcker, Gewürze nur mäßig, außer kühlenden Gewürze, wie Koriander, Kurkuma und Fenchel
5. Geruch – kühle und süße Düfte wie Rose, Sandelholz, Vetiver, Champak, Gardenie oder Jasmin

Bewegung: gemäßigte Übungen, Gehen, Schwimmen, kühlende Asanas wie der Schulterstand

Emotional: Pflegen von Freundschaften, Freundlichkeit und Höflichkeit, Fördern von Frieden, Vergebung, Mitgefühl und Hingabe, Loslassen von Zorn, Groll, Konflikten und Hass

Mental: Anti-Pitta-Mantren wie Shrim, Sham oder Ma, die Ausübung von Vorurteilslosigkeit und Akzeptanz, Hören auf die Meinung anderer Menschen

Spirituell: Meditation auf gütige und friedvolle Gottheiten wie Shiva (in seiner friedvollen Gestalt), Vishnu oder gütige Formen der Göttlichen Mutter (wie Lakshmi); Gebete für den universellen Frieden, Fördern von Ergebenheit und Aufnahmefähigkeit

Eindrücke, die Kapha verringern

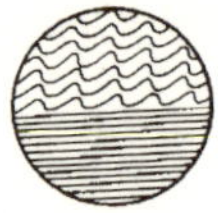

Natur: kräftiges Marschieren oder Gehen in trockenen Gebieten oder Wüstenlandschaften, hohen Bergen oder an sonnigen und windigen Tagen in offenem Gelände

Sinne:

1. Klang – stimulierende Musik, kräftige und energetisierende Klänge, Singen
2. Tastsinn – kräftige, tiefe Körpermassage mit trockenem Puder oder stimulierenden Ölen wie Senföl
3. Sicht – leuchtende und stimulierende Farben wie Gelb, Orange, Gold und Rot
4. Geschmack – leichte Kost mit Betonung auf scharfem, bitterem und adstringierendem Geschmack mit großzügiger Anwendung von Gewürzen, gelegentliches Fasten
5. Geruch – leicht, warm, stimulierend und durchdringende Düfte wie Moschus, Zeder, Myrrhe, Kampfer und Eukalyptus

Bewegung: kräftige aerobische Übungen, Joggen, Sonnenbaden, Windbaden, Saunas, weniger Schlaf

Emotional: Fördern der Loslösung, Dienst an anderen und selbstlose Liebe, Befreiung von Gier, Verhaftung und Klammern

Geistig: Anti-Kapha-Mantren wie Aim, Krim oder Hum, fördern der Wachsamkeit, geistige Übungen und Spiele (wie Schach), Abbrechen mit der Vergangenheit und mit Traditionen

Spirituell: Meditation auf aktive oder grimmige Gottheiten, einschließlich starker Formen der Göttlichen Mutter (Kali) oder des Göttlichen Vaters (Rudra), Meditation auf die Leere oder auf das innere Licht

12.
Äußere Behandlungsmethoden: Ernährung, Kräuter, Massage und Pancha Karma

Die Behandlung des Geistes kann nicht sehr erfolgreich verlaufen, wenn der körperliche Zustand nicht berücksichtigt wird. In diesem Kapitel werden wir die physischen Behandlungsmethoden des Ayurveda und ihre Verwendung zur Heilung des Geistes untersuchen. Wir beginnen mit den grundlegendsten Faktoren: Ernährung, Kräuter und Massage. Da sie in den gewöhnlichen ayurvedischen Büchern detailliert beschrieben werden, gehen wir hier nur ganz allgemein darauf ein.

Ernährung

Die Nahrung, die wir aufnehmen, hat nicht nur eine Wirkung auf unseren Körper, sondern auch auf unseren gesamten Geisteszustand. Die Beschaffenheit unseres Bewusstseins ist von der Beschaffenheit unserer Nahrung abhängig. Wir können also unser Bewusstsein nicht verändern, bevor wir nicht unsere Ernährung verändern. Es ist leicht zu beobachten, wie sehr unterschiedliche Nahrungsmittel uns beeinflussen. Schwere Nahrung, wie Steaks, machen unseren Geist schwer und verursachen Reizbarkeit, Dumpfheit und Depression. Leichte Nahrungsmittel, wie Obst oder Salat, machen den Geist leicht und können in übertriebenen Fällen zu leichtem Schwindel und Schlaflosigkeit führen. Ausgeglichene Nahrung voller Lebenskraft, wie Vollkorngetreide und gekochtes Gemüse, stärkt die Sinnesfunktionen und verleiht geistige Harmonie und Klarheit. Wenn wir unsere Emotionen beruhigen oder den Zustand unseres Bewusstseins erhöhen wollen, müssen wir uns mit unseren Ernährungsgewohnheiten auseinandersetzen. Die Ernährung ist eine der wichtigsten Therapien des Ayurveda. Die ayurvedische Behandlung beginnt mit der richtigen Ernährung, denn der physische Körper besteht aus Körpergewebe, das aus der

Nahrung aufgebaut wird. Die Ernährung steht bei der Behandlung der Psyche zwar nicht im Mittelpunkt, muss aber trotzdem berücksichtigt werden. Eine ayurvedische Diät kann hierbei eine sehr große Rolle spielen. Hier soll jedoch kein Überblick über eine vollständige ayurvedische Behandlungsdiät gegeben werden, denn dies kann in anderen Büchern über den Ayurveda nachgelesen werden.[55] Wir werden uns hier vorrangig mit der geistigen und emotionalen Wirkung der Nahrung beschäftigen.

Es gibt drei Ebenen der Ernährung: 1. physische (äußere Ebene) – fünf Elemente; 2. mentale (innere Ebene) – geistige Eindrücke und Sinneseindrücke und 3. spirituelle (Kernebene) – drei Gunas.

Die Nahrung selbst ist eine physische Substanz, die aus den fünf Elementen Erde, Wasser, Feuer, Luft und Äther zusammengesetzt ist. Sie versorgt die erste oder physische Ebene der Ernährung direkt, die anderen indirekt. Die zweite und dritte Ebene der Ernährung vollziehen sich im Bereich des Geistes (Manas) und des Bewusstseins (Chitta). Dies wurde schon in den Kapiteln über die Therapie der Sinne und die Funktionen des Geistes erörtert.

Da die Nahrung über das physische Medium auch auf die anderen Ebenen unseres Wesens wirkt, hat sie einen starken Einfluss auf unser Unbewusstes. Die Nahrung erhält die Lebenskraft, die unsere autonomen und instinktiven Reflexe leitet. Durch die Lebenskraft kann die Wirkung der Nahrung auch unsere emotionalen Triebe, die in unserem tieferen Bewusstsein eingelagert sind, beeinflussen. Durch die Lebenskraft verleitet die Nahrung uns zu gewissen Verhaltensweisen. Wenn wir zum Beispiel viel Fleisch essen, das vom Schmerz anderer Lebewesen durchdrungen ist, kann dies bei uns aggressive und vielleicht gewalttätige Züge fördern.

Während des Essvorganges sind unsere Lebenskraft und unser Geist sehr offen und Umwelteinflüssen ausgesetzt. Unser Prana wird preisgegeben. Während wir essen sind wir leicht durch die Eindrücke und Gefühle der Welt um uns herum verletzbar. Wir werden stark von Menschen beeinflusst, mit denen wir zusammen essen, vor allem in sozialen Treffpunkten, wie Restaurants. Wir sind also nicht nur das, was wir essen, auch mit wem wir essen und wo wie essen, spielt eine Rolle.

Die Impulse des Unbewussten formen den Bereich der Wahrnehmung, der am schwersten verändert werden kann, und sind Ursprung der versteckten Ängste und Wünsche, die uns am meisten stören. Deshalb sollten wir den Einfluss der Nahrung auf unsere Gedanken oder Verhaltensweisen nicht unterschätzen. Eine kontrollierte Ernährung hilft, das Unterbewusstsein zu beherrschen und sich von seinem Inhalt zu lösen. Da die psychologischen Probleme im Unbewussten gelagert sind, sollte die Ernährung als Behandlungsmethode beachtet werden.

Ein Großteil der psychischen Probleme spiegeln sich in unseren Ernährungsgewohnheiten wider in Bezug auf das, was wir essen oder wie wir essen. Oft nehmen wir die falschen Speisen zu uns, essen unregelmäßig oder auf falsche die Art und Weise. Jedes Ungleichgewicht des Geistes wirkt sich über das Nervensystem störend auf das Verdauungssystem aus. Die Verbesserung der Ernährung hilft, unbewusste Angewohnheiten zu klären, die unsere geistige Unstetigkeit fördern.

Ernährungsebenen der Lebensmittel

Lebensmittel ernähren über alle fünf Elemente, vor allem über die Erde. Die sechs Geschmacksrichtungen helfen, die entsprechenden Elemente in Körper und Geist aufzubauen (siehe Tabelle unten).

Element	in	ernährt
Erde	feste Nahrung	innere Organe, Muskeln, Haut, Knochen und andere der Erde zugeordnete Gewebe
Wasser	flüssige Nahrung und Getränke	Schleimhäute, Sekrete, Plasma, Fett, Nerven, Fortpflanzungsgewebe und andere wasserhaltige Gewebe
Feuer	Hitze, Sonnenlicht und Feuerelemente in der Nahrung	Glut, Verdauungsfeuer, dem Feuer zugehörende Enzyme und Verdauungssäfte
Luft	Atem und die Luftelemente in der Nahrung	belebt das Nervensystem, fördert die Ausscheidung von Impulsen und Sekreten
Äther	Raum im Atem und in der Nahrung	klärt und nährt den Geist und die Sinne

Zusammen mit der Nahrung, die wir essen, nehmen wir auch verschiedene Sinneseindrücke auf, vorrangig natürlich den Geschmack der Nahrung, aber auch Geruch, Beschaffenheit und Sicht spielen eine Rolle. Zusätzliche feinstoffliche Eindrücke kommen durch die Art des Lebensmittelanbaus und der Zubereitung sowie die Atmosphäre und den Geisteszustand, in dem gegessen wird. Dies ist Teil der zweiten oder geistigen Ebene der Ernährung.

Die Nahrung besteht, wie alle Dinge im Universum, aus den drei kosmischen Qualitäten Sattva (Ausgleich), Rajas (Unruhe) und Tamas (Widerstand). Sie spiegeln sich in den Elementen und den Eindrücken wider, die durch die Nahrung aufgenommen werden und bilden die dritte Ebene oder die Kernebene der Ernährung, die der Ayurveda durch sattvische Nahrung betont.

Sattvische Ernährung

Der Ayurveda legt großen Wert auf sattvische Ernährung, um eine gesunde Lebensweise zu fördern und unseren Geist glücklich und friedvoll werden zu lassen.

Die sattvische Ernährung wurde ursprünglich für die Ausübung des Yoga und die Entwicklung des höheren Bewusstseins erdacht. Sie hilft bei der Behandlung geistiger Störungen, da sie Harmonie und Ausgleich (Sattva) im Geist wiederherstellt.

Hauptfaktor einer sattvischen Ernährung ist die vegetarische Kost. Wenn man eine vegetarische Ernährung befolgt, hat man schon einen weiten Weg hin zur gesunden Ernährung für den Geist zurückgelegt. Vermieden werden dabei Fleisch und Fisch und alle Lebensmittel, bei deren Herstellung Tieren Leid zugefügt wurde.[56] Rotes Fleisch, vor allem Rindfleisch, ist am schlimmsten.

Vegetarier zu sein heißt aber nicht, eine strenge Rohkostdiät zu befolgen und nur von Salaten und frischen Früchten zu leben. Die Gehirn-Rückenmarksflüssigkeit ist eine ölige Substanz und braucht bestimmte reichhaltige Lebensmittel für ihre Funktion. Nahrhafte vegetarische Lebensmittel, wie Vollkorn, Samen, Nüsse und Milchprodukte, helfen, das Gehirngewebe aufzubauen und Ojas zu entwickeln. Rohkost, wie Salate und Gemüse, entgiften den Körper und steigern das Prana, können aber über einen längeren Zeitraum unseren Energiehaushalt nicht aufrechterhalten, vor allem, wenn wir körperlich arbeiten oder uns viel bewegen.

Sattvische Nahrung bedeutet aber nicht nur vegetarische Ernährung, sondern Nahrung, die reich an Prana (Lebenskraft) ist, wie frisches, biologisch-organisch angebautes Obst und Gemüse. Dazu gehört auch, auf Dosennahrung und künstlich verarbeitete, gespritzte oder gedüngte Nahrung zu verzichten. Es bedeutet auch, dass wir die frische Nahrung richtig zubereiten müssen. Wenn wir die Speisen kochen, sollten wir darauf achten, dass wir frische Lebensmittel benutzen, die Speisen gleich essen und nicht verkochen lassen.

Es braucht einige Zeit bis sich die Wirkung der Nahrungsumstellung in unserem Geist zeigt. Eine veränderte Nahrung verursacht keine psychologischen Veränderungen über Nacht, kann aber über die Dauer einiger Monate eine beträchtliche Wirkung zeigen. Eine Anzahl psychischer Beschwerden kann durch die Befolgung einer sattvischen Ernährung, die im Anhang erläutert wird, geheilt oder zumindest gelindert werden. Wenn es nicht möglich ist, eine strenge sattvische Diät zu befolgen, sollten wir uns mit unseren Essgewohnheiten zumindest in dieser Richtung orientieren. Bei psychologischen Beschwerden sollten wir die Ernährung noch strenger befolgen.

Sattvische Ernährung und die sechs Geschmacksrichtungen

Der Ayurveda kennt sechs Geschmacksrichtungen, von denen jede aus jeweils zweien der fünf Elemente zusammengesetzt ist:

Süß – Erde und Wasser
Salzig – Wasser und Feuer
Sauer – Erde und Feuer
Scharf – Feuer und Luft
Bitter – Luft und Äther
Adstringierend – Erde und Luft

Süß ist die hauptsächliche Geschmacksrichtung des Sattva, denn es ist nährend und harmonisierend und reflektiert die Energie der Liebe. Scharfe, saure und salzige Geschmacksrichtungen sind rajasisch (stimulierend-reizend), denn sie aktivieren die Sinne und machen den Geist extrovertiert. Bittere und adstringierende Geschmacksrichtungen sind auf längere Zeit tamasisch, denn sie verringern die Körperflüssigkeiten.

Bis zu einem gewissen Grad brauchen wir allerdings alle sechs Geschmacksrichtungen. Eine sattvische Ernährung besteht aus den ausbalancierten sechs Geschmacksrichtungen. Das bedeutet, dass die Nahrung angenehm, aber nicht zu süß ist; Zutaten wie Getreide, Obst und süße Gemüsesorten und mäßiger Gebrauch von Gewürzen und

Salz. Bittere und adstringierende Zutaten werden nur zur notwendigen Entgiftung beigemischt. Die sattvische Ernährung ist mild und ausgewogen und geht in keine extreme Geschmacksrichtung.

Scharfer Geschmack reizt durch seine stimulierenden und zerstreuenden Eigenschaften die Nerven. Saure und salzige Geschmäcker verstärken durch Erhitzung des Blutes die Emotionen. Bittere und adstringierende Geschmäcker nehmen uns den Boden unter den Füßen und trocknen das Nervensystem aus. Aber eine ganze Anzahl süßer Gewürze, wie Ingwer, Zimt und Kardamom, sind sattvisch, fördern einen klaren Geist und harmonisieren die Emotionen. Einige bittere Kräuter, wie Gotu Kola, sind auch sattvisch, sie helfen, den Geist zu öffnen, da sie aus den Grundelementen Luft und Äther zusammengesetzt sind.

Zu viel von einer Geschmacksrichtung macht tamasisch oder dumpf. Dies trifft vor allem auf den süßen Geschmack zu, der von Natur aus schwer ist. Wir alle kennen die dumpfe Wirkung, wenn wir zu viele Süßigkeiten essen. Komplexe Kohlenhydrate sind für den Geist besser als roher Zucker. Reiner Zucker regt den Pankreas zu sehr an. Wenn er vom Blut aufgenommen wird, muss der Pankreas schwer arbeiten, um den Blutzuckerspiegel niedrig zu halten, und wenn der Zucker aus dem Blut ausgeschieden wird, muss der Pankreas wiederum arbeiten, um den Blutzuckerspiegel hoch zu halten. Dies kann zu Stimmungsschwankungen und emotionalem Ungleichgewicht führen. Da der süße Geschmack sattvisch oder liebesfördernd ist, schwelgen wir gerne darin, um einen Mangel an Liebe in unserem Leben auszugleichen.

Zu viel zu essen ist tamasisch, wenig zu essen ist sattvisch, obwohl es auch rajasisch wirken kann, wenn die Nahrung nicht ausreicht, um den Geist zu festigen. Übergewicht ist eine tamasische Verfassung, die Dumpfheit und Schwere im Geist auslöst, während Untergewicht rajasisch ist, denn es fördert Überempfindlichkeit und Überaktivität.

Rajasische und tamasische Ernährung

Rajasische und tamasische Ernährung stören oder lähmen den Geist und fördern Unruhe und Krankheiten. Man sollte wissen, was diese Ernährung ausmacht, um sie in Zukunft vermeiden zu können. Zur rajasischen Nahrung gehören übermäßig salzige, saure und zu stark gewürzte Speisen: beispielsweise Chilis, Knoblauch, Zwiebeln, Wein,

Eingelegtes, zu viel Salz, Mayonnaise, saure Sahne und Essig. Auch zu heiße Nahrung ist rajasisch. Die rajasischen Speisen werden meist zusammen mit stimulierenden (rajasischen) Getränken, wie Kaffee oder Alkohol, gegessen. Auch werden sie gern in rajasischer Umgebung gegessen oder wenn wir in Eile, unruhig oder angeregt sind.

Unter tamasischer Nahrung versteht man abgestandene, alte, aufgewärmte, ranzige, künstliche, angebrannte, fettige oder schwere Speisen. Dazu gehören auch alle „toten" Speisen, wie Fleisch und Fisch, vor allem Schwein, tierische Fette und Teile der tierischen Organe. Dosennahrung und künstliche Nahrung sind meist tamasisch. Das Essen von zu viel Fetten, Ölen, Zucker und Gebäck ist tamasisch. Weißer Zucker und weißes Mehl haben auf lange Sicht eine tamasische oder stopfende Wirkung (obwohl weißer Zucker zu Beginn rajasisch wirkt). Zu kalte Nahrung ist auch tamasisch und schwächt das Verdauungsfeuer.

Rajasische Nahrung verursacht Hyperaktivität und Gereiztheit, erhöht die Blutgifte und fördert Überspanntheit. Sie wirkt sich störend auf die Sinne aus und bewirkt Gefühlsschwankungen. Tamasische Nahrung bremst die Aktivität und verursacht Lethargie, Apathie, übermäßigen Schlaf und sammelt Schleim und Abfallstoffe an. Sie dämpft die Sinne und lässt die Emotionen schwer und widerstrebend werden.

Sattvische Ernährung kombiniert mit den drei Temperamenten

Die sattvische Ernährung kann abgewandelt werden, um bei den drei verschiedenen biologischen Temperamenten Vata, Pitta und Kapha die beste Wirkung zu erzielen. Man sollte die Ernährung für den eigenen Konstitutionstyp befolgen, aber die Lebensmittel betonen, die sattvisch sind, und rajasische und tamasische Speisen vermeiden.[57] Wenn eine Sattva erhöhende Ernährung kombiniert wird mit einer, die das eigene biologische Temperament reduziert, wird aus der Ernährung ein sehr wirksames Werkzeug zur Verbesserung der Gesundheit. Bei spezifischen psychologischen Problemen können spezielle Diäten verordnet werden. Genauere Informationen zur sattvischen Ernährung finden Sie im Anhang.

Heilkräuter

Heilkräuter sind die Urmedizin der Mutter Natur und haben heilende Energien, die unser System im Gleichgewicht halten können. Ayurveda ist in erster Linie Pflanzenheilkunde. Die ayurvedischen Bücher erklären ganz detailliert die Qualität und energetische Wirkung der einzelnen Heilpflanzen.[58] Wir werden uns hier auf die geistige Wirkung der Heilpflanzen konzentrieren. Heilpflanzen wirken auf den Geist viel direkter als die Nahrung, obwohl sie milder und sicherer in ihrer Wirkung sind als chemische Medikamente. Sie sind sehr wichtige Instrumente bei der Heilung des Geistes. Alle Heilpflanzen beeinflussen den Geist in gewisser Weise, aber bestimmte Heilkräuter sind nervenstärkend und haben eine besondere Wirkung auf den Geist und das Nervensystem.

Kräuter brauchen eine gewisse Zeit bis sie wirken, jedoch nicht so lange wie die Nahrung. Bei milden Kräutern kann es bis zu einem Monat dauern bis sich die Wirkung zeigt, vor allem bei denen, die wegen ihrer nährenden Wirkung eingenommen werden. Ausnahme sind stark stimulierende Heilkräuter (wie Cayenne oder Ma Huang), die unmittelbar wirken.

Heilkräuter in der ayurvedischen Psychologie

Die integrale Psychologie des Ayurveda betont in erster Linie eine angemessene Ernährung. Dabei sind vor allem bestimmte Heilpflanzen hilfreich, wenn nicht sogar unerlässlich. Die Ernährung spielt eine mehr allgemeine Rolle und dient als Grundlage, auf der die Kräuter wirksam werden können. Ohne die richtige Nahrung sind auch die besten Heilkräuter in ihrer Wirkung sehr eingeschränkt. Die Kräuter dienen zur Feinabstimmung der Ernährung und für eine schnellere aber auch stärkere therapeutische Wirkung.[59] Um die ayurvedische Sichtweise verstehen zu können, muss die geistige Wirkung der sechs Geschmacksrichtungen bekannt sein.[60]

Die sechs Geschmacksrichtungen und der Geist

Bitterer Geschmack

Der bittere Geschmack ist aus den Elementen Luft und Äther zusammengesetzt, den gleichen Elementen, die im Geist vorherrschen.

Bittere Kräuter öffnen den Geist, sensibilisieren das Bewusstsein und erhöhen seine Funktionsfähigkeit. Sie wirken kühlend, beruhigend, befreiend und ausweitend auf den Geist.

Menschen, die unter geistiger Dumpfheit, Schwere, Hitze und Unreinheiten leiden, sollten viele bittere Kräuter zu sich nehmen. Bitterer Geschmack ist aber nicht gut für Menschen, die unter Hyperaktivität, nervlicher Erschöpfung, Schwachsinn oder mangelnder Standfestigkeit leiden. Sie sollten dann nur für kurze Zeit oder in kleineren Dosierungen angewendet werden. Typische bittere nervenstärkende Mittel, die Nerventonika, sind Heil-Ziest, Kamille, Gotu Kola, Hopfen, Manduka Parni, Passionsblume und Helmkraut.

Scharfer Geschmack

Der scharfe, pikante Geschmack besteht aus den Elementen Feuer und Luft und stimuliert diese Elemente im Geist. Als feurigste Geschmacksrichtung erhöht er am besten Tejas und die Intelligenz. Die scharfe Kräuter stimulieren den Geist und fördern die Durchblutung des Gehirns. Sie helfen Klarheit, Wahrnehmung und Denkfähigkeit zu entwickeln.

Scharfe Kräuter helfen Menschen, die unter geistiger Dumpfheit leiden, unter Depression, Verstopfung und mangelnder Motivation. Sie sollten aber vermieden werden von Menschen, die zu Zorn, Schlaflosigkeit, Ruhelosigkeit oder Hyperaktivität neigen. Scharfen Kräuter wirken oft besser in Kombination mit süßen Stärkungsmitteln, die ihre Wirkung stabilisieren.

Die meisten scharfen Kräuter dienen als stimulierendes Tonikum. Sie öffnen Geist und Sinne, klären den Kopf und die Nebenhöhlen, helfen bei Kopfschmerz, Muskelkrämpfen und Nervenschmerzen. Manche stärken die Nerven mehr als andere, darunter vor allem die, die helfen, die Nebenhöhlen zu reinigen. Typische Kräuter dieser Kategorie sind Basilikum, Gagel, Kalmus, Kampfer, Kardamom, Eukalyptus, Ysop, Pfefferminze, Schwarzer Pfeffer, Rosmarin, Safran, Salbei, Grüne Minze, Thymian und Wintergrün.

Obwohl die meisten scharfen Kräuter stimulierend wirken, gibt es doch einige, die auch eine beruhigende Natur haben. Sie sind oft stark und erdig im Geschmack und vor allem für Vata sehr gut. Dazu gehören Asafoetida, Knoblauch, Jatamansi (Nardostachys jatamansi = Narde), Muskat, Baldrian und Frauenschuh.

Innerhalb der scharfen Geschmacksrichtung werden einige Kräuter kategorisiert, die aufgrund spezieller Alkaloide sehr stark stimulieren. Sie helfen, wach und konzentriert zu bleiben, können aber auch die Nerven irritieren. Sie sind nützlich, um bestimmte Zustände, wie Depression oder Dumpfheit, zu behandeln, verstärken aber Schlaflosigkeit, Ruhelosigkeit und Furchtsamkeit oder verschlimmern Nervenschwäche. Kräuter dieser Kategorie sind Kaffee, Damiana, Ephedra, Ma Huang, Tee und Yohimbe.

Süßer Geschmack

Der süße Geschmack besteht aus den Elementen Erde und Wasser. Er gibt Bodenständigkeit, beruhigt und nährt den Geist und die Nerven und kann auch eine verjüngende Wirkung haben. Diese Kräuter haben meist nur eine milde Süße. Menschen, die unter Verstopfung oder Depression leiden, sollten süße Tonika vermeiden, denn sie verlangsamen und verfestigen unsere Energie. Die wichtigsten Tonika sind Ashwagandha, Bala, Vidari, Gokshura, Süßholz, Lotussamen, Sesamsamen, Shatavari und Brustbeerensamen.

Salziger Geschmack

Der salzige Geschmack ist aus den Elementen Wasser und Feuer zusammengesetzt. Dies verleiht ihm beruhigende und erdende Eigenschaften. Als Geschmack in Kräutern kommt er nur selten vor, findet sich aber in Meerespflanzen und Muscheln. Er wird vor allem bei Nervenschwäche und Hyperaktivität, also in erster Linie bei Vatazuständen, angewendet. Im Ayurveda gibt es spezielle Zubereitungen aus Meeresmuscheln und Korallen. Zu den beruhigenden Nervensalzen und Mineralien gehören Schwarzes Salz, Schneckenmuschelpulver (Shanka Bhasma), Seetang, Austernmuschelpulver (Mukti Bhasma), Perlenpulver (Moti Bhasma), Rotes Korallenpulver (Praval Bhasma) und Steinsalz.

Adstringierender Geschmack

Der adstringierende Geschmack ist aus den Elementen Erde und Luft zusammengesetzt. Er wird selten als Nervenstärker eingesetzt, kann aber helfen, das Nervengewebe zu heilen und Krämpfe zu lindern. Es gibt wenige Nervenstärker dieser Kategorie, die den Geist beruhigen und heilen, dazu gehören Gagel, Weihrauch, Haritaki, Muskat, Myrrhe und Guggul.

Saurer Geschmack

Der saure Geschmack besteht aus Erde und Feuer. Er wird selten als nervenstärkendes Mittel eingesetzt, hat aber eine milde stimulierende Wirkung und hilft bei Depression und Schwindel. Saure Substanzen wie Essig und Alkohol helfen, die Alkaloide in einigen Pflanzen zu extrahieren und sind die Basis für Kräuterweine und Tinkturen. Saure Nervenstärker sind Amalaki, Linde, Tamarinde und Wein.

Reinigende und stärkende Nervenmittel

Die Heilkräuter arbeiten auf zwei Hauptebenen als nährende und reinigende Wirkstoffe. Nährende Wirkstoffe sind Mittel, die das Gewebe aufbauen. Diese Heilkräuter enthalten hauptsächlich die Elemente Wasser und Erde, ähnlich der Nahrung, aber auf subtilere oder leichter aufnehmbare Weise. Reinigende Wirkstoffe sind Entgifter, die natürliche Reinigungsprozesse, wie Schwitzen oder Urinieren, erleichtern. In diesen Kräutern überwiegen meist die Elemente Feuer, Luft und Äther. Im Folgenden werden die wichtigsten reinigenden Wirkungen angegeben, die Heilkräuter auf das Nervensystem haben können.

Schleimlösende und abschwellende Wirkung: Diese Kräuter lösen den Schleim (Kapha) aus dem Kopf, der die Funktion des Gehirns und der Sinne beeinträchtigt, öffnen die Nervenkanäle und die Kanäle der Nebenhöhlen und lindern den Schmerz. Dazu gehören Gagel, Kalmus, Kampfer, Zimt, Eukalyptus, Ingwer, Pfefferminz, Schwarzer Pfeffer und Wintergrün.

Fiebersenkende Wirkung: Diese Heilkräuter stärken die Blutzirkulation und entfernen Hitze und Giftstoffe aus dem Gehirn. Sie können auch den Harnfluss erleichtern, was die Reinigung des Nervensystems durch Blut fördert. Zu den typischen Vertretern gehören hier Gotu Kola, Manduka Parni, Passionsblume, Sandelholz, Helmkraut, Guggul und Myrrhe.

Beruhigende Wirkung: Diese Heilkräuter haben spezielle schmerzlindernde Eigenschaften und bekämpfen starke Vata (Luft) Beschwerden, wie Schlaflosigkeit, Angstzustände, Furcht und Schmerz. Dazu gehören Asafoetida, Knoblauch, Jatamansi (Narde), Frauenschuh, Shankha Pushpi und Baldrian.

Stärkende und verjüngende Wirkung: Diese Mittel stärken die inneren Organe, Körpergewebe, Systeme und Energien. Die, die den

Körper an und für sich oder die Lebenskraft stärken, wirken indirekt auch stärkend auf den Geist. Einige sind jedoch spezielle Tonika für den Geist. Unten werden einige der wichtigsten stärkenden Kräuter auf den verschiedenen Ebenen aufgeführt.

Stärkungsmittel für die biologischen Temperamente

Vata: Amalaki, Ashwagandha, Bala, Knoblauch, Süßholz, Shatavari, Vidari

Pitta: Amalaki, Aloe-Gel, Bala, Gotu Kola, Rote Koralle, Süßholz, Lotussamen, Shatavari

Kapha: Aloe-Gel, Ashwagandha, Alant, Knoblauch, Guggul, Myrrhe, Schwarzer Pfeffer, Shilajit

Verjüngende Mittel für den Geist[61]: Kalmus, Gotu Kola, Manduka Parni, Shankha Pushpi

Einnahme der Heilpflanzen

Die Kräuter können für die Behandlung leichterer Beschwerden und als allgemeines Stärkungsmittel für den Geist eingenommen werden. In diesem Fall sollte die Dosierung etwa ein Gramm des Pulvers oder ein Teelöffel der geschnittenen und gesiebten Kräuter auf eine Tasse Wasser betragen, und zwei bis drei Mal am Tag eingenommen werden. Höhere Dosierungen oder wirksamere Pflanzen sollten von einem Therapeuten verordnet werden. Die Wirkung der Kräuter ist abhängig von den Trägersubstanzen (Anupana), mit denen sie eingenommen werden. Unten sind die wichtigsten und allgemein verwendeten Trägersubstanzen angegeben.

Ghee: Ghee ist geklärte Butter. Man stellt sie her, indem man die Butter (möglichst roh und ungesalzen) auf einer kleinen Flamme kochen lässt, bis das Milchfett sich auf dem Boden sammelt und die Flüssigkeit darüber klar wird. Ghee eignet sich ausgezeichnet für die Einnahme von Nervenmitteln. Ghee nährt die Nervengewebe und leitet die Wirkung der Heilpflanzen dorthin. Es unterstützt bei den stärkenden Kräutern die nährenden Eigenschaften und stärkt den kühlenden Effekt der bitteren Kräuter.

Honig: Honig hat schleimlösende, abschwellende und nährende Eigenschaften. Er hilft, Kopf, Geist und Sinne zu reinigen und eignet sich als Trägersubstanz für scharfe oder pikante Nervenmittel wie Gagel, Kalmus, Ingwer und Schwarzer Pfeffer.

Milch: Werden die Kräuter in einem Milchsud eingenommen, so erhöhen sich deren nährende und beruhigende Eigenschaften. Ein viertel Löffel Muskat in einer Tasse warmer Milch mit ein bisschen Ghee ist ein mildes Beruhigungsmittel. Ein Teelöffel Ashwagandha mit ein bisschen Muskat in einem Milchsud ist ein gutes Nerventonikum. Man sollte jedoch auf die Qualität der Milch achten und bevorzugt Rohmilch verwenden.

Tinkturen

Heilkräuter, in Tinkturen aufgelöst, werden durch die Eigenschaften des Alkohols subtil und durchdringend und haben eine direktere Wirkung auf den Geist. Der Alkohol steigert ihren Anti-Kapha-Effekt. Meist wird eine Mischung aus einer Hälfte Alkohol und einer Hälfte destilliertem Wasser verwendet. Der Alkohol extrahiert nur die Elemente Feuer, Luft und Äther, aus denen er besteht. Er kann für stimulierende und entgiftende Heilpflanzen verwendet werden, aber nicht für stärkende Heilkräuter. Wer keinen Alkohol zu sich nehmen möchte, kann diesen auch verkochen.

Aufnahme der Heilpflanzen über die Nase (Nasya)

Die beste Art jedoch, die Wirkung der Heilpflanzen zum Gehirn und dem Nervensystem zu leiten, ist die Anwendung über die Nase. Es gibt verschiedene Arten der Durchführung:

1. Aromatherapie und Räucherwerk (wird in einem extra Kapitel erläutert)

2. Anwendung der Öle in der Nase:

   Sesamöl kann aufgrund seiner beruhigenden und nährenden Wirkung direkt in die Nase gegeben werden. Ghee hilft vor allem bei der Beruhigung der Nerven und gegen Allergien. Auch Kokosnussöl kann auf diese Weise eingenommen werden. Bringen Sie einige Tropfen dieser Öle mit einer Augenpipette in die Nase, während der Kopf in den Nacken gelegt wird. Sie können auch einige Tropfen des Öls auf ihren Finger träufeln und in die Nase reiben.

3. Einziehen der verschiedenen Pulver durch die Nase:

Das Schnupfen von Kalmuspulver ist die beste Möglichkeit, den Kopf und die Nebenhöhlen zu klären; es stimuliert den Blutfluss zum Gehirn und verleiht Stimme und Sinnen mehr Schärfe.

Geben Sie etwas Pulver der Heilpflanze auf die Oberfläche Ihres Zeigefingers und ziehen Sie es hoch, indem Sie das andere Nasenloch mit einem Finger der anderen Hand zuhalten.

Ölmassage

Die Ölmassage (Abhyanga) ist eine wichtige Therapie des Ayurveda nicht nur bei physischen, sondern auch bei psychischen Beschwerden. Die Ölmassage beruhigt den Geist, nährt das Herz, stärkt Knochen und Nerven. Wir sollten uns, als Teil einer gesunden Lebensführung, regelmäßige Ölmassagen geben lassen und sie bei der Behandlung verschiedener Krankheiten anwenden.

Die Öle sollten warm aufgetragen einige Zeit auf dem Körper gelassen werden (mindestens fünfzehn Minuten), damit sie einziehen können. Danach kann man sich duschen oder ein Dampfbad nehmen, um das überflüssige Öl zu entfernen. Einfacher ist es jedoch, ein Pulver, zum Beispiel Kalmuspulver, aufzutragen das das restliche Öl aufsaugt, und dann dieses Pulver abzureiben.

Sesamöl: Sesamöl hilft besonders bei der Senkung von zu viel Vata und bei der Erhöhung von Ojas. Es gibt Halt und nährt den Geist. Anti-Vata-Kräuter, wie Ashwagandha, Kalmus, Nirgundi, Fenchel oder Ingwer, können darin gekocht werden, um ihm mehr Kraft zu verleihen.

Das Sesamöl kann zu beruhigenden Zwecken auf den Kopf, die Haare, den Rücken oder die Füße aufgetragen werden, vor allem am Abend. Das Öl sollte mindestens fünfzehn Minuten einziehen, danach kann es in einer warmen Dusche abgewaschen werden. Für Menschen, die unter Schmerzen und Angstzuständen leiden, sind regelmäßige Massagen mit Sesamöl unerlässlich.

Kokosnussöl: Kokosnussöl hilft, vor allem Pitta zu reduzieren. Es kühlt und beruhigt den Geist, die Nerven und die Haut. Anti-Pitta-Kräuter, vor allem Brahmi (Gotu Kola), reagieren sehr gut in diesem Öl. Kokosnussöl kann auf den Kopf, die Haare und die Öffnungen der

Sinnesorgane (zum Beispiel Trommelfell oder Nasenöffnung) gegeben, aber auch generell als Massageöl benutzt werden.

Senföl: Senföl hilft speziell bei der Reduzierung von zu viel Kapha. Es wärmt, stimuliert und hebt den Kreislauf. Es hilft, die Energiekanäle in Lunge und Kopf zu öffnen und ist gut bei geistiger Dumpfheit und Depression. Es kann generell als Massageöl benutzt werden oder auf spezielle Regionen, wie die Lunge, eingerieben werden.

Pancha Karma

Das Pancha Karma ist die wichtigste, physische Reinigungsmethode des Ayurveda. Aufgrund seiner feinstofflichen Natur dringt dieser Vorgang auch tief in das Nervensystem ein. Pancha Karma hilft bei psychologischen Problemen, die durch einen Überschuss der drei Doshas verursacht werden, kann aber auch bei psychologischen Problemen angewendet werden, die durch innere Faktoren, Emotionen und Karma verursacht sind. Die fünf Hauptreinigungsmethoden sind:

1. Therapeutisches Erbrechen zur Entfernung von zu viel Kapha – gut bei der Behandlung von Depressionen, Trauer und Verhaftung;
2. Therapeutisches Abführen zur Entfernung von zu viel Pitta – gut in der Auseinandersetzung mit Zorn;
3. Therapeutischer Einlauf zur Entfernung von zu viel Vata – hilft bei der Behandlung von Furcht, Angstzuständen, Schlaflosigkeit, Zittern und Störungen des Nervensystems;
4. Nasenreinigung löst die Gifte aus dem Kopf – gut bei Kopfschmerzen, Allergien und Schlaflosigkeit;
5. Blutreinigung zur Entfernung von Blutgiften, im allgemeinen Anti-Pitta.[62]

Damit diese Methoden gut funktionieren, müssen die Doshas erst zu den Orten gebracht werden, an denen sie aus dem Körper entfernt werden können: Kapha zum Magen, Pitta zum Dünndarm und Vata zum Dickdarm. Dies braucht eine gewisse Zeit, im Allgemeinen mindestens sieben Tage, in denen täglich eine Ölmassage (Snehana) und eine Dampfbehandlung (Svedana) durchgeführt wird. Die Ölmassagen und Dampfbehandlungen lösen die Gifte in den tieferen Körpergeweben und lassen sie zur Ausscheidung in den Magen-Darm-Trakt zurückfließen. Pancha Karma wird in ayurvedischen Kliniken angeboten und sollte in Fällen, in denen eine tiefere Reinigung notwendig ist, angewendet werden.

13.
Feinstoffliche Therapien: Farben, Edelsteine und Düfte

Im folgenden Kapitel werden die wichtigsten ayurvedischen Behandlungen, die mit den Sinnen arbeiten, vorgestellt. Da der Geist mit sinnlichen Wahrnehmungen versorgt wird, können wir durch veränderte Sinneswahrnehmungen unsere geistige und emotionale Verfassung beeinflussen. Probieren Sie einige dieser Vorschläge an sich selbst aus und Sie werden feststellen, wie Sie nur dadurch, dass Sie sich einigen sinnlichen Wahrnehmungen öffnen, Ihr Denken und Fühlen verändern können.

Farbtherapie

Was wäre das Leben ohne Farben? Wahrscheinlich beeinflusst oder, sagen wir, färbt nichts so sehr unsere Wahrnehmung wie die Farben. Die Farben können unsere Aufmerksamkeit anziehen, unsere Stimmung beeinflussen und unsere Emotionen übermitteln. Sie ziehen die Aufmerksamkeit des Geistes auf sich und lenken ihn in eine bestimmte Richtung. Die Farbtherapie ist eine der wichtigsten Therapien in der geistigen und spirituellen Heilung. Sie ist die Basis der Edelsteintherapie, die die Farben auf einer feinstofflicheren, okkulteren Ebene anwendet. Die Farben können zusätzlich mit Mantren, geometrischen Formen und anderen Sinnestherapien kombiniert werden.

Wir nehmen die Farben über das Licht, das durch die Augen eindringt auf. Farben nähren den Geist und die Lebenskraft, beleben das Blut und vergrößern die Wahrnehmungsfähigkeit. Farbe als Sinnesqualität entspricht dem Element Feuer, deshalb steigern leuchtende Farben unsere Motivation aber auch unseren Zorn. Farben können zur Regulierung des Feuerelements, das heißt zur Stärkung der geistigen Zirkulation und Verdauung, auf einer feineren Ebene angewendet werden. Die Farben wirken auf alle anderen Elemente und können zu deren Harmonisierung beitragen. Das Leben ist ohne Farben unvorstellbar, alle unsere Handlungen färben unser Wesen auf die eine oder andere Weise.

Aber wir nehmen die Farben nicht nur auf, sondern produzieren sie auch in Körper und Geist. Physisch gibt der Körper über die Pigmentierung und das Aussehen unseren Gesundheitszustand wieder. Während eines Krankheitsprozesses erscheinen Verfärbungen auf unserer Haut in Form von Gelbsucht, Blässe, Hautausschlägen, schwarzen oder braunen Flecken. Ähnlich produziert auch der Geist bei Beschwerden verschiedenste Verfärbungen. Dies können schlimme Träume sein, falsche Fantasien oder allgemeine disharmonische, emotionale Verfärbungen wie Zorn, Ängste oder Verhaftung. Wenn diese inneren Verfärbungen mit den entsprechenden harmonischen Farben behandelt werden, dann erhalten wir Gesundheit und Wohlbefinden zurück. Falsche Farben stören die geistige Aktivität, richtige Farben stellen sie wieder her.

Farben und biologische Temperamente

Mithilfe der biologischen Temperamente kann die Farbtherapie am einfachsten durchgeführt werden. Diesbezüglich sind die Farben wie Gewürze, und wie bei den Gewürzen, überwiegt auch hier das Feuerelement.

Vata

Vata kommt am besten mit Farben klar, die warm, wässrig, weich und beruhigend sind, also entgegengesetzt zu seiner kalten, trockenen, leichten und hyperaktiven Natur. Dies kann erreicht werden, indem man warme Farben wie Gold, Rot, Orange und Gelb mit wässrigen und beruhigenden Farben wie Weiß oder weißliche Schattierungen von Grün und Blau kombiniert.

Stark leuchtende Farben wie knalliges Gelb, Rot oder Purpur verschlimmern die nervliche Sensibilität der Vatatypen. Zu starke Farbkontraste, wie Rot mit Grün oder Schwarz, überreizen Vata. Zu viele dunkle Farben, wie Grau, Schwarz oder Braun, nehmen Vata die Energie, obwohl sie in bestimmten Zuständen auch Erdung geben können. Schillernde oder Regenbogenfarben wirken auf Vata ausgleichend, solange sie nicht zu leuchtend sind. Die Farben werden bei Vata am besten in Formen und Strukturen angewendet, die rund, weich, rechteckig oder ausgewogen sind, sie dürfen nicht dünn, schmal, rau oder scharf sein. Im Allgemeinen sind viele Farben im Leben sehr gut für Vata.

Pitta

Pitta kommt gut klar mit Farben, die kühl, mild und beruhigend sind, im Gegensatz zu seinen heißen, leichten und aggressiven Tendenzen. Empfehlenswert sind Farben wie Weiß, Grün und Blau und vermieden werden sollten Farben, die heiß, scharf oder stimulierend sind wie Rot, Orange oder Gelb.

Zu leuchtende Farben wie Neontöne oder zu viel Grün und Blau wirken beunruhigend auf Pitta. Für Pittatypen sind milde Schattierungen mit neutralen Farben wie Grau und Weiß oder Pastelltöne sehr gut. Es ist besser für sie, sich mit wenig oder gar keinen Farben zu umgeben. Eine Meditation auf den Nachthimmel mit Sternen ist für Pittatypen sehr wohltuend. Trotzdem sollten sie Tiefschwarz als Farbe vermeiden, vertragen Grau aber sehr gut. Sie sollten die Farben in eckigen, scharfen oder durchdringenden Formen und Winkeln vermeiden, denn sie brauchen runde, weiche Formen. Es ist besser für sie, mit Farben sparsam umzugehen.

Kapha

Kapha kommt gut klar mit Farben, die warm, trocken und stimulierend sind, im Gegensatz zu seinen Eigenschaften wie Kälte, Feuchtigkeit, Schwere und mangelnde Bewegung. Kaphatypen vertragen leuchtende Schattierungen und starke Farbkontraste sehr gut. Die warmen Farben Orange, Gelb, Gold und Rot sind für sie am besten. Zu viel Weiß oder weiße Schattierungen von kalten Farben wie Grün oder Blau sollten die Kaphatypen vermeiden, sie können diese (außer Weiß) aber zusammen mit leuchtenden Tönen verwenden.

Reichhaltige Schattierungen stören Kapha ebenso wie reichhaltige Nahrung. Die Farben sollten leuchtend, klar und transparent, aber nicht dunkel oder tief sein. Süße Farben, wie Pink oder Himmelblau, sollten vermieden werden. Für Kapha sind eckige und pyramidenartige Formen gut, sie sollten runde oder rechteckige Strukturen vermeiden. Kaphatypen können sich mit vielen Farben umgeben, solange sie leuchtend und strahlend sind.

Farben und die Gunas

Nicht nur die spezifische Farbe spielt eine Rolle, auch ihre Qualität in Bezug auf die drei Gunas muss in Betracht gezogen werden. Dies ist sehr wichtig für die psychologische Verfassung, denn Farben haben mehr Einfluss auf die geistige Natur als auf die biologischen Temperamente. Obwohl Farben im Heilungsprozess sehr hilfreich sind, dürfen sie nicht im Übermaß angewendet werden. Sie können Energie geben, aber auch sehr leicht beunruhigen, denn ihre grundlegende Qualität ist rajasisch. Alle Farben sollten ihrer Natur nach sattvisch sein: fein, angenehm, harmonisch, mild und natürlich. Dieser maßvolle Gebrauch der Farben hat einen beruhigenden Effekt und bringt uns nicht in Erregung.

Rajasische Farben sind leuchtend, laut, knallig und künstlich, wie die Neonfarben. Die Farbtöne sind leuchtend, durchdringend oder metallisch. Ihre Kontraste sind sehr stark, wie die Kombinationen der entgegengesetzten Farben Rot und Grün oder Blau und Gelb. Rajasische Farben stimulieren und irritieren den Geist und die Sinne sehr stark. Sie sollten mit Bedacht angewendet werden, hauptsächlich zur Behandlung tamasischer Verfassungen.

Tamasische Farben sind dumpf, dunkel, trübe und düster, wie ein schlammiges Grün oder einfach zu viel Grau oder Schwarz. Sie lassen den Geist und die Sinne schwer, gestaut und träge werden und sollten, bis auf kurzfristige Anwendungen, bei Menschen, die hyperaktiv (zu rajasisch) sind, vermieden werden.

Weiß selbst ist die Farbe des Sattva, das vom Wesen her Reinheit verkörpert. Rot ist die Farbe von Rajas, das von der Leidenschaft dominiert wird, und Schwarz ist die Farbe von Tamas, das unter der Herrschaft der Dunkelheit steht. Alle Farben haben aber auch Schattierungen, die zu jedem der drei Gunas gehören können. Zusätzlich können deren Kombinationen eine Wirkung auslösen, die ein Guna stärken kann.

Farben und Tejas

Die Farben beeinflussen vor allem Tejas, die Lebensessenz des Feuers, die Wärme, Mut, Angstlosigkeit, Mitgefühl, Innensicht und Intelligenz vermittelt. Leuchtende Farben erhöhen Tejas; dunkle Farben reduzieren es. Zu leuchtende Farben stimulieren es zu sehr, und Ojas kann dadurch verbrannt werden, was uns leidenschaftlich, zornig, gereizt oder überkritisch werden lässt. Die richtige Anwendung der Farben gleicht Tejas aus und lässt unsere Handlungen und Wahrnehmungen klar und gezielt werden.

Einer der einfachsten Wege, Tejas in seiner sattvischen Qualität zu erhöhen, ist die Meditation auf eine Gheeflamme oder ein goldenes Licht. Tejas steht vor allem mit der Farbe des Safrans (die Farbe, die die hinduistischen Swamis tragen) in Bezug und kann durch diese Farbe auch stimuliert werden. Überschüssiges Tejas, zum Beispiel Zorn, kann durch die Verwendung von Weiß oder dunklem Himmelblau gelindert werden.

Anwendung der Farben

Die Farbtherapie kann über eine äußere Farbenquelle angewendet werden. Man kann sich die Farben aber auch innerlich im Geist vorstellen, beginnend mit der äußeren Betrachtung der Farbe. Es können Farblampen hergestellt werden, indem man ein gefärbtes Glas über einer Glühlampe befestigt. Dabei sollte weiches Licht verwendet und zu starke Glühlampen oder Neonfarben vermieden werden. Die Farbschattierungen sollten mild und harmonisch sein. Der ganze Körper kann im Licht einer bestimmten Farbe gebadet werden oder auch nur ein bestimmter Teil, zum Beispiel eine infizierte Wunde unter einem dunkelblauen Licht. Zu diesem Zweck können kleinere Lampen verwendet werden, mit denen man große Flächen, aber auch eine kleine Stelle beleuchten kann.

Die Farben wirken auch über die Kleidung, die wir tragen, über die Farben im Haus und in der Umgebung. Vor allem die Farben, die im Meditationsraum verwendet werden, sind sehr prägend. Wir können uns den Farben in der Natur öffnen und auf den blauen Himmel oder blaues Wasser, weißen Schnee oder das weiße Licht des Mondes, grüne Bäume und Gras meditieren oder über Blumen unterschiedlicher Farbe: eine weiße Lilie, eine rote Rose oder ein roter Hibiskus, die gelbe Chrysantheme oder Sonnenblume oder eine blaue Iris. Die harmonische Gestalt der Blumen verstärkt die Wirkung der Farben. Wir können über verschiedenen Gegenständen aus gefärbtem Glas meditieren, über Kunstwerken, Mandalas oder beleuchteten Manuskripten. Wir können über dem Feuer und seinen unterschiedlichen Farben meditieren oder Feuerrituale (Homa oder Agnihotra) ausführen.

Allgemein gilt, dass die Eindrücke, die über natürliche Quellen gewonnen werden, denen vorzuziehen sind, die durch künstliche Mittel geschaffen werden.

Die Farbtherapie wirkt noch besser, wenn wir uns die Farbe geistig vorstellen. Wir können sie dann zu verschiedenen Körperteilen senden, zu den unterschiedlichen Chakren, in unsere geistige oder emotionale Umgebung und uns auch selbst mit einem goldenen Licht umgeben.

Die Farbtherapie muss über einen gewissen Zeitraum angewendet werden, damit sie wirkt. Äußere Farben sollten täglich fünfzehn Minuten über einen Zeitraum von einem Monat wirken. Auch die Visualisierung und Meditation auf eine bestimmte Farbe sollte etwa gleich lang ausgeführt werden. Gleichzeitig sollten wir unharmonische Farben und Eindrücke vermeiden, wie zum Beispiel die rajasischen und tamasischen Farben in Film und Fernsehen.

Edelsteintherapie

Edelsteine sind viel mehr als wunderschöne Erzeugnisse der Natur. Ihre Schönheit spiegelt eine feinstoffliche Kraft und eine Verbindung zu Geist und Astralkörper wider. Die vedische Wissenschaft legt den Edelsteinen und vor allem ihren heilenden und energetisierenden Eigenschaften viel Wert bei. Edelsteine können über lange Zeiträume zum Schutz und zur Belebung von Körper und Geist verwendet werden. Sie stärken unsere Aura und verbinden uns mit den heilenden Kräften der Natur. Obwohl auch der Ayurveda mit Edelsteinen arbeitet[63], werden die Edelsteine aus vedischer Sicht doch über die Astrologie erklärt.

Astrologie und Psychologie

Die Astrologie hatte traditionell einen medizinischen und psychologischen Aspekt. Die vedische Astrologie wird zusammen mit dem Ayurveda in der Heilung angewendet. Die astrologische Geburtskarte zeigt das Wesen und das Schicksal der Seele auf und nicht nur den Zustand des Körpers und des Ego. Der Astrologe muss sich auch mit psychologischen Fragen beschäftigen. Die Kenntnis des Ayurveda kann bei diesem Vorgehen nützlich sein.[64]

Die vedische Astrologie verwendet die gleiche Sprache wie der Ayurveda, sie arbeitet mit den Gunas, Doshas, den Elementen und den Funktionen des Geistes. Sie kann eine gute Prognose über die Entwicklung psychologischer Probleme abgeben und astrologische Methoden zu deren Behandlung vorschlagen (wie Mantren, Edelsteine, Rituale und Meditationen). Die medizinische Astrologie ist ein umfassendes Thema für sich.

In der vedischen Astrologie werden die Edelsteine mit den einzelnen Planeten in Verbindung gebracht und dazu genutzt, deren Einfluss in der Behandlung von physischen, geistigen und spirituellen Störungen auszugleichen. Die Edelsteintherapie ist die wichtigste Methode in der astrologischen Behandlung. Die Edelsteine werden äußerlich als Ring oder Anhänger getragen. Aus vedischer Sicht entsprechen die Finger einer Hand jeweils einem Planeten.

Zeigefinger – Jupiter

Mittelfinger – Saturn

Ringfinger – Sonne

Kleiner Finger – Merkur

Wenn wir die Edelsteine am Finger tragen, der ihrem Planet entspricht, können wir deren Wirkung noch erhöhen. Für Planeten, die nicht über einen Finger herrschen, kann der Finger genommen werden, der einem nahestehenden Planeten entspricht. Venus steht Saturn und Merkur nahe, der Mond steht der Sonne und Jupiter nahe. Mars steht in Beziehung zu Sonne und Jupiter. Gut ist es, wenn die Edelsteine so getragen werden, dass sie die Haut direkt berühren.

Edelsteinpräparate können aber zu ähnlichen Zwecken auch innerlich eingenommen werden. Für diese innere Anwendung werden die Edelsteine allerdings entsprechend zubereitet, damit sie für den physischen Körper sicher und nicht giftig sind. Edelsteinpräparate werden heute in der ayurvedischen Medizin genutzt. Wenn sie nicht erhältlich sind, können auch Edelsteintinkturen angewendet werden, bei denen das Mineral nicht geschluckt wird.

Die Edelsteintinktur wird wie die Kräutertinktur hergestellt, indem der Edelstein einige Zeit, meist etwa zwei Wochen, in 50-100%igem Alkohol eingeweicht wird. Harte Edelsteine, wie Diamant oder Saphir, können auch einen Monat in Alkohol gelagert werden (von Vollmond bis Vollmond). Weiche, meist undurchsichtige Edelsteine, wie Perlen und Korallen, werden über einen kürzeren Zeitraum oder in einer schwächeren Lösung eingeweicht.

Die Planetenfarben

Jeder Planet gibt eine Farbe der kosmischen Schöpfungsstrahlen wieder. Wir können die Farbtherapie auch gemäß der astrologischen Linien anwenden, um die Wirkung der Planeten auszugleichen.

Sonne – leuchtendes Rot
Mond – Weiß
Mars – dunkles Rot
Merkur – Grün
Jupiter – Gelb, Gold
Venus – transparent, variierend
Saturn – dunkles Blau, Schwarz
Rahu – Ultraviolett
Ketu – Infrarot

Edelsteine und die Planeten

Die klassischen vedischen Entsprechungen zwischen den wichtigsten Edelsteinen (und ihren Ersatzsteinen) und den Planeten und ihrer Anwendung als psychologische Heilmittel sind folgende:

Planet	Edelstein	Ersatzstein	Heilpotenzial
Sonne	Rubin	Spinell, Granat, Sonnenstein (Feldspat)	Selbstachtung, Energie, Führungskapazität
Mond	Perle	Mondstein, Zuchtperle	beruhigt Geist & Gefühle, verleiht Liebe & Frieden
Mars	Rote Koralle		stärkt Willen & Vitalität
Merkur	Smaragd	Peridot (Chrysolith), grüner Turmalin, grüner Zirkon, Jade	verleiht Ausgeglichenheit des Geistes, stärkt Urteilskraft & Wahrnehmung
Jupiter	Gelber Saphir	klarer Zirkon, klarer Quarzkristall, weiße Koralle	verleiht Einfühlungsvermögen, Liebe & Vorstellungskraft

Saturn	Blauer Saphir	Amethyst, Lapislazuli	stärkt Loslösung, Geduld & Unabhängigkeit
nördlicher Mondknoten (Drachenkopf)	Hessonit, Granat		verleiht klare Wahrnehmung, gute Urteilskraft & einwandfreies Denken
südlicher Mondknoten (Drachenschwanz)	Katzenauge (Chrysoberyll)		verleiht Einsicht, Zielstrebigkeit & Konzentration

Uranus, Neptun und Pluto waren unseren Vorfahren noch nicht bekannt. Pluto scheint mit dunklen Steinen, wie schwarze Koralle oder Onyx in Verbindung zu stehen. Neptun hat viel Bezug zu Opalen, vor allem zum schillernden Typ. Uranus steht mit den dunkelblauen Saturnsteinen, wie Amethyst, in Verbindung.

Da jedoch die meisten Edelsteine der Planeten sehr teuer sind, können sie durch billigere Steine ersetzt werden. Die rote Koralle ist nicht teuer und braucht deshalb nicht ersetzt zu werden. Im Allgemeinen sollten die erstrangigen Edelsteine mindestens ein Karat eines guten Qualitätssteines haben, obwohl drei Karat vorzuziehen sind. Für die Ersatzsteine gilt ein Minimum von drei Karat, obwohl fünf vorzuziehen sind und die Steine zehn oder mehr Karat enthalten sollten, wenn sie als Anhänger getragen werden.

Anwendung der Edelsteine im Ayurveda

Edelsteine haben einen Einfluss auf den physischen Körper, aber hauptsächlich wirken sie auf die Lebenskraft. Nicht alle stehen in enger Beziehung zu einem bestimmten biologischen Temperament. Viele können als feinstoffliche Heilmittel alle drei Temperamente ausgleichen. Wir können ihre Wirkung auf die Temperamente auch über das Metall, in das sie eingefasst werden (das als ihre Trägersubstanz wirkt), lenken. Bei der Anwendung im Bereich der Psychologie können die Edelsteine als Langzeitheilmittel den Geist und den astralen Bereich ausgleichen.[65]

Die Ersatzsteine haben die gleichen Eigenschaften wie die erstrangigen Edelsteine, sind aber in ihrer Wirkung nicht so ausgeprägt. Die teuren Edelsteine sollten als Ring mit zwei oder mehr Karat getragen werden. Die billigeren Ersatzsteine sollten vier oder mehr Karat haben (vor allem für Anhänger oder Halsketten können auch größere Steine genommen werden).

Präparate aus Mineralien und Edelsteinen

Im Ayurveda werden mehrere spezielle mineralische Präparate (Rasas und Bhasmas) verwendet. Sie bestehen aus verschiedenen, speziell zubereiteten Mineralien für die innere Anwendung. Einige dieser Mineralien sind vor der Zubereitung giftig. Die Zubereitung einiger Mineralien ist relativ einfach, andere werden in einer aufwendigen chemischen Prozedur hergestellt.

Sie finden oft bei geistigen und nervlichen Beschwerden Verwertung. Benützt werden Mineralien und Metalle wie Gold, Silber, Zinn, Glimmer, Borax, Eisen, Blei, Schwefel, Quecksilber und Edelsteine wie Quarzkristall, Diamant, Perlen, Koralle, Smaragd und Rubin. Ihre Anwendung kann im Rahmen diese Buches nicht erklärt werden, aber sie sind wichtig für die ayurvedische Behandlung des Geistes. Die Metalle und Mineralien haben eine stärkere und direktere Wirkung auf den Geist als Kräuter, müssen aber exakt zubereitet werden.

Aromatherapie

Haben Sie irgendwann, in einem Moment des Zorns oder des Kummers, festgestellt, dass der Duft einer wohlriechenden Blume oder eines Räucherstäbchens Ihre Stimmung zumindest für kurze Zeit aufbessern konnte? Die Anwendung wohlriechender Öle und Räucherstäbchen zur Beruhigung des Geistes und zur Förderung der Meditation ist allgemein bekannt. Düfte können sehr gut stimulieren, beruhigen oder heilen. Kaum etwas kann so schnell unsere unmittelbare Umgebung verändern wie ein Wohlgeruch, der bis in die körperliche Ebene hineinwirkt. Die richtigen Düfte geben uns innerliche Ruhe und helfen uns, negative Gedanken und Emotionen, die uns stören, loszulassen.

In der Aromatherapie werden wohlriechende Öle zur Förderung des Heilungsprozesses benutzt. Dazu gehören Räucherstäbchen, Blumenessenzen und ätherische Öle. Die Aromatherapie ist eine zusätzliche, aber trotzdem wichtige ayurvedische Therapie und wird vorrangig bei psychischen Beschwerden angewendet. Sie stärkt die Konzentration und fördert die Meditation, beruhigt die Nerven und schafft einen friedvollen Geist. Wir können hier allerdings nur eine Einführung in dieses wichtige Thema geben.

Der Duft ist die Sinnesqualität, die zum Erdelement gehört; er ist das feinstoffliche Erdelement. Durch die richtige Anwendung der Düfte können wir das Element Erde reinigen und seine höheren Qualitäten öffnen und so die erdverbundenen Verstrickungen lösen, die so schwer auf unseren Geist drücken. Die Düfte als feinstoffliche Erdelemente sind die Nahrung, mit der der feinstoffliche Körper (Körper der Eindrücke) gestärkt werden kann. Obwohl die Düfte hauptsächlich zur Erde gehören, enthalten sie Aspekte aller anderen Elemente und stimulieren alle feinen Sinne. Die richtigen aromatischen Öle bringen in unseren psychischen Bereich astrale Schwingungen, denen der Götter und Engel gleich, die unsere psychische Umgebung aufbessern.

Die aromatischen Substanzen haben eine harmonisierende Wirkung auf den Geist und helfen, die drei biologischen Temperamente und die drei Lebensessenzen Prana, Tejas und Ojas auszugleichen. Sie stärken das Immunsystem, helfen, Bakterien und Viren zu bekämpfen und verbessern stickige Luft. Negative Gefühle und astrale Krankheitserreger (einschließlich negativer Gedanken anderer Menschen) können so abgewendet werden. Sie steigern positive Gefühle, wie Liebe, Freude und Glück, und stärken unsere Motivation, Entschlusskraft und Kreativität, unsere Wahrnehmung, Aufnahmefähigkeit und Unterscheidungskraft.

Aromatische Öle tragen sehr viel kosmische Lebensenergie, Prana, in sich, die sie an uns abgeben. Sie reinigen und öffnen die Kanäle und lassen so die Energien durch das Nervensystem, die Sinne und den Geist zirkulieren. Sie dienen als Katalysator für die richtige Bewegung der Lebensenergie auf allen Ebenen. Da Krankheiten die Lebenskraft durch das Prana beeinträchtigen oder hemmen, können Düfte bei der Behandlung aller Krankheiten nützlich sein. Werden sie aber im Übermaß angewendet, können aromatische Öle auch die biologischen Temperamente verschlimmern (allerdings weniger als Heilkräuter).

Räucherware

Aromatische Öle können zu Räucherwerk verarbeitet werden. Dies ist die einfachste Methode der Aromatherapie und wird meist in ayurvedischen Büchern dargestellt. Alle Arten von Räucherwerk können für die Aromatherapie benutzt werden. Die Düfte, die dem Baumharz,

Rinden oder Zweigen entstammen (zum Beispiel Zeder, Wacholder oder Salbeiholz), können direkt oder indirekt verbrannt werden (Harz beispielsweise auf Holzkohle). Andere aromatische Öle müssen speziell zu Räucherstäbchen verarbeitet werden.

Räucherstäbchen können auf verschiedene Weise verwendet werden. Sie können entweder direkt inhaliert, damit sie stärker wirken, oder einfach zur Reinigung und Verschönerung der Luft und unserer Umgebung benutzt werden. Die Rückstände der Räucherstäbchen kreieren auf einer feinstofflichen Ebene einen Schutz, der noch lange anhält, nachdem der Duft verschwunden ist.

Einige Duftkräuter können direkt an verschiedenen Stellen des Körpers verbrannt werden. Diese Moxibustion ist in der chinesischen Medizin weitverbreitet und wird mit Beifuß auf einer Scheibe frischen Ingwers durchgeführt. Im Ayurveda werden Kurkuma und Kalmus auf ähnliche Weise angewendet. Das ätherische Öl der Pflanze kann so durch die Kraft der Hitze eindringen.

Anwendung

Ätherische Öle werden meist äußerlich angewendet. Sie können auch innerlich eingenommen werden, aber nur, nachdem sie gut verdünnt wurden. Man sollte NIEMALS das reine ätherische Öl einer Pflanze innerlich anwenden. Ein Teelöffel von fast jedem ätherischen Öl, sogar von Pfefferminze, reicht aus, um ein Loch in den Magen zu brennen, was fatale Folgen hätte. Ätherische Öle sind flüchtig und sollten nicht direkt auf Schleimhäute oder in die Augen gebracht werden, da sie diese reizen und schädigen.

Äußerlich können die ätherischen Öle auf spezielle Hautstellen aufgetragen werden. Die meisten befinden sich auf dem Kopf, wie zum Beispiel das dritte Auge, die Kopfspitze (das Kronenchakra), die Stirn (bei Kopfschmerzen), die Nasenwurzel (bei Problemen mit den Nebenhöhlen), hinter den Ohren oder auf dem Nacken – Orte, an denen man sie gut riechen kann.

Man kann auch einen Tropfen Öl auf den Handrücken oder das Handgelenk geben und immer wieder daran riechen. Es kann entweder das reine Öl benutzt werden, man kann es aber auch in Alkohol, Wasser oder schwereren Ölen, wie Kokosnuss oder Sesam, auflösen. Das Pulver der Kräuter kann mit Wasser vermischt und als Paste aufgetragen werden, so zum Beispiel Sandelholz auf das dritte Auge oder Ingwerpaste auf die Schläfen.

Andere wichtige Punkte sind das Herz, vor allem in der Mitte der Brust, oder die gegenüberliegende Stelle auf dem Rücken, wirksam ist auch die Brustregion (bei Lungenbeschwerden), der Solarplexus (bei Verdauungsproblemen oder zur Stärkung des Willens), der Bauchnabel und der Punkt des Sexualzentrums unter dem Bauchnabel (bei sexueller Schwäche). An diesen Stellen können wir die Öle zwar nicht riechen, aber sie haben durch ihre penetrierenden Eigenschaften einen Einfluss auf die verschiedenen Organe, Systeme und Chakren. Im Ayurveda sind, vor allem in den oben genannten Regionen des Körpers verschiedene empfindliche Punkte bekannt (Marmas), die durch die Aromatherapie behandelt werden können.

Innerlich können die Öle indirekt über Kräutertees eingenommen werden, die aus den ölhaltigen Teilen der Pflanze, wie Blätter oder Blüten, gewonnen wurden. Ätherische Öle können zu alkoholischen Tinkturen verarbeitet werden, von denen man 10-30 Tropfen mit warmem Wasser einnimmt. Die Duftkräuter können auch als Pulver benutzt werden (allerdings ist dann die Lagerfähigkeit etwas eingeschränkt).

Wenn die ätherischen Öle mit der richtigen Trägersubstanz innerlich eingenommen werden, stimulieren sie den Geist und das Nervensystem durch die Zunge und den Geschmackssinn. Deshalb sollte man die Kräuter eine Minute lang im Mund schmecken, bevor sie hinuntergeschluckt werden. So können die aromatischen Kräuter, als würden sie inhaliert, direkt über das Prana im Kopf wirken.

Blumendüfte und würzige Öle

Die ätherischen Öle können grundsätzlich in zwei Typen unterteilt werden: Blumendüfte und würzige Öle. Blumendüfte, wie Rose sind meist süß im Geruch und haben eine kühlende Energie. Einige sind bittersüß, wie Jasmin oder Chrysantheme. Im allgemeinen mildern die Blumendüfte Pitta und Vata und erhöhen Kapha. Sie heben die Stimmung und beruhigen und erfreuen das Herz durch ihre stimulierende Wirkung auf das Herzchakra. Sie steigern auf milde Weise Ojas, die Energiereserve, die Körper und Geist zugrunde liegt. Viele Blumendüfte, wie Jasmin und Gardenie, stärken das Immunsystem und haben in ihrer reinigenden Wirkung natürliche antibiotische Eigenschaften. Die Blumen sind ein wichtiger Teil der Anti-Pitta-Therapie, da sie hitzige Gefühle, wie Zorn und Gereiztheit, reduzieren und den Kopf von Hitze und Feuer reinigen.

Würzige Öle, wie Zimt oder Moschus, sind meist scharf im Geruch und haben eine wärmende Energie. Sie mildern Kapha und Vata, können aber Pitta erhöhen. Sie reinigen den Kopf, die Nebenhöhlen und Lungen, stimulieren Geist und Sinne und erhöhen Tejas, die Energie, die Klarheit und Kraft der Wahrnehmung fördert. Sie stärken die Nervenfunktionen und viele, wie Kampfer und Minze, wirken auch schmerzlindernd. Sie helfen, das dritte Auge zu öffnen, aktivieren sowohl Kreislauf als auch Verdauungssystem und reinigen die Kanäle. Diese Düfte sind sehr wichtig in der Anti-Kapha-Therapie.

Aromen, die eine reine Schärfe haben, wie Kampfer oder Salbei, sind am besten für Kapha. Die scharfen und süßen Aromen, wie Zimt, Ingwer oder Kardamom, eignen sich besser für Vata. Es gibt auch einige bittere würzige Öle, wie Wermut und Vetiver. Diese sind gut für Pitta und haben oft sehr kühlende Eigenschaften.

Da die Duftöle leicht und stark im Geruch sind, können sie im Übermaß Vata verschlimmern. Sie können Gefühle verursachen wie Abgehobenheit, mangelnde Erdung und Überempfindlichkeit. Sie sind gut für Vata, aber nur in der richtigen Dosierung – also nicht zu hoch.

Öle für die drei biologischen Temperamente

VATA: Angenehme und wärmende, aber nicht zu stimulierende Öle sind zu empfehlen. Sehr scharfe Öle, wie Moschus oder Zimt, können durch süße und beruhigende Öle, wie Sandelholz oder Rose, ausgeglichen werden. Am besten sind Sandelholz, Lotusblüte, Weihrauch, Plumeria, Zimt und Basilikum. Diese helfen bei Vatabeschwerden, wie Furcht, Angstzuständen, Schlaflosigkeit und Zittern.

PITTA: Kühlende und angenehme Öle sind am besten, vorwiegend Blumenessenzen, obwohl auch kühlende Gewürze oder bittere Düfte helfen können. Zu empfehlen sind Sandelholz, Rose, Vetiver, Zitronengras, Lotus, Lavendel, Lilie, Safran, Champak,

Gardenie, Geißblatt und Iris. Sie helfen Pittabeschwerden, wie Gereiztheit, Zorn oder geistige Konflikte, auszugleichen.

KAPHA: Sehr scharfe Öle sind am besten. Dazu gehören ätherische Öle und Harze wie Kampfer, Zimt, Henna, Nelken, Moschus, Salbei, Thymian, Zeder, Weihrauch und Myrrhe. Sie helfen bei Kaphabeschwerden wie Verhaftung, Depression und geistiger Stagnation. Süße Blumen, wie Rose oder Jasmin, sollten vermieden werden, auch zu viel Sandelholz ist nicht gut, da es Kapha steigern kann.

14.
Die heilende Kraft der Mantren

Klang hat eine unglaubliche Auswirkung auf unser Bewusstsein, im Guten wie im Schlechten. Tatsächlich geschieht ein Großteil unserer Konditionierung über den Klang, vor allem natürlich in Form von Wörtern, aus denen sich die Erziehung gestaltet, die unseren Geist strukturiert. Egal ob in Form von Wörtern oder in Form von Musik, keine andere sinnliche Wahrnehmung hat solch eine große Fähigkeit, uns zu beeinflussen. Der Klang bewegt Herz und Geist, beeinflusst uns auf der unterbewussten, der bewussten und der überbewussten Ebene. Er erreicht uns tief drinnen und berührt unsere innigsten Wünsche und Sehnsüchte.

Unsere Konditionierung ist nichts anderes als das Klangmuster, an das wir unseren Geist gewöhnt haben. In der Reprogrammierung des Geistes, im Ersetzen seiner negativen Konditionierung durch eine positive Konditionierung – der eigentliche Kern der psychologischen Heilung – ist die therapeutische Anwendung des Klanges das zentrale Instrument. Ein Mantra ist ein Instrument der Sinne, das durch die Kraft des Klanges und durch die Verbindung mit Bedeutung und Gefühlen den Geist heilen kann. Darüber hinausgehend beeinflusst es jedoch auch die wahre Natur des Geistes und ist sogar Teil des Geistes selbst.

Als menschliche Geschöpfe sind wir vorrangig durch Sprache geprägt. Die Sprache ist unser wichtigstes Mittel der Kommunikation und des Ausdrucks. Die Wörter, die wir aufnehmen, verbinden uns mit den psychologischen Mustern anderer Menschen und den kollektiven Bedürfnissen der Gesellschaft. Unsere Wörter drücken Energien und Ideen aus, die latent in unserer Psyche vorhanden sind. Durch Wörter vereint sich unser Geist mit anderen, und Informationen aller Art werden übermittelt, was letztendlich unser Leben vorantreibt.

Der Klang ist die Sinnesqualität, die zum Element Äther gehört, dem Samenelement, aus dem alle anderen Elemente erwachsen. Durch den Klang können alle Elemente und Sinne harmonisiert und kontrolliert werden. Der Klang ist die Grundlage für unsere Abhängigkeit von der Außenwelt und gleichzeitig das Mittel, das uns davon befreien kann. Der Klang kontrolliert das Bewusstsein, das sich selbst wiederum über artikulierten Klang und Worte formt. Äther ist die Basis für die grobstoffliche Form des Klanges, das Bewusstsein hingegen, dem Raum gleich, besteht aus der feinstofflichen Form des Klanges, aus Gedanken und Bedeutung.

Die Sprache durchdringt alle Elemente, Sinnesorgane und Geistesfunktionen. Es gibt nichts, was wir mit dem Geist oder den Sinnen erfassen und nicht mit Worten ausdrücken könnten. Die Sprache ist die eigentliche Kraft des Geistes, sich selbst auszudrücken; sie ist die Kraft des Wissens, mit der das Wissen sich selbst offenbart. Die Sprache durchdringt das Universum, was wiederum nichts anderes als die Manifestation des Göttlichen Wortes ist.

Die verschiedenen Klangformationen gestalten die verschiedenen Funktionen des Geistes. Die Klangschwingungen der Eindrücke und Informationen gestalten den äußeren Geist (Manas). Die Klangschwingung des abstrakten Wissens, der Prinzipien und Ideale formt die Intelligenz (Buddhi). Die Klangschwingung unserer tiefsten Gefühle und Intuitionen erschafft den inneren Geist oder das Bewusstsein (Chitta). Die eigentliche Quelle des Klanges ist das spirituelle Herz oder das Zentrum des Bewusstseins, unser wahres Selbst (Atman), in dem der ewige Klang oder das Göttliche Wort ewig wiederklingt. Wenn wir unsere Klangwelt verändern, verändern sich die Schwingungsstrukturen unseres Bewusstseins.

Mantra

Es gibt viele Möglichkeiten, den Klang in der Heilung anzuwenden, von der psychologischen Beratung selbst, die sich hauptsächlich verbal gestaltet, bis hin zur Musik. Im ayurvedischen Heilungsprozess ist die wichtigste Klangtherapie das Mantra. Mantra bedeutet das, was den Geist oder Manas rettet (Trayati). Das Mantra ist das wichtigste und direkteste ayurvedische Werkzeug zur Heilung des Geistes, von der tiefsten Ebene bis hin zu oberflächlichen Veränderungen.[66]

Mantren sind besonders energetisierte Klänge oder Wörter. Sie können aus nur einem einzigen Klang, beispielsweise OM, bestehen oder auch Sätze oder Gebete sein, die auf verschiedene Weisen gesungen oder intoniert werden. Die Mantren werden beständig wiederholt, was ihnen Kraft gibt und sie zu Werkzeugen für psychologische Veränderungen werden lässt.

Jede Art der Konditionierung durch Wörter ist gewissermaßen ein Mantra. Jeder Schlüsselbegriff oder Satz, den wir wiederholen und tief ins Gedächtnis graben, kommt einem Mantra gleich. Wenn wir einen zornigen oder hasserfüllten Gedanken in Bezug auf einen anderen Menschen wiederholen, so ist dies ein dunkles oder tamasisches Mantra. Wenn wir unsere Wünsche nach Erfolg und Anerkennung wiederholen, so sind dies rajasische oder unruhige Mantren. Solche Mantren können den Geist nicht heilen, sondern verfestigen das Muster der Ignoranz und Unruhe.

Um den Geist wirklich zu heilen, braucht man sattvische Mantren, die das Ego auflösen und die Selbsterkenntnis fördern. Dies sind Mantren, die aus der Liebe und Suche nach Wahrheit geboren wurden. Wirkliche Mantren unterscheiden sich grundsätzlich vom Gebrauch der Wörter, die unser Verhalten durch das Unterbewusstsein beeinflussen, beispielsweise Werbung oder Propaganda, die Ignoranz und Verhaftung (Rajas und Tamas) hervorrufen. Ein Mantra ist aber keine Form von Selbsthypnose, sondern eine Möglichkeit, den Geist von seiner Konditionierung zu befreien. Dies geschieht, indem man unbewusste Klang- und Gedankenmuster unterbricht und durch solche, die eine höhere Wahrheit und Energie reflektieren, ersetzt.

Einige werden nun fragen: Ist nicht jede Art von Konditionierung des Geistes von Grund auf falsch? Sollten wir den Geist nicht ganz von der Konditionierung befreien? Dies ist jedoch ein Trugschluss und kann niemals erreicht werden. Der Geist braucht als organische Einheit, genauso wie der Körper, die richtige Konditionierung. Der Körper braucht eine gewisse Lebensweise, die Rücksicht auf bestimmte Zeiten nimmt und in der für ausreichend Nahrung, Körperübung und Schlaf gesorgt wird. Auch der Geist muss in der Aufnahme von Eindrücken, in geistigen Übungen und Ruhezeiten geführt werden. Wenn wir den Geist nicht richtig leiten, führt dies zu einer falschen Konditionierung. Ziel ist letztendlich der unkonditionierte Geist, aber dieser existiert nur im wahren Selbst, das über dem Geist-Körper-Komplex steht. Um dies zu erreichen, muss der Geist in den richtigen sattvischen Zustand gebracht werden. Ein falsch konditionierter Geist gerät wie ein unkonditionierter Körper außer Kontrolle.

Mantra und Bewusstsein

Mantra bedeutet „Instrument des Geistes" oder „das, was den Geist schützt". Die Kontrolle des Geistes und die Entfaltung seiner versteckten Kräfte (Siddhis) ist über die Kraft des Mantra möglich. Das Mantra ist die wichtigste Methode in der Behandlung des Bewusstseins (Chitta) und hilft beim Heilungsprozess aller Geistebenen, der inneren und der äußeren. Es kann tiefsitzende Anlagen und Eindrücke verändern oder auslöschen. Aus diesem Grund ist dies die wichtigste ayurvedische Therapie zur Behandlung psychologischer Störungen und wird aber auch bei körperlichen Beschwerden erfolgreich angewendet.

Durch ein Mantra können wir die Schwingungsmuster des Bewusstseins verändern. Es ist eine sehr direkte Methode, sich mit dem Geist auseinanderzusetzen. Im Vergleich dazu sind die anderen Methoden, die auf Ernährung, Heilkräutern, Eindrücken oder auch psychologischer Beratung beruhen, indirekt oder äußerlich. Es kann sehr viel nützlicher sein, regelmäßig ein Mantra zu wiederholen als das psychologische Problem zu analysieren. Das Mantra verändert die energetische Struktur des Geistes, wodurch das Problem gelöst werden kann; während das Grübeln über einem Problem, dieses oft noch verschlimmert. Ein Mantra verändert die Energie im geistigen Bereich auf positive Weise. Die Methode unterscheidet sich sehr von der Psychoanalyse, denn die Untersuchung der negativen Muster und ihrer Entstehung allein wird diese nicht unbedingt lösen.

Im Bewusstsein existiert eine Klangwelt im Hintergrund. Dies kann ein Lied sein, das wir vor Kurzem gehört haben, oder die Erinnerung an eine schmerzhafte oder freudige Erfahrung. In uns drin gibt es immer eine Klangbewegung, die wie der Rhythmus einer Musik den Rhythmus unseres Bewusstseins bestimmt. Der bewusste Umgang mit Klängen kann diesen Rhythmus verändern, sodass unsere Aufmerksamkeit und Wahrnehmung eher gefördert als zerstreut wird.

Unser Bewusstsein besteht aus tiefsitzenden Gewohnheiten und Neigungen. Sie sind die Furchen, die von wiederholten geistigen Aktivitäten (Samskaras) tief in den Bereich unseres Bewusstseins gegraben sind. Mithilfe eines Mantra können wir diese wieder ausbügeln. Wenn wir ein Mantra über lange Zeit wiederholen, wird eine Energie geschaffen, die die Narben neutralisiert, die unsere zerstreute geistige Aktivität hinterlassen hat, und durch positive Erinnerungen ersetzt.

Unsere Erinnerungen sind die subtilen Klangschwingungen, die in unserem Bewusstsein gespeichert sind. Das Gedächtnis im psychologischen Sinn, das innere Protokoll der Verletzungen und Ängste, besteht aus nicht verarbeiteten Klängen. Dieses Gedächtnis ist falsch verstandener Klang, der in unserem Geist Wunden hinterlässt. Es sind Schwingungen, die sich nicht in das Gewebe des geistigen Bereiches einfügen, sondern außen vor bleiben und Veränderungen schaffen, die die Wahrnehmung stören und falsche Handlungen hervorrufen. Eingeschränkte Klangmuster, Erinnerungen und die damit verbundenen Schmerzen können durch die richtigen Mantren neutralisiert werden, da diese eine gegensätzliche Klangenergie erzeugen, die die Stagnation aufbricht.

Klang und Gefühl

Jede persönliche Empfindung, die wir entweder gutheißen oder ablehnen, schafft ein Gefühl der Angst oder Sehnsucht, der Liebe oder des Hasses. Klang, als die hauptsächliche sinnliche Wahrnehmung, erzeugt die stärksten Gefühle, und jedes Gefühl erschafft wiederum einen bestimmten Klang. Intensivere Gefühle erfordern oft stärkeren Ausdruck. Wir singen vor Freude, brüllen vor Zorn, weinen aufgrund von Trauer, stöhnen vor Schmerz und schreien bei extremer Angst oder Verletzung. Menschen, die gewaltsam sterben, schreien vorher laut auf, ein Zeichen für die heftige Bewegung der Lebenskraft, die vorzeitig abgeschnitten wird. Der Klang ist die Trägersubstanz für Gefühle, die er entweder verstärkt oder freisetzt.

Der Klang unserer Wörter trägt eine emotionale Kraft in sich und übermittelt eine emotionale Botschaft. Er zeigt an, wie wir uns fühlen und deckt unsere psychologische Grundverfassung auf. Diese kann sich grundsätzlich unterscheiden von dem, was wir eigentlich sagen. Hinter offensichtlichen Liebeserklärungen kann Groll versteckt sein und ein Zugeständnis des Glücks kann Trauer oder Selbstmitleid verbergen.

Negative Gefühle sind nichts anderes als eine gewisse Energie der Lebenskraft, die aufgrund unseres egozentrischen Bewusstseins gefangen bleibt. Wir müssen lernen, diese Energien, die innerhalb unserer Gefühle gebunden sind, freizusetzen. Negative Gefühle entstehen dadurch, dass wir die Energie des Bewusstseins falsch anwenden, indem wir uns auf Namen und Formen der äußeren Welt fixieren und den inneren Weg hin zum höheren Wesen unserer Existenz verlieren. Die Loslösung von negativen Emotionen ist von unserer Fähigkeit, deren Erzeugung zu unterbrechen abhängig. Das heißt, wir müssen unsere Aufmerksamkeit zurückholen und sie auf kreative und bewusste Weise nutzen.

Mantren erschaffen über ihre Klangenergie eine bestimmte emotionale Kraft oder eine Kraft der Gefühle. Durch diese Energie können wir uns unserer Emotionen bewusst werden. Durch Mantren können wir unsere Emotionen trainieren und lernen, diese Emotionen, die kosmische Ausdruckskräfte sind, zu beherrschen und mit ihnen zu spielen. Wie ein Schauspieler können wir lernen, kreativ und bewusst Zorn, Angst, Freude oder Trauer auszudrücken. Wir können diese Emotionen energetisieren und Grad für Grad ineinander verschmelzen lassen, bis unser Geist in seinen ursprünglichen Zustand des reinen Gefühls zurückkehrt.

Mantra und Atem

Das Prana, die Lebenskraft, ist die ursprüngliche Klangschwingung des Universums. Hinter dem Atem existiert ein Klang, der selbst unmanifestierter Klang ist. Unsere Worte werden durch die Ausatmung geschaffen. Die Kombination eines Mantra mit dem Atem kann auf sehr wirkungsvolle Weise die Energie des Geistes verändern. Unsere emotionalen Störungen sind eng mit der falschen Ausrichtung der Lebenskraft verknüpft. Die gleichzeitige Anwendung von Mantren und Pranayama kann diese Störungen aufheben (siehe auch den Absatz über Pranayama, speziell So'ham Pranayama).

Mantra und Meditation

Die meisten von uns versagen in der Meditation, weil sie den geistigen Bereich nicht richtig darauf vorbereitet haben. Die Meditation im eigentlichen Sinn, in der wir unsere gesamte Aufmerksamkeit auf ein bestimmtes Objekt richten, erfordert an sich schon einen ruhigen Geist und eine kontrollierte Wahrnehmung. Da wir in diesen modernen Zeiten auf Unterhaltung, Sinnesfreuden und Wunschdenken konditioniert sind, sind das Fähigkeiten, die uns ganz fehlen. Durch ein Mantra kann der geistige Bereich auf die Meditation vorbereitet werden. Es entfernt

Rajas und Tamas aus dem Geist, sodass die Meditation, die einen sattvischen Zustand voraussetzt, ruhig vonstattengehen kann.

Ein Mantra ist ein Werkzeug, das uns zur Meditation führen kann, sodass unser Geist nicht mehr durch unruhige Gedankenmuster abgelenkt wird. Ein Mantra gibt Energie für die Meditation. Wenn wir versuchen, unseren Geist direkt in einen Zustand der Ruhe oder Leere zu versetzen, kann dies ganz einfach bedeuten, dass unsere Aufmerksamkeit auf das Unterbewusstsein gerichtet wird, wo die dunklen Neigungen ihr Leid weiterhin auf uns abstrahlen. Das Mantra dient uns als Boot, das uns sicher über den Ozean des Unbewussten bringt. Eine Meditation mit Mantra ist leichter, sicherer und wirkungsvoller als zu versuchen, direkt zu meditieren. Hat das Mantra einmal das Unbewusste durchdrungen, wird dieses Unbewusste die Meditation unterstützen und einen größeren Erfolg garantieren.

Die Klangenergien

Der Klang hat spezifische psychologische und physiologische Wirkungen. So wie auch kaltes oder heißes Wetter unseren Körper beeinflusst, geschieht das durch Klänge und die Art, in der wir sie wiederholen. Allerdings ist die Wirkung äußerer Faktoren auf unseren Körper leichter zu beobachten als die Wirkung von Klängen. Dazu kommt, dass der Klang, obwohl an und für sich objektiv, sehr subjektiv empfunden wird, so wie manche Leute die Hitze der Kälte vorziehen und umgekehrt. Wenn wir einmal die Wirkung des Klanges kennengelernt haben, können wir ihn wie Heilkräuter oder bestimmte Nahrungsmittel therapeutisch anwenden.

Mantren sind Asanas für den Geist. Sie machen den Geist formbar und anpassungsfähig. Sie trainieren den Geist und geben ihm Sicherheit und Stabilität. So wie die Asanas den Körper beherrschen und Pranayama über den Atem herrscht, so beherrscht das Mantra den Geist. Das Mantra hält die Stärke und Reinheit unseres geistigen Bereichs aufrecht und unterstützt den richtigen Energiekreislauf darin. Dadurch wird unsere Empfänglichkeit für die äußere Konditionierung, die im Grunde genommen aus Namen und Formen besteht, reduziert.

In der Mantratherapie werden vorrangig die „Bija Mantren" oder Samensilben angewendet. Dies sind ursprüngliche Klänge, die dem vielfältigeren Klangteppich der normalen Sprache zugrunde liegen.

Obwohl sie sehr einfach scheinen und leicht wiederholt werden können, sind sie doch eine Spiegelung der ursprünglichen Energie, die sich niemals erschöpft.

Mantratherapie

Die Mantren sind der wichtigste Teil der spirituellen und geistigen Therapie des Ayurveda. Mit der Mantratherapie werden psychische Störungen geheilt. Die Störungen repräsentieren ein energetisches Ungleichgewicht im geistigen Bereich, das mit einem Mantra der entgegengesetzten Energie neutralisiert werden kann. Mantren helfen sehr gut in der Korrektur dieses geistigen Ungleichgewichts. Sie sind leicht anwendbar und erfordern keine schmerzhaften oder langweiligen Beratungen über unseren Zustand.

Mantren helfen auch, die biologischen Temperamente Vata, Pitta und Kapha und ihre feinstofflichen Ergänzungen Prana, Tejas und Ojas auszugleichen. Sie helfen, das Bewusstsein, die Intelligenz und den Geist zu harmonisieren und feine Unreinheiten der Nerven und feinstofflichen Energiekanäle (Nadis) zu beseitigen. Sie fördern die Konzentration und das kreative Denken.

Anwendung der Mantren

Die Mantren können vom Therapeuten angewendet werden, um den Heilungsprozess zu energetisieren oder vom Patienten, um die Eigenheilung zu stärken. Die Mantren können als Energiekanäle funktionieren, durch die unserem Heilungsprozess kosmische Lebenskraft zugeführt wird. Sie bringen die Seele mit in die Methode ein, die wir anwenden und ermöglichen so einen wirklich ganzheitlichen Heilungsprozess.

Durch Mantren kann auch das Behandlungszimmer gereinigt werden. Das Mantra OM ist bei der Schaffung eines heilenden Bereiches wirksam, HUM ist für die Auflösung negativer Energien gut, die eventuell im Behandlungszimmer vorhanden sind. Mit RAM kann man das Göttliche Licht und die kosmische Lebenskraft in den Raum bringen. Diese Mantren können vom Therapeuten auch geistig über dem Patienten wiederholt werden, um ihn bei der Reinigung der psychischen Ebene zu unterstützen. Mit Mantren wie KRIM oder SHRIM können die heilenden Kräfte von Pflanzen und Medikamenten energetisiert werden.

Bei geistigen oder nervlichen Störungen ist es wichtig, dass der Patient oder Klient das entsprechende Mantra wiederholt. SHAM lindert zum Beispiel Schmerz, Zittern und geistige Unruhe, HUM regeneriert die Nervenfunktionen, wirkt Lähmungen entgegen und verbessert den Ausdruck und SOM hilft, die Gehirn- und Rückenmarksflüssigkeit wieder aufzubauen und nährt den tieferen Geist. Die Mantren sollten richtig ausgesprochen werden, dafür ist eventuell persönlicher Unterricht notwendig. Die Mantratherapie sollte vorsichtig, als ein heiliges Ritual, ausgeführt werden und nicht zum reinen Zeitvertreib. Das Mantra muss über die Dauer von mindestens einem Monat mindestens hundert Mal am Tag wiederholt werden, damit es richtig wirkt. Im allgemeinen erhält ein Mantra erst die volle Kraft, wenn es mindestens hunderttausend Mal Silbe für Silbe wiederholt wurde.[67]

Ein Mantra kann nicht nur während der Meditation wiederholt werden, sondern zu jeder Zeit des Tages, wenn der Geist nicht mit etwas anderem beschäftigt ist. Es ist sehr gut, wenn man das Mantra vor dem Einschlafen wiederholt, um den richtigen Schlaf und die richtigen Träume zu fördern, und nach dem Aufwachen morgens, damit der Geist sich während des Tages heilsamen Tätigkeiten widmet. Das Mantra kann auch über einen längeren Zeitraum hinweg wiederholt werden, als eine Art des geistigen Fastens oder um das Bewusstsein zu reinigen. Das längere Wiederholen eines Mantra gibt dem Geist ein Mantrabad, das ihn von allen negativen Gedanken und Eindrücken befreit. Dies ist die beste Möglichkeiten den Geist zu reinigen, der ansonsten durch die verschiedenen egozentrischen Gedanken, die sich auf alles konzentrieren wollen, zu sehr verunreinigt ist. Ein Geist, der nicht durch ein Mantra gereinigt wurde, wird kaum klar genug sein, eine friedfertige Psyche zu entwickeln und noch weniger für das spirituelle Wachstum bereit sein.

Urmantren

OM: das wichtigste Mantra überhaupt repräsentiert die Göttliche Welt selbst. Es energetisiert alle Dinge und alle Vorgänge. Deshalb beginnen und enden alle Mantren mit OM. OM reinigt den Geist, öffnet die Kanäle und erhöht Ojas. Es ist der Klang der Affirmation, der uns hilft, uns zu akzeptieren und uns allen positiven Kräften des Universums zu öffnen. OM ist der Klang des Prana und der Klang des inneren Lichtes, das unsere Energie die Wirbelsäule entlang nach oben führt. Es erweckt die positive Lebenskraft (Prana), die für eine Heilung notwendig ist. Es eröffnet uns alle Möglichkeiten des Bewusstseins.

RAM: ein ausgezeichnetes Mantra, um das schützende Licht und die Gnade Gottes anzuziehen. Es gibt Stärke, Ruhe, Stille, Frieden und ist vor allem gut bei gesteigerten Vatazuständen und geistigen Beschwerden, einschließlich Schlaflosigkeit, schlechten Träumen, Nervosität, Angstzuständen, übertriebener Furcht und Schrecken. Es verstärkt und unterstützt Ojas und das Immunsystem.

HUM: Eignet sich sehr gut, um negative Einflüsse wie Krankheitsverursacher, negative Emotionen oder auch schwarze Magie fernzuhalten. Es ist auch das beste Mantra, um Agni, entweder als Verdauungsfeuer oder als Feuer des Geistes, zu erwecken. Es hilft, psychische und physische Gifte zu verbrennen und die Kanäle zu reinigen. Es erhöht Tejas und die Kraft der Wahrnehmung des Geistes (Buddhi) und hilft uns, unsere Wünsche in Zaum zu halten. Es ist Shiva, dem Gott der Verwandlung geweiht, und ist der Klang von Gottes Zorn.

AIM: hilft, die Konzentration zu stärken, rechtes Denken und die Verstandeskraft zu fördern und verbessert die Sprache. Es erweckt und steigert die Intelligenz (Buddhi), vor allem in seiner kreativen und expressiven Funktion (Koordination von Buddhi-Manas). Bei geistigen und nervlichen Störungen hilft es, die Sprechfähigkeit und die Kommunikation wiederherzustellen und den Lernprozess zu fördern. Es unterstützt die Kontrolle der Sinne und des Geistes. Es ist der heilige Klang der Göttin der Weisheit, Sarasvati.

SHRIM: ein wichtiges Mantra zur Erhaltung der Gesundheit, Schönheit, Kreativität und des Wohlstandes. Shrim stärkt das Plasma und die Fortpflanzungsflüssigkeit, nährt die Nerven und steigert die allgemeine Gesundheit und Harmonie. Es verfeinert den Geist, macht ihn empfänglicher und hilft uns so, die Wahrheit zu erkennen.

HRIM: ein Mantra der Reinigung, Veredelung und Verwandlung. Es gibt Energie, Freude und Ekstase, zu Beginn sorgt es für Buße und Neuordnung und fördert den Entgiftungsprozess. Es ist das wichtigste Mantra der Göttin oder Heiligen Mutter und gibt uns ihren Segen.

KRIM: fördert tatkräftiges Handeln und verleiht dem, was wir tun, Kraft und Wirksamkeit. Es hilft uns, Veränderungen im Leben durchzuführen. Dieses Mantra sollte bei der Zubereitung von Nahrung oder Kräuterpräparaten wiederholt werden, denn es unterstützt ihre Wirkung.

KLIM: gibt Stärke, sexuelle Vitalität und Kontrolle über unser emotionales Wesen. Es steigert Kapha und Ojas. Es gibt uns Erdung und Gleichgewicht und fördert künstlerische Fähigkeiten und die Vorstellungskraft.

SHAM: ein Friedensmantra, das allgemein benutzt werden kann, um Ruhe, Verhaftungslosigkeit und Zufriedenheit zu fördern. Es hilft bei geistigen und nervlichen Störungen rajasischer Art: bei Stress, Angstzuständen, gestörten Gefühlen, bei Zittern und Herzklopfen. Es ist vor allem bei chronischen Degenerationsbeschwerden des Nervensystems hilfreich.

SHUM: steigert die Vitalität, Energie, Fruchtbarkeit und sexuelle Energie und unterstützt die kreativen und künstlerischen Fähigkeiten des Geistes.

SOM: steigert die Energie, Vitalität, Freude, Wonne und Kreativität. Es erhöht Ojas und stärkt den Geist, das Herz und die Nerven. Es ist gut bei verjüngenden und stärkenden Therapien.

GAM: verleiht Wissen, Intelligenz, mathematische und wissenschaftliche Fähigkeiten, Logik, verbalen Ausdruck, geistige Stabilität, Geduld und Ausdauer. Erhöht Ojas im Geist und stärkt das Buddhi.

HAUM: verleiht Stärke, Kraft, Weisheit und ermöglicht die Umwandlung und Transzendenz. Erhöht Prana und Tejas. Dies ist ein Mantra von Shiva.

Mantren und die Elemente

Die fünf Elemente, ihre entsprechenden Sinnesorgane und Handlungsorgane, werden durch die jeweiligen Mantren gereinigt, gestärkt und harmonisiert. Man kann die Mantren auch den einzelnen Chakren zuordnen.

Mantra	Chakra		Element	Sinnesorgan Handlungsorgan
LAM	Wurzelchakra	Erde	Geruch	Ausscheidungsorgane
VAM	Sexualchakra	Wasser	Geschmack	Fortpflanzungsorgane
RAM	Nabelchakra	Feuer	Sicht	Füße
YAM	Herzchakra	Luft	Tastsinn	Hände
HAM	Kehlkopfchakra	Äther	Hörsinn	Sprache
KSHAM	Drittes Auge		Geistraum	Geist
OM	Kopfchakra		Bewusstseinsraum	Bewusstsein

Der Laut ‚a' ist bei allen Mantren kurz. Diese Mantren stärken auch die Körpersysteme, über die sie herrschen.

Mantren und die Körpergewebe

Ähnliche Mantren herrschen über die sieben Gewebe (Dhatus) des physischen Körpers und können zu deren Stärkung verwendet werden. Auch hier wird der Laut ‚a' nur sehr kurz gesprochen. Wenn ein spezielles Gewebe beschädigt ist, kann es mit dem entsprechenden Mantra gestärkt werden. Wenn ein Gewebe labil ist, kann es durch das Mantra stabilisiert werden. Das Mantra SHAM beruhigt den Geist durch die Stärkung des Nervensystems. Das Mantra SAM beruhigt die emotionale Natur durch die Stärkung des Fortpflanzungsgewebes.

1. Plasma, Luft – YAM
2. Blut, Feuer – RAM
3. Muskeln, Erde – LAM
4. Fett, Wasser – VAM
5. Knochen – SHAM
6. Nerven – SHAM
7. Fortpflanzung – SAM

Mantren, Formen und Farben

Die Mantren können mit bestimmten Formen und Farben kombiniert werden, um ihre Wirksamkeit zu erhöhen. Die wichtigsten gebräuchlichen Formen repräsentieren die fünf Elemente. Die entsprechende Form stärkt das Element und schwächt die entgegengesetzten Qualitäten.

1. LAM – Erde – gelbes Quadrat
2. VAM – Wasser – weißer zunehmender Mond
3. RAM – Feuer – rotes Dreieck, mit der Spitze nach oben
4. YAM – Luft – rauchig gefärbter sechszackiger Stern
5. HAM – Äther – dunkelblauer Kreis
6. KSHAM – Geist – dunkelblauer Punkt

Zur Entwicklung der geistigen Stabilität und emotionalen Ruhe und zur Förderung von konstruktiven Handlungen, sollte man auf einem gelben Quadrat im Wurzel- oder Erdchakra meditieren, in dem das Mantra LAM ertönt.

Zur Entwicklung von Aufnahmefähigkeit, Kreativität, emotionaler Harmonie und der Fähigkeit, positive Einflüsse aufzunehmen, sollte man auf einen weißen zunehmenden Mond im Sexual- oder Wasserchakra meditieren, in dem das Mantra VAM ertönt.

Zur Entwicklung von Willen, Bestreben, Mut und Vitalität sollte man auf ein rotes Dreieck im Nabel- oder Feuerchakra meditieren, in dem das Mantra RAM ertönt.

Für Liebe, Hingabe und Mitgefühl sollte man auf einen rauchig grauen, sechszackigen Stern im Herz- oder Luftchakra meditieren, in dem das Mantra YAM ertönt.

Für geistigen Raum, Verhaftungslosigkeit, Reinheit und Weisheit sollte man über einem dunkelblauen Kreis im Kehlkopf- oder Ätherchakra meditieren, in dem das Mantra HAM ertönt.

Zur Entwicklung von Konzentration, Wahrnehmung und Innensicht sollte man über einem dunkelblauen Stern oder Punkt im dritten Auge oder Geistchakra meditieren, in dem das Mantra KSHAM ertönt.

Mantren und Yantren

Die Mantren können mit bestimmten geometrischen Ergänzungen, den Yantren, benutzt werden. Diese sind auch bei psychischen Beschwerden sehr hilfreich. Das ist jedoch eine eher technische Angelegenheit und würde den Rahmen dieses Buches sprengen.[68]

Unter den verschiedenen Yantren ist vor allem der sechszackige Stern, der ein nach oben und ein nach unten gerichtetes Dreieck verbindet, das harmonischste. Das Sri Yantra oder Sri Chakra ist das komplexeste und energetisierendste unter allen Yantren. Dies wird in den Abhandlungen über Tantra genauer untersucht.

Mantren und die biologischen Temperamente

VATA: Die Mantren für Vata sollten warm, weich, beruhigend und angenehm sein. Die Vatatypen sollten die Mantren nicht zu lange laut wiederholen, da sie dadurch ihre Energie erschöpfen. Nach einigen Minuten des lauten Wiederholens sollten sie leise wiederholt werden.

Zu häufiges Wiederholen von OM ist nicht gut für Vata, da es tendenziell den Raum oder Äther im Geist erhöht, der bei Vata sowieso schon zu hoch ist. RAM ist hier das beste Mantra, da es wärmend, beruhigend und schützend wirkt. HRIM beruhigt und energetisiert das empfindsame Herz der Vatatypen.

PITTA: Die Mantren für Pitta sollten kühlend, angenehm und beruhigend sein. OM eignet sich in dieser Hinsicht besonders, aber auch AIM, SHRIM und SHAM, die entsprechend Geist, Emotionen und Nerven beruhigen.

KAPHA: Die Kaphatypen sollten die Mantren laut wiederholen oder singen. Ihre Mantren sollten warm, stimulierend und aktivierend sein. HUM eignet sich sehr gut, aber auch OM und AIM, die die Aufmerksamkeit und Wahrnehmung erweitern.[69]

Mantren und das Bewusstsein

Die Mantren unterstützen alle Funktionen des Geistes.

Äußerer Geist (Manas)

Vor allem die Mantren, die Erde, Wasser und Ojas entsprechen, wie KLIM oder SHRIM, stärken den äußeren Geist. In diesem Fall ist das Wiederholen und Singen der Mantren sehr wichtig, genauso die Wiederholung der Mantren mit leiser Stimme.

Intelligenz (Buddhi)

Die Mantren, die Feuer und Tejas unterstützen, sind gut für die Intelligenz, wie HUM oder HRIM. Die Meditation über der Bedeutung der Mantren bringt diese auf die Ebene der inneren Intelligenz.

Bewusstsein (Chitta)

Die Mantren, die Luft, Äther und Prana entsprechen, sind gut für das tiefere Bewusstsein, speziell OM. HRIM ist ein ganz spezielles Mantra für Chitta, denn es öffnet und reinigt das Herz, den Sitz von Chitta. Lang anhaltende Wiederholungen des Mantra sind hier sehr wichtig, vor allem während des Schlafes oder in müßigen Momenten während des Tages. Die Mantren erreichen die Ebene unseres tieferen Bewusstseins nur, wenn sie automatisch im Geist wiederholt werden, also auch während des Schlafes. Sie sollten jedem Atemzug und jeder Bewegung folgen.

Achtung

Die Mantren sollten nur zu spirituellen und heilenden Zwecken wiederholt werden und nicht, um unsere Wünsche zu erfüllen oder anderen zu schaden. Voraussetzung dafür ist eine gute ethische Lebensführung. Nach der Mantrawiederholung sollte man meditieren, davor ist es gut, spirituelle Lehren zu lesen. Die Mantren sind Werkzeuge zur Energetisierung des Geistes und sollten nicht als Ersatz für das richtige Denken oder als Flucht vor unseren Problemen angewendet werden. Man sollte sie in eine umfassende Methode einbetten, sonst entfalten sie sich nicht in ihrer vollen Wirkung.

Shiva, der Gott der Yogis

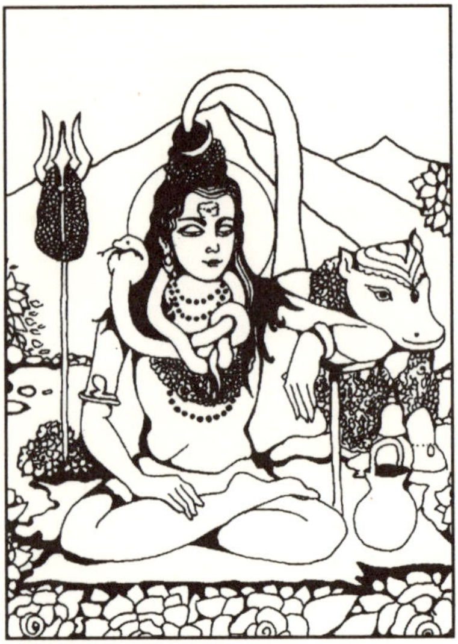

Teil IV

Die spirituelle Anwendung der ayurvedischen Psychologie: Die Pfade des Yoga

Geistiges und emotionales Wohlbefinden ist nicht das Ziel an und für sich, es ist der Beginn eines spirituellen Lebens. Das spirituelle Leben enthält darüber hinaus noch viele weitere Methoden, mit denen unser psychologischer Frieden und unser Glück gesteigert werden kann. In diesem Teil des Buches werden wir diese spirituellen Praktiken aus psychologischer Hinsicht aufzeigen. Die Menschen, die Yoga praktizieren, lernen den yogischen Ansatz aus einer ayurvedischen Sicht heraus kennen.

Wir werden vor allem die verschiedenen Methoden des Yoga in ihrem Bezug zur ayurvedischen Psychologie untersuchen. Das erste Kapitel beschreibt den Hintergrund des Yoga und seine äußeren Anwendungen, seine ethischen Grundlage und die Disziplinen, wie Asanas und Pranayama, das heißt die Körperstellungen des Yoga und die Atemübungen. Das zweite Kapitel handelt von den inneren und tieferen Praktiken des Yoga. Yoga im eigentlichen Sinn bringt uns über die gewöhnliche Psychologie hinaus zur spirituellen Psychologie, über unsere gewöhnlichen menschlichen Probleme hinaus zur eigentlichen Frage des Lebens – die Überwindung allen Leidens.

15.
Spirituelle Therapien

Die spirituelle Anwendung der Psychologie

Die Psyche (Geist) ist in der Seele (Selbst) verwurzelt. Spiritualität ist das Wesen der Psychologie, die ohne Spiritualität oberflächlich und begrenzt bleibt. Wirkliches Glück und Wohlbefinden erreicht man nur über das innere Bewusstsein und die unsterbliche Seele, also nicht in der immer unbeständigen äußeren Welt. Aus diesem Grund führt uns der Ayurveda hin zum Yoga und seinen Meditationsmethoden. Allerdings wird der Begriff Spiritualität heutzutage sehr vage benutzt und kann alles mögliche bedeuten. Spiritualität im yogischen und ayurvedischen Sinn ist das Streben danach, sich selbst mit Gott oder dem höheren Selbst zu vereinigen. Zu den Praktiken gehören gewöhnliche religiöse Handlungen, die auf Glaube, Ritual und Gebet basieren; dies aber ist nur der Beginn einer inneren Suche nach Selbstverwirklichung durch Meditation. Das spirituelle Leben wird durch zwei Hauptfaktoren bestimmt: die Hingabe zu Gott und die Selbsterkenntnis.

Die Hingabe ist die Grundhaltung der Seele, unsere spontane Liebe zum Göttlichen Vater und zur Göttlichen Mutter des Universums. Das Streben nach Selbsterkenntnis ist das höchste Ziel der Intelligenz, der Wunsch, unser wahres Wesen, unabhängig von unseren wechselnden äußeren Identitäten, zu erkennen. Der wichtigere Faktor aber ist die Hingabe, denn sie ist die Grundlage für die Selbsterkenntnis, die sonst rein persönlich und verstandesorientiert bleibt. Die Praxis der Hingabe ist der Nektar, der alles Übel heilen kann. Ohne sie bleibt die Psychologie trocken, persönlich und intellektuell. Durch sie aber wird die Psychologie zur Freude, zur Kunst, sogar zum Wunder.

Hingabe und der Platz Gottes

Wie ist es möglich, dass ein Heilsystem die Gegenwart Gottes nicht anerkennt und nicht daran arbeitet, unsere Verbindung mit unserem Schöpfer zu verbessern? Der Ayurveda betont die Bedeutung Gottes (Ishvara), des Schöpfers oder kosmischen Herrn, aus dem dieses Universum als letztendliche Heilquelle entsprungen ist. Gott ist der manifestierte Aspekt der Gottheit oder des Absoluten (Brahman), der über die Schöpfung von Zeit und Raum herrscht. Aus vedischer Sicht ist Gott die innere Wirklichkeit, unser innerer Führer. Die Verbindung zu ihm ist die Quelle zur Verbindung mit unserem inneren Selbst und Quelle des Wohlbefindens und des Glücks.

Gott als das Höchste Wesen ist natürlich nicht auf irgendeine bestimmte Form begrenzt. Gott ist auch nicht einfach „ER". Er (Ishvara) ist gleichzeitig auch Sie (Ishvari). Sein weibliches Gegenstück ist seine kreative und erhaltende Kraft, die Göttliche Gnade oder Shakti. Gott ist aber nicht nur weiblich und männlich, sondern auch belebt und unbelebt, er existiert in der ganzen Natur, einschließlich der Pflanzen, Tiere, Steine, Planeten und Sterne. Er ist sowohl persönlich als auch unpersönlich, formlos und in allen Formen enthalten.

Gott ist das Wesen, das durch die kosmische Intelligenz, seinen Geist, wirkt. Er respektiert die Intelligenz und ist immer für unsere Kommunikation und unsere Fragen offen. Der Weg zu ihm führt über die Meditation mit offenem Geist und offenem Herzen. Solange wir im Reich der Manifestationen leben, sind wir seinen Gesetzen unterworfen und sollten ihm huldigen. Wenn wir uns auf seinen Willen einstimmen, werden wir auf den Gipfel der Natur, von wo aus wir ganz leicht die transzendentale Wahrnehmung erfahren. Der Göttliche Wille ist der Wille zur Wahrheit und zur Entwicklung des Bewusstseins. Er hilft allen Wesen bei der inneren Entfaltung, unabhängig davon, welche Namen und Formen diese Entwicklung einnimmt.

Die Bedeutung der Hingabe

Die meisten psychologischen Probleme resultieren aus einem Mangel an Liebe. Liebe ist die Kraft, die das Leben lebenswert macht, sie gibt ihm Farbe, Tiefe und Wärme und lässt uns intensivste Gefühle und höchstes Glück erleben. Die Liebe ist von der jeweiligen Beziehung abhängig. Wir alle suchen das Glück in Beziehungen, einsam zu sein verursacht Leiden. Mit anderen zusammen zu sein, vereint zu sein, schafft Freude. Wenn wir aber unsere Beziehungen begrenzen oder personalisieren, kann auch dies Isolation und Leiden mit sich bringen. Wir vereinen uns mit einem Menschen oder einer Gruppe und isolieren uns von anderen, die zu unseren Feinden werden.

Wunsch ist ein Zustand des Wollens, der Wille, geliebt zu werden. Es ist ein leerer, bedürftiger Zustand, der sich nach Erfüllung von außen sehnt. Liebe hingegen ist der Zustand der Fülle, der Fähigkeit, zu geben. Es ist ein Zustand des Überflusses, dessen Kraft von innen kommt und unsere Verbindung zu allen menschlichen Wesen durchdringt. Die eigentliche Frage, die wir uns selbst stellen sollten, ist nicht, wo wir Liebe finden, sondern wie wir Liebe geben können. Wenn wir danach streben, Liebe zu geben, werden wir Liebe erfahren, denn wir sehen die Liebe als Teil unserer Selbst an. Wenn wir sie aber außerhalb suchen, wird sie entschwinden, da wir sie als etwas betrachten, das eigentlich nicht schon ein Teil unserer Selbst ist.

Die meisten unter uns suchen die Liebe außerhalb von ihres Selbst: in Sexualpartnern, in der Familie und bei Freunden. Sie wollen eher persönlich geliebt werden, als universell zu lieben. Dadurch wird die Liebe auf Distanz gebracht, hin zu einem Objekt oder einer anderen Person, die wir überzeugen müssen, damit sie uns Liebe gibt. Wir laufen der Liebe ständig hinterher, können sie aber nie behalten. Diese Art von Liebe entzieht sich uns, denn sie ist nicht eigentlich ein Teil von uns selbst, sondern von den Umständen unserer Beziehungen abhängig, die sich immer wieder ändern.

Der Grund dafür, dass die menschlichen Beziehungen heutzutage so oft Probleme aufwerfen, liegt in der mangelnden Hingabe. Wir suchen nach einer Erfüllung in unseren Beziehungen zu unseren Mitmenschen, die wir doch nur in der Beziehung zu Gott finden können. Unsere eigentliche Beziehung, die unendlich ist, haben wir zum Göttlichen. Unsere menschlichen Verbindungen sind nur vorübergehende Abwandlungen dieser tieferen Beziehung. Solange wir nicht die richtige Beziehung zum Göttlichen haben, mit dem universellen Bewusstsein, der universellen Wahrheit, werden wir nicht richtig mit uns selbst und unserem Leben umgehen können.

Heutzutage suchen viele Menschen nach der einzig richtigen, lang anhaltenden Beziehung. Alle unsere menschlichen Beziehungen sind zweitrangig, denn sie sind an die Zeit gebunden und müssen irgendwann enden. Sie werden nur zu erstrangigen Beziehungen, wenn wir Gott in unserem Nächsten sehen. Ohne die Anerkennung des ewigen Wesens jenseits aller Beziehungen, werden wir in keiner Verbindung Erfüllung finden. Wir sind allein geboren und werden allein sterben und außer für kurze Momente werden wir geistig oder körperlich nie eins mit dem anderen sein.

Trotzdem sind wir nie wirklich allein. Obwohl wir mit einem einzelnen Körper geboren sind und sterben, können wir in uns das Bewusstsein des ganzen Universums entdecken, wenn wir einmal nach innen schauen wollen. Wir können alle Welten und alle Wesen innerhalb unseres Selbst finden. Die wirkliche Beziehung bedeutet, das Göttliche in anderen und in der ganzen Natur zu sehen. Das heißt, dass wir uns auf unseren eigentlichen Ursprung, unsere eigentliche Verwandtschaft, den Göttlichen Vater und die Göttliche Mutter des Universums, beziehen müssen und nicht nur auf äußere Körper und Formen.

Der Mangel an Hingabe ist die Wurzel aller psychologischen Probleme. Auf der anderen Seite kann ein Mensch, der Hingabe entwickelt, keine wirklich bedeutenden psychologischen Probleme haben, denn das Göttliche ist immer anwesend und niemals von ihm getrennt.

Ergebenheit

Allein durch unsere eigene, persönliche Kraft können wir unsere psychologischen Probleme nicht lösen. Unsere willentlichen Anstrengungen, unser Leben zu kontrollieren und unser Schicksal zu manipulieren, hat uns in diese erregte, anstrengende Verfassung gebracht, aus der wir nun Befreiung suchen. Wenn wir unsere Probleme selbst lösen könnten, hätten wir dies sicher schon lange getan. Es ist auch nicht sehr wichtig, die Details unserer psychologischen Probleme herauszufinden. Die Selbstsucht, eigentlich ein Mangel an Hingabe, und die Suche nach äußerlicher Liebe haben uns innerlich ausgetrocknet und unzufrieden werden lassen.

Wir müssen lernen, von unseren persönlichen Problemen loszulassen, sodass sie uns nicht vereinnahmen können. Unsere persönlichen Probleme sind nichts anderes als Manifestationen unseres persönlichen Selbst. Es gibt für sie innerhalb des Bereichs unseres persönlichen Selbst keine Lösung. Nur wenn wir dieses Selbst aufgeben, werden auch die

Probleme, die durch es entstanden sind, verschwinden. Der Schlüssel dafür ist Ergebenheit. Denn im Grunde genommen haben wir keine Einwirkung auf die Funktionen unseres Körpers, auf das Fortschreiten der Zeit oder auf die wunderbare Ordnung des Universums. Gäbe es nicht eine höhere, leitende Kraft, könnten wir nicht einmal atmen.

Wir brauchen also nicht mehr so zu tun, als hätten wir die Verantwortung für die Dinge oder als könnten wir sie wirklich verändern. Wir können uns der Kraft ergeben, die immer über allen Dingen steht, das heißt der Liebe, die in unserem tiefsten Herzen ruht.

Durch Ergebenheit können wir am schnellsten unsere Probleme überwinden. Es geht aber nicht darum, sich einer Person oder Sache zu ergeben, sondern der inneren Güte und des Bewusstseins des Lebens, die wir alle spüren, wenn wir frei von selbstsüchtigen Motiven sind. Diese Ergebenheit besiegt alles, meist brauchen wir aber eine Form dafür. Es kann sein, dass wir uns dem Göttlichen ergeben mittels eines Freundes, eines Lehrers oder einer Form von Gott. Der hinduistische Gruß „Namasté" selbst bedeutet „Ich verbeuge mich in Ergebenheit vor dem Göttlichen in dir".

Mitgefühl

Hingabe und Mitgefühl sind die zwei Seiten der gleichen höheren Sensitivität, des richtigen Gefühls. Wir sollten Hingabe empfinden gegenüber dem Göttlichen und allen, die Göttliche Qualitäten verkörpern, wie zum Beispiel unseren spirituellen Führer. Und wir sollten Mitgefühl empfinden für alle Kreaturen, vor allem denen gegenüber, die weniger Glück haben als wir.

Mitgefühl darf jedoch nicht mit Mitleid verwechselt werden, einem entnervenden und arroganten Gefühl. Mitgefühl ist ein Gefühl des Zusammenseins oder ein gemeinsames Gefühl, in dem wir den anderen als Teil unseres Selbst betrachten. Das bedeutet nicht nur, dem anderen zu helfen, sondern seine Leiden und Freuden als unsere eigenen anzusehen.

Ohne das Mitgefühl für andere Lebewesen wird die Hingabe zu Gott eine rein persönliche Angelegenheit. Gott hingegeben zu sein bedeutet, Mitgefühl für alle Lebewesen zu empfinden, auch für die, die Gott auf eine andere Weise oder gar nicht verehren. Mitgefühl ist die Anerkennung der Göttlichen Anwesenheit in allen Lebewesen.

Andererseits kann das Mitgefühl ohne Hingabe leicht arrogante Züge bekommen. Wir als einzelne können die Welt nicht retten, vor allem, wenn wir noch nicht einmal uns selbst gerettet haben. Der Versuch, anderen zu helfen, ohne uns selbst zu kennen, ist vergleichbar mit dem Versuch, jemand aus dem Wasser zu retten, während wir selbst gerade ertrinken.

Aber unabhängig davon, in welchem Stadium des Lebens wir uns gerade befinden, ist es immer möglich, durch die höhere Gnade in uns, anderen Menschen in der Anerkennung unseres begrenzten Wissens zu dienen. Die höchste Form des Mitgefühls ist wiederum die Hingabe. Sie ist die Suche nach der Göttlichen Gnade zum Wohle aller.

Formen der Hingabe

Gott oder der Schöpfer ist der eigentliche Lehrer, der höchste Guru und auch der eigentliche Arzt oder Heiler des Universums. Wir können ihn in jeglicher Form anerkennen, denn er nimmt alle Formen an, die dem einzelnen lieb sind, aber ohne seine Gnade wird keine innere Heilung möglich sein.

Das Göttliche kann in verschiedenen Namen und Formen verherrlicht werden. Wir sollten tatsächlich Gott in einer ganz persönlichen Form verherrlichen, da sonst unsere Beziehung zu ihm nicht sehr innig sein wird. Wir sollten die Beziehung zum Göttlichen finden, der wir selbst am leichtesten folgen können – als Vater, Mutter, Freund, Bruder, Schwester oder Geliebter. Im allgemeinen ist die Verherrlichung in Form der Mutter am leichtesten, da wir zu ihr die intimste Beziehung haben.

Gott kann vielleicht sogar am leichtesten in Form der Göttlichen Mutter verherrlicht werden. Sie vereinigt in sich alle Liebe, Schönheit, Freude und Gnade. Ihre Kraft wirkt durch die Natur in Gestalt der großen Schönheit und Wonne der Schöpfung und in Gestalt der evolutionären Kraft, die uns zum spirituellen Wachstum hintreibt. Gott kann aber auch als der Göttliche Vater angesehen werden und die Natur als die Göttliche Mutter. Natur steht in dieser Hinsicht nicht für die grobe Materie, sondern die schöpferische Intelligenz, die sie formt und leitet.

Die Hingabe zu Gott ist ein Teil der Suche nach dem, was wir wirklich sind, also nach Gott. Sobald wir unser inneres Selbst erkennen, werden wir die Natur und Gott (den Schöpfer) als Realitäten, die außerhalb unseres Selbst stehen, transzendieren. Wir vereinigen uns mit dem Göttlichen und dem reinen Bewusstsein, das hinter dem Universum liegt.

Entwicklung der Hingabe

Die beste Art, Hingabe zu entwickeln ist, sich für eine bestimmte Gestalt zu entscheiden, in der Gott verherrlicht werden kann. Die Hingabe fällt leichter, wenn man eine Form oder eine Gestalt dafür benutzt. Denn eigentlich ist die Verhaftung an Formen die Grundlage der Funktionen unseres Geistes und seiner Probleme. Wir können bestimmten Punkten folgen. Am wichtigsten ist tatsächlich, eine bestimmte Form zu haben, die wir regelmäßig verherrlichen können.[70]

1. Bauen Sie eine spezielle Beziehung auf, in der Sie Gott als Vater, Mutter, Geliebten oder Freund, als den Schöpfer, Erhalter oder Zerstörer des Universums verherrlichen, entscheiden Sie sich für das, was ihnen am nächsten liegt.
2. Wählen Sie eine ganz bestimmte Form aus, wie zum Beispiel Shiva, Krishna, Buddha, Christus, Kali, Tara, Kwan Yin oder Maria, die Gestalt, die Sie am stärksten inspiriert. Sie können dabei das Bild Gottes, männlich oder weiblich, oder eines großen Lehrers oder Avatars oder eines großen Gurus verwenden.
3. Wiederholen Sie den Göttlichen Namen oder das Mantra der Göttlichen Gestalt, wie Om, Ram, Namah Shivaya, Hare Krishna etc.
4. Verrichten Sie tägliche Rituale, Opfer oder Gebete für diese ausgewählte Gottheit. Meditieren Sie über dieser Gottheit als Ihrem wahren Selbst.

Rituale

Rituale sind wichtig zur Weihung unserer Heilmethoden. Sie sind selbst Heilmethoden und Teil der spirituellen Therapie des Ayurveda. Sie geben uns den richtigen geistigen Rahmen, damit wir die Energien unseres tieferen Bewusstseins aufrechterhalten können. Rituale dienen als Grundlage für die meisten Methoden der Hingabe, die jedoch darüber hinaus zur Meditation führen sollten.

Rituale sind in der psychologischen Behandlung sehr wichtig, denn sie führen Körper und Sinne des Patienten hin zum Heilprozess. Sie helfen, positive Eindrücke zu entwickeln, die den Geist heilen und nähren. Sehr hilfreich sind Feuerrituale[71], während der die psychische Negativität dem Göttlichen Feuer zur Reinigung geopfert wird. Die gewöhnlichen Pujas der Hindus oder die Anbetungen bestehen aus Opfern für alle fünf Sinne: ein Duftöl wie Sandelholz wird für die Erde geopfert, flüssige Nahrung für das Wasser, eine Gheelampe für das Feuer, Räucherware für die Luft und eine Blume für den Äther. Es sind sehr gut organisierte Rituale zur Reinigung von Körper und Geist. Rituale sind die wichtigsten Methoden der Hingabe. Wir sollten Gott in der Form opfern, die wir gewählt haben, dies ist Vorbereitung für alle anderen Übungen.

Gebet und Mantra

Gebete sind demütige Bitten an die Gottheit um Hilfe, Liebe oder Führung. Es ist wichtig zu lernen, mit Gott zu kommunizieren, der ja nichts anderes ist als unser inneres Selbst. Wir sollten eine Kommunikationsmöglichkeit nicht nur zu Gott, sondern zu der ganzen Schöpfung entwickeln, und damit das Göttliche Bewusstsein anerkennen, das aller Existenz innewohnt. Wir können zu dem Göttlichen beten und um Hilfe bitten in Bezug auf unsere psychologischen und psychischen Probleme. Gott lehnt niemals eine aufrichtige Bitte ab, doch antwortet er nicht auf rein egoistische Wünsche.

Die Gottheit verfügt auch über einen Namen oder ein Mantra. Der Name ist der wichtigste Faktor in der Verherrlichung. Wir sollten versuchen, den Göttlichen Namen immer dann zu wiederholen, wenn unser Geist unruhig oder zornig wird. Wenn wir den Göttlichen Namen zu unserem ständigen Begleiter machen, kann uns nichts im Leben wirklich beunruhigen. Wir sollten seinen Namen immer in unserem Gedächtnis tragen und ihn wiederholen, wann immer wir können. Allerdings dürfen wir das Göttliche nie mit Hintergedanken anrufen, denn Gott oder die Wahrheit ist nicht für unser eigenes, persönliches Wohl da, sondern zum Wohle aller, was auch unser höchstes Wohl miteinschließt.

Als ersten Schritt sollten wir über der Gestalt des Göttlichen meditieren, sollten aber auch versuchen, diese Gestalt überall zu sehen. Wir müssen lernen, sie in anderen, in der Natur und in uns selbst zu erkennen. Wir sollten beginnen, mit dieser Gestalt zu sprechen und ihre Führung zu suchen und sie und ihre Bedeutung auf einer inneren Ebene zu verstehen.

In der hinduistischen und buddhistischen Tradition gibt es zu den Gestalten der einzelnen Gottheiten jeweils ein Energiemuster, ein Yantra oder Mandala, wie das Sri Yantra. Man kann über diesen Yantren meditieren, aber auch andere Symbole benutzen.

Gottheiten und Psychologie

Die moderne Psychologie bewertet die Verherrlichung von Gottheiten als primitiv oder psychologisch naiv, dabei ist die Gottesverherrlichung im Grunde genommen das Ergebnis einer tiefen spirituellen Psychologie. Die Gottheiten können den großen Archetyp und die kosmischen Kräfte, die allein Macht haben über die tieferen instinktiven und intuitiven Ebenen unseres Bewusstseins, in unserer eigenen Psyche energetisieren.

Die yogischen Gottheiten sind Personifikationen der großen Kräfte des Bewusstseins, die sowohl psychologische als auch kosmische Ebenbilder haben. Wir können grimmige Gottheiten verherrlichen, um Zorn und negative Emotionen von uns selbst oder von anderen zu überwinden. Die Anbetung wohltätiger oder friedfertiger Gottheiten kann unseren Geist beruhigen, Zufriedenheit fördern und unsere eigenen tieferen spirituellen und kreativen Kräfte erwecken.

Im Hinduismus gibt es verschiedene Gottheiten, die die unterschiedlichen Kräfte des kosmischen Geistes repräsentieren. Zur allgemeinen Behandlung psychologischer Beschwerden wird meist der Gott Shiva angerufen, die Personifikation der Höchsten Gottheit (Mahadeva). Shiva bedeutet Frieden und seine Verherrlichung fördert einen friedvollen Geist. Shiva hat die Macht, alle negativen Energien des Geistes zu kontrollieren und herrscht über alle elementaren Kräfte und Schatten aus der Vergangenheit, die uns stören könnten. Er kann jegliche Negativität neutralisieren. Wir können ihn verherrlichen durch die Wiederholung seines Mantra:

OM Namah Shivaya! Om, Ehrerbietung für Shiva!

Wir können den Namen Shivas oder sein Samenmantra SHAM, den Urklang des Friedens, immer wieder wiederholen.

In der Verarbeitung von Zorn können wir Shiva günstig stimmen, indem wir ihn in seiner Form Rudra, der den Göttlichen Zorn kontrolliert, anbeten. In der Verarbeitung von Angst können wir die Göttin Kali verherrlichen, die uns von Zeit und Tod, also von dem, was wir am meisten fürchten, befreit. Zur Verarbeitung von Verhaftung können wir über der Göttin Lakshmi meditieren, die alle Wohltätigkeit als Früchte der Hingabe in sich vereinigt. Für Liebe und Freude können wir den Gott Krishna anrufen, der die Verkörperung der Göttlichen Liebe und Gnade ist. Um Furchtlosigkeit zu entwickeln, können wir den Gott Rama anbeten, der die Göttliche Furchtlosigkeit repräsentiert.

Ganesha, der elefantenköpfige Gott, verleiht die Kraft stetiger Intelligenz, ruhigen Denkens und des rechten Urteils. Er hilft uns, unsere Intelligenz (Buddhi) in der rechten Weise zu entwickeln. Hanuman, der Affengott und Verehrer von Rama, verleiht uns höhere Lebenskraft (Prana), die den Geist hebt und unsere Hingabe steigert. Alle Gottheiten des Hinduismus können in der Psychologie dienlich sein; dies sind nur einige wenige Beispiele, um eine Vorstellung von dieser Seite zu geben.[72]

Auch im Buddhismus, vor allem im tibetischen Buddhismus, gibt es ähnliche Gottheiten, die „Bodhisattvas" genannt werden.[73] Auch die Gottheiten anderer antiker Religionen, beispielsweise im alten Griechenland, Ägypten und Babylonien, wurden in ähnlicher Weise benutzt. So hat man zum Beispiel den griechischen Apollo, der Ähnlichkeiten mit dem vedischen Sonnengott hat, verherrlicht um die Kraft der Intelligenz und der Kreativität und Erleuchtung zu entwickeln. Dies ist ein sehr komplexes, eigenständiges Thema, dessen Bedeutung nicht unterschätzt werden darf.

Formlose Hingabe

Einige Menschen fühlen sich zu keiner Form oder Gestalt hingezogen, die sie verherrlichen könnten, und ziehen es vor, das Göttliche ohne Form anzubeten. Dies kann durchgeführt werden, indem man Gott als Vater, Mutter, Geliebten oder Herrn sieht, ohne jedoch eine Form, ein Bild dafür zu wählen. Obwohl die Hingabe nicht unbedingt über eine Form, eine Gestalt erlebt werden muss, ist eine Beziehung zum

Göttlichen jedoch unerlässlich. Auch die verschiedenen Namen oder Mantren für das Göttliche sind sehr wichtig.

Eine andere Möglichkeit, formlose Hingabe zu entwickeln, ist die Verehrung der Göttlichen Qualitäten wie Wahrheit, Liebe, Frieden und Zufriedenheit. Über diesen Qualitäten kann man meditieren oder sie zu Göttlichen Namen werden lassen. Die Qualitäten, die wir im Leben ehren, werden wir auch in uns entwickeln.

Meist empfiehlt es sich, die formorientierte Hingabe mit der formlosen zu kombinieren, denn beide ergänzen sich gegenseitig. Das Formlose in der Form zu sehen ist der höchste Weg, denn dies bedeutet, Gott in der Natur und der Menschheit zu sehen. Diejenigen, die Gott in einer bestimmten Form hingegeben sind, müssen lernen, die Gottheit in allen Formen zu sehen und die, die das formlose Göttliche anbeten, müssen lernen, die ganze Welt in Gott zu sehen.

Entwicklung von Mitgefühl

Die meisten unserer persönlichen Schwierigkeiten verschwinden, wenn wir uns die großen Probleme der Welt vor Augen halten. Eigentlich hat niemand von uns persönliche Probleme. Wir haben nur unsere eigene, persönliche Form des menschlichen Problems, was letztendlich in unserer Vorstellung eines getrennten Selbst liegt. Es gibt verschiedene Methoden, Mitgefühl zu entwickeln.

Verrichten Sie tägliche Gebete oder Gesänge für den Weltfrieden und für die Erlösung vom Leiden für alle Lebewesen, in der Art: „Alle Wesen sollen glücklich sein. Alle Wesen sollen friedvoll sein. Alle Wesen sollen frei von Krankheiten sein. Alle Wesen sollen frei sein von Kummer und Schmerz."

Engagieren Sie sich selbst oder unterstützen Sie Mitarbeit oder ein karitatives Unternehmen, der erzieherischen, heilenden, politischen oder ökologischen Art.

Hingabe und Geist

Intellektuelle Menschen lehnen die Hingabe oft ab, da sie darin eine Art emotionaler Schwäche sehen. Aber die Hingabe ist der Lebenssaft des Geistes. Wenn wir keine Hingabe entwickeln, wird unser Geist trocken, leer und selbstzerstörerisch werden. Auch wenn wir sehr weise oder intelligent sind, ist die Hingabe wesentlich. Am Beispiel einer Metapher wäre der Geist der Docht, das Wissen die Flamme, aber die Hingabe wäre das Öl, das den Docht nährt. Ohne Hingabe wird das Wissen, sogar das spirituelle Wissen, den Geist einfach verbrennen.

Selbsterkenntnis

Die wahre Psychologie oder das Wissen von der Psyche besteht darin, das eigene Selbst zu erkennen. Aber wer sind wir eigentlich? Sind wir nur dieser Körper, dieser Geist, das Geschöpf dieser einen Geburt? Heißt uns selbst zu erkennen, das Wissen um die Besonderheiten unserer Körperchemie, die Bildung unseres Gedächtnisses, unsere soziale Konditionierung oder etwas noch Tieferes zu erfassen?

Jede Form der Psychologie ist der Versuch, herauszufinden, wer wir eigentlich sind, doch haben die verschiedenen psychologischen Systeme sehr unterschiedliche Auffassungen des Selbst. Die meisten akzeptieren die Gültigkeit des Egos – die „Ich-bin-der-Körper-Identität" dieser einen Geburt – als unser wahres Selbst. Der Ayurveda schaut weit über dies hinaus hin zu unserer wahren Identität der unwandelbaren Erkenntnis, die sowohl Körper als auch Geist durchdringt.

Selbsterkenntnis heißt, unser Wesen in seinem ganzen Ausmaß zu verstehen. Dazu gehört nicht nur das physische Selbst, sondern auch das geistige Selbst und die individuelle Seele, die von Geburt zu Geburt bestehen bleibt. Wahre Selbsterkenntnis bedeutet, in Kontakt zu kommen mit dem Ziel unserer Seele in dieser Inkarnation, zu verstehen, was unsere Seele in diesem Leben erfüllen muss, um auf ihrer Reise zur Göttlichkeit weiterzukommen.

Selbsterkenntnis schließt kosmische Kenntnis mit ein. Wir funktionieren durch die großen Energien der Natur, die gleichzeitig die Kräfte unserer tieferen Wahrnehmung sind. Wenn wir uns selbst kennen, kennen wir das Universum, nicht als physisches Phänomen, sondern als das Spiel des Bewusstseins. Alles, was wir sehen, von den wunderschönen Bergen bis hin zu kriminellen Taten, ist ein Aspekt von uns selbst. Solange wir diese nicht in uns selbst erkennen, werden wir nicht verstehen, wer wir wirklich sind.

Selbsterkenntnis ist die höchste Form des Wissens und die Grundlage für jedes weitere Wissen. Sie ist das eine, durch das alles andere verstanden wird. Um sie zu erreichen, müssen wir den Geist zurück an seinen Ursprung bringen und ihn neu erziehen, damit er die Welt nicht als äußere Realität, sondern als eine innere Offenbarung erkennt. Die äußere Welt dient der inneren Erfahrung und Selbsterkenntnis. Wenn wir uns irgendetwas in der Natur direkt, mit einem klaren Geist nähern, werden wir erkennen, dass es auf der tiefsten Ebene mit unserem eigenen Bewusstsein eins ist. Wir erkennen uns selbst in der Natur und die Natur in uns selbst. Dies ist die Offenbarung unseres höheren Selbst.

Entwicklung der Selbsterkenntnis

Selbsterkenntnis können wir fördern, indem wir lernen, uns selbst zu beobachten, was allerdings die Meditation voraussetzt. Wir müssen die Idee des konditionierten Ego nicht akzeptieren, sondern können tiefer in den Geist eintauchen und sehen, wie wir mit der ganzen Kreatur verknüpft sind. Wir müssen unseren Sinn für das Selbst, dieses „Ich-bin" zu seinem Ursprung im spirituellen Herzen zurückbringen. Wir müssen erkennen, wer wir sind, nicht nur, was unser Name und unser Beruf ist, sondern das Wesen unserer Wahrnehmung, befreit von allen äußeren, konditionierten Faktoren. Gedanken sind immer aus zwei Teilen aufgebaut: das „Ich" und das, mit was es in Beziehung gebracht wird, das „Ich bin dies" oder „Dies ist mein." Das Subjekt, das „Ich" wird mit dem Objekt verbunden oder identifiziert sich mit ihm. Alle unsere Probleme resultieren aus diesem Objektanteil, der an Zeit und Raum gekettet ist. Wir haben Probleme damit das zu sein oder etwas anderes zu sein, oder das, beziehungsweise etwas anderes zu bekommen, nur mit dem Sein an und für sich haben wir keine Probleme. „Zu sein" fällt niemand schwer. Es ist das Gegebene, das Selbstexistierende. Die Probleme entstehen dadurch, etwas anderes zu sein oder etwas darstellen zu müssen.[74]

Das Zurückkommen zum reinen „Ich bin" ist die Wurzel allen Friedens und allen Glücks. Die Psychologie sollte uns helfen, die äußeren Schichten unseres Wesens zu verstehen, unsere physischen, vitalen und geistigen Triebe, aber nicht, um uns darin gefangen zu halten, sondern, um sie zu harmonisieren, damit unser tieferes Wesen durch sie funktionieren und stark werden kann.

Voraussetzung für die Selbsterkenntnis ist ein ruhiger und ausgeglichener (sattvischer) Geist. Wenn wir unter psychischen Beschwerden leiden, ist es meist einfacher, zuerst Hingabe zu entwickeln oder uns mit den leichter zugänglichen, äußeren Aspekten unseres Lebens auseinanderzusetzen, wie Veränderungen in Ernährung und Eindrücken. Es ist sehr unrealistisch, jemanden, der eine schwere emotionale Krise durchmacht, aufzufordern, zu meditieren, sich loszulösen oder in Verbindung mit dem höheren Selbst zu treten. Er wird eher eine praktische Anleitung brauchen, mit dem Ziel, ihn in Richtung Meditation zu führen. Aus diesem Grund ist die Selbsterkenntnis eher ein Teil des spirituellen Weges als der psychologischen Behandlung. Allerdings ist die Selbsterkenntnis die einzige Möglichkeit, über alle Leiden hinwegzukommen, die entstehen, weil wir uns selbst nicht kennen.

16.
Der Achtfache Pfad des Yoga I
Äußere Methoden:
Dharmische Lebensführung, Asana und Pranayama

Das große System des Yoga

Das ganze Leben besteht aus Yoga, denn Yoga bedeutet Vereinigung. Wir alle streben in unserem eigenen Verständnis danach, eins zu werden mit dem Wirklichen, dem Guten und der Quelle des Glücks. Jedes einzelne Leben sehnt sich bewusst oder unbewusst nach der Wiedervereinigung mit dem kosmischen Leben. Wir alle streben danach, unsere Grenzen zu erweitern und unsere Beziehungen zu vertiefen, um Vollständigkeit und Frieden zu finden. Yoga ist nicht ein neuer Weg, dem man folgen sollte, sondern ein Mittel, sich des ursprünglichen Lebensantriebes bewusst zu werden. Yoga ist die Bewegung und die Entwicklung des Lebens selbst.

Alle psychologischen Probleme entstehen letztendlich aus dem falschen Gebrauch der Bewusstseinsenergie. Anstatt sich mit der ewigen inneren Wirklichkeit, in der wir unendliche Freude finden, zu vereinen, klammern wir uns selbst an vergängliche äußere Objekte, deren stetige Veränderungen nur Schmerz bereiten. Die Praxis des Yoga oder der inneren Vereinigung kehrt jedoch alle psychologischen Probleme um, denn der Geist verschmilzt erneut mit seiner unwandelbaren Quelle des reinen Bewusstseins, in dem vollkommener Friede herrscht. Aus diesem Grund ist Yoga, vor allem hinsichtlich der Behandlung psychologischer Störungen, ein integraler und wichtiger Teil des Ayurveda, der Wissenschaft des Lebens.[75]

In den Yoga Sutren[76], den wichtigsten klassischen Schriften über Yoga, wird Yoga als „die Beruhigung der Bewusstseinsvorgänge" definiert. Auch hier ist Chitta wieder gleichzeitig Begriff für Bewusstsein und Geist, da er sich auf das bewusste und unbewusste Gedankenpotenzial bezieht. Beruhigen bedeutet das Auslöschen aller negativen Konditionierungen, die im Geist und Herzen angesiedelt sind. Voraussetzung für die vollkommene Stille ist die Kontrolle der verschiedenen Funktionen des Bewusstseins durch die Intelligenz, den Geist und das Ego bei gleichzeitiger Verhaftungslosigkeit in Bezug auf Lebenskraft und physischen Körper. Dies ist eine tiefere und profundere Definition als die allgemein verbreitete Vorstellung von Yoga heutzutage, unter dem man meist nicht viel mehr als Gymnastik oder Entspannung versteht. Die Regeln für die Entwicklung im Yoga, durch die aber auch psychologische Beschwerden behandelt werden können, sind:

1. Beruhigung und Entleerung des Bewusstseins (Chitta).
2. Neuausrichtung und Schärfung der Intelligenz (Buddhi).
3. Kontrolle und Verinnerlichung des Geistes (Manas) und der Sinne.
4. Auflösung des Ego (Ahamkara).
5. Ausgleich und Stärkung der Lebenskraft (Prana).
6. Reinigung des Körpers.

Die verschiedenen Vorgänge gehören zusammen; ohne das eine kann das andere nicht erreicht werden. Wir haben diese Faktoren schon in den einzelnen Kapiteln des Buches diskutiert, in diesem Kapitel werden wir sie zusammenfassen und vertiefen.

1. Die Beruhigung unseres tieferen Bewusstseins

In unserem tieferen Bewusstsein sind die verschiedenen emotionalen Traumata und Schmerzen gelagert, die uns beeinträchtigen und von denen ein Großteil versteckt oder unterdrückt bleibt. Diese Störfaktoren müssen beruhigt und gelöst werden. Wir müssen den Frieden bis in den Kern unseres Bewusstseins bringen. Voraussetzung dafür ist, den Geist von seinen Inhalten, seinen tiefsitzenden Gewohnheiten, Neigungen und Verhaftungen zu entleeren und Angst, Zorn und Wünsche auf allen Ebenen zu lösen. Der Geist ist von Natur aus ruhig und rein. Wir müssen dem Geist nur erlauben, zu seinem Ursprung zurückzukehren, das heißt, ihn frei halten von störenden äußeren Einflüssen.

2. Neuausrichtung und Schärfung der Intelligenz

Die Intelligenz muss von der Orientierung auf die äußere Sinnenwelt neu ausgerichtet werden auf die innere Welt des Bewusstseins. Wir müssen lernen, das Ewige vom Vergänglichen zu unterscheiden, das

Wahre vom Unwahren und unser wahres Selbst von der Masse der Egoerscheinungen. Voraussetzung dafür ist die Wahrnehmung der drei Gunas, das Festhalten an Sattva und das Aufgeben von Rajas und Tamas. Dies ist auch eine Möglichkeit, unser Bewusstsein zu entleeren. Nur durch die Neuorientierung der Intelligenz können wir unsere Wahrnehmung jenseits der Bewusstseinsinhalte, die alle an die Zeit gebunden sind, neu ausrichten.

3. Kontrolle des Geistes

Wir müssen lernen, unseren Geist und die Sinne zu kontrollieren und uns nicht länger in der Suche nach äußerer Erfüllung von ihnen ablenken zu lassen. Voraussetzung dafür ist das Entwickeln von Selbstkontrolle, Charakter und Willenskraft. Solange der Geist äußere Eindrücke in das Bewusstsein transportiert, kann das Bewusstsein sich nicht selbst entleeren. Ganz ähnlich können wir unsere Intelligenz nicht nach innen richten, solange wir mit dem Geist nach außen orientiert sind.

4. Auflösung des Egos

Die Wurzel jeglicher Erweiterung unseres Bewusstseins liegt in der Auflösung des Ego oder der Vorstellung eines getrennten Selbst, das einengend und isolierend wirkt. Das getrennte Selbst ruft eine innere Leere hervor, die wir mit äußeren Aktivitäten zu füllen versuchen. Es verursacht Fehlurteile, durch die wir Schmerz und Leid schaffen. Solange wir im Ego gefangen sind, werden wir unseren Geist nicht kontrollieren können, unsere Intelligenz wird nach außen gerichtet sein und unser inneres Bewusstsein wird in Tumulte verwickelt bleiben. Voraussetzung für die Auflösung des Ego ist Selbstverzicht, Gottesergebenheit, das Erwachen unseres inneren Selbst und eines Gefühls für unsere Seele.

5. Ausgleich und Stärkung der Lebenskraft

Unser Prana oder unsere Lebenskraft wird eingeengt durch die Verhaftungen und Verwicklungen, die uns stören. Um den Geist zu befreien, muss auch dieses Prana befreit werden. Unsere Lebenskraft (Prana) muss von ihrer Fixierung auf äußere Objekte, durch die sie zerstreut und zersplittert wird, befreit werden. Ansonsten wird unser Geist nach außen gelenkt und unsere wahrnehmende Energie verschwendet. Ohne die richtige Lebenskraft können wir nichts ausrichten und können vor allem den Geist und die Sinne nicht kontrollieren. Wir müssen also durch Geist, Sinne, Atem und Körper mit den heilsamen inneren und äußeren Quellen der Lebenskraft in Verbindung treten.

6. Reinigung des Körpers

Der Körper muss von Giften und den überschüssigen biologischen Temperamenten Vata, Pitta und Kapha gereinigt werden. Ein verunreinigter oder schwacher Körper zieht den Geist herunter und schwächt die Lebenskraft. In unserem Körper werden unsere Handlungen und ihre langfristigen Auswirkungen gespeichert. Wenn wir mit dem Geist und dem tieferen Bewusstsein arbeiten wollen, können wir die Rolle des Körpers nicht ignorieren.

Die acht Glieder des Yoga: Ashtanga Yoga

Der klassische Yoga enthält einen achtfachen Ansatz (Ashtanga), der zum Ziel der Wiedervereinigung führt. Diese acht „Glieder" sind nicht nur Schritte oder Stufen, obwohl sie eine gewisse Reihenfolge innehaben. Sie gleichen eher Körpergliedern oder den Teilen eines Hauses. Jedes Glied hat seine eigenen Rolle, aber nicht alle sind gleich wichtig. Wir werden die acht Glieder des Yoga unter dem Aspekt der psychologischen Behandlung untersuchen und deren Beziehung zu den verschiedenen Therapien, die in diesem Buch vorgestellt wurden, erläutern.

Die acht Glieder des Yoga

1. Yama – Regeln des sozialen Verhaltens
2. Niyama – Regeln des persönlichen Verhaltens
3. Asana – Körperstellungen: die rechte Orientierung des physischen Körpers
4. Pranayama – Kontrolle des Atems: der rechte Gebrauch der Lebenskraft
5. Pratyahara – Kontrolle des Geistes und der Sinne
6. Dharana – Konzentration: Kontrolle der Wahrnehmung
7. Dhyana – Meditation: die rechte Betrachtung
8. Samadhi – Vertieftsein: die rechte Vereinigung

Die ersten zwei Stufen (Yama und Niyama) sind die ethischen Grundlagen des menschlichen Lebens, die Prinzipien des sozialen und persönlichen Verhaltens. Ohne diese haben wir für ein heilsames Wachstum nicht die richtige Grundlage. Sie setzen die Grundregeln des „Dharma", des rechten Lebens.

Die ersten fünf Stufen (Yama, Niyama, Asana, Pranayama und Pratyahara) werden in den Yoga Sutren „äußere Hilfen" genannt. Sie bringen Harmonie in die äußeren Aspekte der Natur: Verhalten, Körper, Atem, Sinne und Geist. Die letzten drei Stufen werden „innere Hilfen" genannt. Sie sind der zentrale Teil des Yoga, da sie den Prozess der Meditation verkörpern. Zusammen werden sie Samyama oder Konzentration genannt, die Fähigkeit, mit dem Objekt der Aufmerksamkeit eins zu werden. Aber auch Pratyahara kann man zu den inneren Hilfen zählen, was wir in diesem Buch tun werden.

Die dharmische Grundlage des menschlichen Lebens

Laut Überlieferung der vedischen Weisen müssen wir, um irgendetwas Wahres oder Dauerhaftes im Leben erreichen zu können, unser Leben auf dem Dharma aufbauen. Dharma ist das natürliche Gesetz, das hinter dem bewussten Universum tätig ist. Dharma schließt unser soziales Dharma, also unsere soziale Verantwortung und unser individuelles Dharma, unsere persönliche Verantwortung, mit ein. Unser eigenes Dharma zu entdecken heißt, herauszufinden, was für uns speziell angemessen ist in Bezug auf unsere Rolle in der Gesellschaft, die Phase unseres Lebens und die spirituelle Entwicklung.[77] Dharma ist die Voraussetzung, auf der sich der Yoga in authentischer Weise vollziehen kann.

Yama – das erste Glied des Yoga

Viele Menschen im Westen glauben, dass Yoga eine sehr persönliche Sache ist oder sogar Selbstvertieftsein bedeutet. Aber Yoga im eigentlichen Sinn erfordert einen höheren Sinn für soziale Verantwortung und ethisches Verhalten, das durch die fünf Yamas, die Regeln des sozialen Verhaltens, definiert wird. Die Yamas sind die fünf wichtigsten Verhaltensweisen, die notwendig sind, um eine rechte Beziehung zur äußeren Welt zu entwickeln.

1. Gewaltlosigkeit (Ahimsa)
2. Wahrhaftigkeit (Satya)

3. Kontrolle der sexuellen Energie (Brahmacharya)

4. Nichtstehlen (Asteya)

5. Nichtbegehren (Aparigraha)

Der erste und wichtigste der Yamas ist die Gewaltlosigkeit: man soll keinem Lebewesen in Gedanken, Worten und Taten Leid zufügen. Gewaltlosigkeit ist die wichtigste Geisteshaltung, durch die wir die rechte Beziehung zur Welt aufbauen und vermeiden, dass negative Energien in uns eindringen. Gewalt ist der zerstörerischste Faktor im Leben. Jemand anderem Gewalt zu wünschen ist die häufigste Ursache für geistige Unruhe, denn dadurch wird eine gewalttätige Energie in den Geist eingeführt, die Zerstörung hervorbringen und zu falschen Verhaltensweisen führen muss.

Wahrhaftigkeit lässt uns mit den Energien der Wahrheit um uns herum in Harmonie bleiben und bringt uns von Falschheit und Illusion weg. Sie gibt geistigen Frieden und Gleichgewicht und durch sie werden wir entdecken, was wahr ist. Wahrhaftigkeit heißt, das zu tun, was man sagt und das zu sagen, was man tut. Lügen, Betrug, Heuchelei und Unehrlichkeit entstellen den Geist und bringen Fehlurteile hervor. Gewaltlosigkeit und Wahrhaftigkeit gehören zusammen. Die Wahrhaftigkeit sollte nicht harsch oder brutal sein und die Gewaltlosigkeit sollte immer der Wahrheit entsprechen, sonst wird sie zur reinen Beschwichtigung oder Besänftigung. Wir sollten immer die Wahrheit sagen, aber dies so angenehm wie möglich gestalten.

Sexualität ist die kraftvollste Energie, die uns mit der Welt verbindet, aber auch der häufigste Grund für falsches Verhalten. Wenn wir unsere sexuelle Energie nicht kontrollieren lernen, werden wir immer wieder Kummer und Konflikte erfahren. Die Kontrolle der Sexualenergie, der kraftvollsten unter den Lebensenergien, bringt uns von den unnötigen, emotionalen Verwirrungen ab und baut eine innere Kraft auf, die den Geist auf eine höhere Ebene der Aufmerksamkeit hebt. Geistiges Ungleichgewicht beinhaltet immer eine Störung der sexuellen Energie, die die ursprüngliche Energie der Sinne und des Geistes verkörpert. Unkontrollierte oder fehlgeleitete sexuelle Energie beeinträchtigt unsere physischen und geistigen Funktionen. Sie führt zu einer unglaublichen Energieverschwendung und zu tief greifenden Verstrickungen.

Nichtstehlen heißt, einem anderem nicht das wegzunehmen, was diesem rechtmäßig gehört. Damit ist nicht nur der Besitz des anderen gemeint, sondern auch seine Arbeit oder was er sonst vollbracht hat. Die Befolgung dieses Gebotes legt unsere rechte Beziehung zu anderen Menschen fest und lässt uns frei werden von Eifersucht und Neid. Das Nichtstehlen bedeutet nicht nur nicht stehlen, sondern erfordert eine ehrliche Einschätzung dessen, was wir sind, was wir getan haben und schließt aus, dass wir uns mit etwas schmücken, was nicht rechtmäßig uns gehört. Alles, was wir von anderen genommen haben, bedeutet Betrug, der den Geist verschleiert und wahres Verständnis verhindert.

Nichtbegehren bedeutet, dass wir keinen Besitzanspruch in Bezug auf äußere Dinge hegen auch, wenn wir sie rechtmäßig erworben haben. Dafür ist es unerlässlich, dass wir von dem Gefühl loskommen, etwas zu besitzen, sondern uns als Verwalter von Reichtümern sehen, die allen gehören. Dieses Prinzip bedeutet materielle Einfachheit und Verzicht auf persönlichen Komfort. Nichtbegehren vermittelt uns Freiheit von der Welt. Es ist vor allem in unserer modernen, wohlhabenden Welt, in der wir über so viele Dinge verfügen und nach immer mehr Wohlstand und Reichtum streben, eine äußerst wichtige Grundhaltung. Denn alles, was wir denken zu besitzen, nimmt uns tatsächlich selbst in Besitz.

Nichtbegehren heißt nun nicht, dass wir alles, was wir besitzen, weggeben müssen, sondern es bedeutet, dass wir nicht unnötig Dinge anschaffen sollten. Zu viel Besitz verursacht viele Sorgen, die nur gelöst werden können, wenn man den Besitz aufgibt. Die Ansammlung zu vieler Besitztümer hat weitreichende, negative psychologische Konsequenzen, unter anderem Misstrauen und Verhaftung, was den Geist schwer und abwehrend werden lässt.

Nichtstehlen und Nichtbegehren gehören zusammen. Die falschen Besitztümer, egal ob materiell oder geistig, drücken uns wie die Schwerkraft nieder und binden uns an die entsprechenden Objekte. Solange wir unsere materielle Umgebung und unsere geistige Haltung ihr gegenüber nicht verändern, werden wir unfähig sein, den Geist zu verändern. Wir müssen unsere äußere Umgebung neu formen, damit wir den Geist verändern können. Wir müssen sie reinigen, damit wir den Geist verinnerlichen können. Zu viele oder nicht angemessene Besitztümer schaffen eine negative psychische Kraft, die verhindert, dass sich unser Bewusstsein erweitert. Durch diese yogischen Verhaltensregeln werden wir lernen, nicht länger eine begrenzende, materielle Umgebung für unser Bewusstsein zu schaffen.

Wenn wir keine ehrliche, wahrhaftige und unverhaftete Beziehung zur Welt und zu anderen Menschen entwickeln, können wir keine Harmonie von Körper und Geist schaffen. Das falsche soziale Verhalten ist die Grundlage für die meisten psychologischen und für viele körperliche Beschwerden. Richtiges soziales Verhalten ist ein wichtiges Werkzeug bei der Behandlung aller Krankheiten. Bevor wir nach innen schauen, um unseren Geist zu heilen oder unser Bewusstsein zu entwickeln, müssen wir die Grundlage einer richtigen Beziehung zu der Welt um uns herum schaffen, und zwar nicht nur in Gedanken, sondern auch in Taten.

Niyama – das zweite Glied des Yoga

Die Regeln persönlichen Verhaltens im Yoga beziehen sich auf unsere tägliche Lebensweise. Es sind die wichtigsten Punkte, die wir befolgen müssen, um unser Bewusstsein zu entwickeln. Die fünf Niyamas sind:

1. Zufriedenheit (Santosha)
2. Reinheit (Shaucha)
3. Studium spiritueller Schriften (Svadhyaya)
4. Selbstdisziplin (Tapas)
5. Gottesergebenheit (Ishvara Pranidhana)

Zufriedenheit steht an erster Stelle. Das heißt, wir sollen das Glück in uns selbst finden und nicht in äußeren Vergnügungen. Solange wir unzufrieden und zerstreut sind, werden wir nicht den Frieden und die Beständigkeit finden, die nötig sind, um nach innen zu schauen. Yoga ist keine Disziplin für den zerstreuten Geist, der äußere Vergnügungen sucht, sondern für den ruhigen Geist, der auf der Suche nach der inneren Wahrheit ist.[78] Wir sollten uns durch das Fördern innerer Quellen, wie Kreativität und Wahrnehmung, um Zufriedenheit bemühen. Dies ist eine weitere Möglichkeit, geistigen Frieden zu finden.

Reinheit und Sauberkeit sind die grundlegendsten Bedingungen, die wir im Leben erfüllen sollten. Wir sollten unseren Körper durch die richtige vegetarische Diät und die richtigen Körperübungen reinigen und den Geist durch die richtigen Eindrücke, Emotionen und

Gedanken reinhalten. So wie mangelndes Sauberhalten des physischen Körpers physische Probleme hervorruft, so schafft mangelnde Reinheit auf geistiger Ebene dementsprechend geistige Probleme. Zu diesen geistigen Unreinheiten zählt man Sorgen, Geschwätz, falsche Eindrücke und Eifersucht.

Unter dem Studium spiritueller Schriften versteht man das Studium von Lehren, die uns helfen, herauszufinden, wer wir sind und wie das Universum, in dem wir leben, aufgebaut ist. Dafür brauchen wir wirklich spirituelle oder erleuchtete Lehren, die auf den Arbeiten von selbst verwirklichten Weisen aufbauen. Spirituelle Schriften bringen den Geist auf höhere Gedanken und lehren uns eine Sprache, durch die wir unser eigenes höheres Bewusstsein verstehen lernen. Zum Selbststudium gehört auch die Wiederholung von Mantren, die uns helfen, in unseren tieferen Geist vorzudringen. Es ist kein intellektuelles Studium, sondern verlangt die Kontemplation der Inhalte. Wir müssen auch in unserem eigenen Leben und Charakter nach großen spirituellen Wahrheiten suchen, um herauszufinden, wie wir unser Schicksal gestalten können.

Selbstdisziplin ist immer dann notwendig, wenn wir etwas Bedeutendes in unserem Leben vollbringen wollen, sei es in der Kunst, im Sport, in der Geschäftswelt oder in der spirituellen Praxis. Wir müssen lernen, unsere Handlungen in sinnvoller Weise auf ein höheres Ziel oder Ideal hin zu koordinieren und auszurichten. Das bedeutet aber auch, dass wir bereit sein müssen, das zu opfern, was unserem Ziel nicht entspricht, wie oberflächliche Vergnügen und Ablenkungen. Selbstdisziplin ist zur Kontrolle des Geistes unerlässlich. Yoga verlangt, wie alle großen Unternehmungen, Anstrengung und Hingabe, ansonsten werden wir nicht sehr tief eindringen können.

Zu guter Letzt sollten wir niemals vergessen, die großen Kräfte des Universums anzuerkennen. Wir müssen die Intelligenz, die diesen großen Kosmos leitet, ohne die wir nicht einmal atmen könnten, innerlich anerkennen und uns ihr hingeben. Das bedeutet, Gott zu huldigen und den Freunden und Lehrern, die uns helfen und uns leiten. Solange wir uns dieser Hilfe und Führung öffnen, werden wir nicht unter Einsamkeit oder Entfremdung leiden, wodurch so viele menschliche Probleme entstehen.

Wenn unsere Lebensweise diese wahren Prinzipien nicht widerspiegelt, können wir für psychische Beschwerden sehr anfällig werden.

Diese Richtlinien müssen täglich über lange Zeit befolgt werden, die Ergebnisse zeigen sich nicht über Nacht. Wir müssen eine sorgfältige Grundlage des richtigen Verhaltens schaffen, damit wir in unserem Leben und in unserem Geist Stabilität aufbauen können. Richtiges soziales und persönliches Verhalten unterstützt die richtige Funktion aller Aspekte unseres Bewusstseins. Es hilft vor allem in der richtigen Orientierung der Intelligenz, aber auch bei der Kontrolle des Geistes und der Sinne und bei der Reinigung des Körpers. Ohne diese dharmischen Grundlagen wird nichts, was wir im Leben aufbauen, von Dauer sein.

Die äußeren Disziplinen des Yoga

Auf dieser dharmischen Grundlage können wir mit den äußeren Methoden des Yoga beginnen. Diese bestehen aus der Neuorientierung des Körpers und der Lebenskraft, gemäß yogischer Prinzipien. Sie beinhalten Asana und Pranayama, das dritte und vierte Glied des Yoga.

Asana – das dritte Glied des Yoga

Asana bedeutet die Ausführung von Körperstellungen zur Lösung physischer Belastungen und Spannungen. Die richtigen Stellungen steigern die Lebenskraft, die durch falsche Haltung blockiert wird, und sie beruhigen den Geist, der durch die falsche Haltung belastet wird. Die Asanas helfen auch, die biologischen Temperamente, die sich in den verschiedenen Regionen des Körpers ansammeln, auszugleichen. Sie können auf bestimmte Organe oder Schwachstellen des Körpers gerichtet werden und dort durch einen gesteigerten Blutkreislauf den Heilungsprozess fördern.

Asana im weiteren Sinn bezieht alle richtigen Körperübungen mit ein, einschließlich aktiverer Betätigungen, wie Rennen oder Wandern. Der Körper braucht eine gewisse körperliche Betätigung, um richtig zu funktionieren. Mangel an Körperübung und exzessive oder falsche physische Aktivität können psychologische Probleme verursachen oder verschlimmern. Voraussetzung für jegliche psychologische Behandlung ist, dass wir in Bezug auf Körperübung und Bewegung Veränderungen durchführen.

Asana im spezifischeren Sinn bezieht sich auf die sitzenden Haltungen für die Meditation, die eigentlichen Asanas, die in yogischen

Schriften erwähnt werden. Für jede wirkliche Selbstbefragung müssen wir fähig sein, mit aufgerichteter Wirbelsäule still und bequem sitzen zu können. Dadurch kann die Energie aufsteigen, der Geist kann sich entleeren und sich den tieferen Schichten des Bewusstseins öffnen.

Spezielle Asanas, einschließlich nicht sitzender Stellungen, können auch behilflich sein, unterdrückte Gedanken nach oben zu bringen und ihre Lösung zu vereinfachen, vorausgesetzt, der Geist ist auf deren Verarbeitung vorbereitet. Durch die Lösung physischer und pranischer Blockierungen, können die Asanas psychische Spannungen erleichtern. Informationen darüber finden sich in vielen Yogabüchern, wir werden hier nicht näher darauf eingehen.

Pranayama – das vierte Glied des Yoga

Pranayama wird im allgemeinen „Kontrolle des Atems“ genannt – die Beruhigung des unruhigen Atemrhythmus, der Geist und Sinne stört. Dazu gehören alle Methoden, mit denen die Lebenskraft durch Körper, Sinne und Geist energetisiert wird. Der Atem wird dabei nicht unterdrückt, denn das würde zum Tod führen, sondern wir bringen unsere Lebensenergie über ihre gewöhnlichen Grenzen hinaus und weiten sie aus. Pranayama ist eine wichtige ayurvedische Übung, die die Heilung auf allen Ebenen fördert.

Prana ist, einfach ausgedrückt, unsere Energie, vor allem die Energie, die durch den Atem aufgenommen wird. Wenn wir nicht ausreichend Energie haben, können wir wenig erreichen im Leben, auch wenn wir wissen, dass es notwendig ist. Wenn das Gehirn nicht ausreichend Sauerstoff erhält, haben wir nicht genügend geistige Energie, um zu wachsen und uns zu verändern. Wir verlieren die Kontrolle über unser Leben und werden Opfer unserer Konditionierung. Alte Muster aus der Vergangenheit herrschen über den Geist und halten uns in Erinnerung und Verhaftung gefangen. Wir sind unfähig, kreativ auf die Gegenwart zu reagieren. Zuletzt wird das Gehirn alt und verkümmert, was zur Senilität führt.

Durch Pranayama erhalten wir ausreichend Energie für Körper und Geist. Es verleiht unseren Gedanken und unseren Absichten Kraft, mit der wir das erreichen, was wir wirklich wollen. Auf psychologischer Ebene gibt es uns die Energie, in das Unbewusste vorzudringen und die emotionale und vitale (pranische) Energie zu lösen, die darin gefangen ist. Wenn unsere Gehirnzellen von zusätzlichem Prana durchflutet werden, können wir leicht nach innen schauen, uns unseren psychischen Problemen stellen und eine kreative Möglichkeit finden, sie zu überwinden. Auf einer tieferen Ebene gibt uns das Pranayama die notwendige Energie für die wirkliche Meditation. Meditation ohne ausreichende Energie besteht aus reinem Grübeln oder dem Verweilen in einem leeren Geisteszustand, in dem unser Bewusstsein sich gar nicht verändern kann.

Es gibt verschiedene Arten von Pranayama. Meist wird der Atem vertieft und ausgeweitet, bis er zu einem Zustand der energetisierten Entspannung führt. Wenn der Atem ruhig wird, beruhigt sich auch die Lebenskraft und die Sinne, Emotionen und der Geist können zur Ruhe kommen. Unsere Lebenstriebe bedrängen uns nicht mehr mit ihren Wünschen und Ängsten.

Der Geist und der Atem sind miteinander verbunden wie ein Vogel mit seinen beiden Flügeln. Der Gedanke bewegt sich mit dem Atem und der Atem, in seiner Bewegung, bringt Gedanken hervor. Wir können nicht atmen, ohne zu denken und können nicht denken, ohne zu atmen. Aus diesem Grund kann der Atem als Seil benutzt werden, mit dem der Geist gebunden wird. Wenn wir uns auf den Atem konzentrieren, wird der Geist verinnerlicht. Er zieht sich von den Sinnen und ihrer Orientierung auf die Außenwelt zurück und wird nach innen gelenkt. In diesem Sinn ist Pranayama eines der besten Mittel des Pratyahara oder des Zurückziehens der Sinne.

Aber die Beobachtung des Atems ist nicht das Ziel an sich. Es ist die Tür für die tieferen Ebenen des Geistes. Wenn der Geist sich auf den Atem konzentriert, können sich die tieferen Ebenen des Bewusstseins langsam öffnen und das Unbewusste und alles, was darin versteckt ist, freilassen. Je mehr Energie der Geist durch das Pranayama bezieht, desto tiefere Gedanken kommen nach oben, einschließlich emotionaler Belange, mit denen wir uns in der Meditation auseinandersetzen müssen, da ihre Energie uns sonst stören und davon abhalten könnte, tiefer zu gehen.

So‘ham Pranayama

So‘ham ist der natürliche Klang des Atems. Der Ton, der beim Einatmen durch die Nasenflügel entsteht, ist ein ‚ess‚-Ton. Der Ton, der beim Ausatmen produziert wird, gleicht einem‚ ha‚-Ton. Das können Sie selbst nachvollziehen. Im Sanskrit bedeutet die Wurzel „ha“ sitzen, existieren, aushalten und deshalb einatmen. Die Wurzel von

„ha" bedeutet gehen, verlassen, negieren und deshalb ausatmen. Sa bedeutet ER oder der Höchste Geist. Ham bedeutet aham oder „Ich bin". So'ham ist der natürliche Klang des Atems, der „Ich bin Er" oder „Ich bin das Selbst aller Wesen" ausdrückt. Dieser Klang bringt uns jenseits unseres Geistes zu unserem innersten Wesen, der reinen Wahrnehmung.

Das So'ham Pranayama ist einfach und natürlich. Man versucht nicht, den Atem zu manipulieren oder zu kontrollieren, sondern lässt ihn einfach tiefer gehen, indem man dem Klang bis hinein in das Zentrum unserer Wahrnehmung folgt.

Einige Gruppierungen des Yoga benutzen anstatt So'ham Hamsa – das Ham wird bei der Einatmung und das Sa bei der Ausatmung benutzt. Dies ist eine andere Version des gleichen Ansatzes, mit ausgetauschtem Klang. So'ham versucht, den Atem durch die Erhöhung des normalen Atemflusses zu energetisieren. Hamsa versucht andererseits, den Atem durch die Entgegnung des normalen Atems zu beruhigen. So'ham hilft, den Atem zu stärken, Hamsa beruhigt ihn.

Die Nadis

Der feinstoffliche Körper hat wie der physische Körper verschiedene Kanalsysteme, die Nadis genannt werden, was eigentlich Ströme bedeutet. Es gibt 72.000 Nadis. Darunter sind vierzehn bedeutsam und drei wichtig bei allen yogischen Praktiken.

Sushumna: Das wichtigste und zentralste Nadi ist der Sushumna, der im physischen Körper der Wirbelsäule entspricht. Er kontrolliert alle Funktionen der Chakren, die wie Lotosblüten auf ihm aufgereiht sind. Die Chakren wiederum herrschen in ihrer normalen Funktion über die Vorgänge in Geist und Körper. In ihrem erweckten oder geöffneten Zustand bewirken sie die Entfaltung des höheren Bewusstseins und des Überbewusstseins. Der Sushumna wird in der yogischen Literatur „Chitta-Nadi" genannt[79], der Kanal des Chitta oder tieferen Bewusstseins. Es ist der Energiefluss des gesamten geistigen Bereiches, der Fluss des Bewusstseins.

Wenn wir das Prana und unsere Aufmerksamkeit in den Sushumna bringen, können wir den Geist beruhigen. Sushumna hat das Wesen des Äthers und ist in Bezug auf die biologischen Temperamente und Pranas ausgeglichen. Die Kundalini oder Prana Shakti, in der Feuer (Tejas) überwiegt, aktiviert ihn. Durch die Hinführung der vereinigten

Energie von Atem, Sinnen und Geist in den Sushumna, kann die Kundalini aufsteigen. Voraussetzung für die Sammlung unserer Energien ist unglaubliche Konzentration und Verhaftungslosigkeit. Dies sollte nie gewaltsam oder willentlich versucht werden, sondern als Teil der Vertiefung unseres inneren Friedens und unserer Gelassenheit. Kundalini ist die Kraft, mit der höhere Bewusstseinsebenen entwickelt werden können. Um richtig mit ihr umzugehen, müssen zuerst die Grundlagen der Yamas und Niyamas erfüllt werden.

Ida und Pingala: Rechts und links des Sushumna laufen zwei wichtige Nadis entlang, die sich immer wieder verknüpfen, wie eine Reihe von Achten, wie im Merkurstab eine auf der anderen sitzend. Sie beginnen am unteren Ende der Wirbelsäule und laufen von einer Seite zur anderen, von Chakra zu Chakra. Das linke Nadi endet im linken Nasenflügel, das rechte Nadi im rechten Nasenflügel. Diese zwei Nadis herrschen über alle anderen wichtigen Nadis und sind für die jeweilige Überlegenheit der rechten oder linken Gehirnhälfte verantwortlich. Das linke oder Mondnadi herrscht über die rechte Gehirnaktivität, die gefühlsorientiert ist. Das rechte oder Sonnennadi herrscht über die linke Gehirntätigkeit, die verstandesorientiert ist.

Ida ist das linke oder Mondnadi, das die Energie des Mondes hat. Es ist von weißer Farbe, weiblich und hat ein wässriges (Kapha) Wesen; es ist kühl, feucht und besänftigend. Ida bedeutet Nahrung, Erfrischung und Inspiration. Es arbeitet eher während der Nacht und fördert den Schlaf und die Träume. In physischem Sinne unterstützt Ida die Körpergewebe und Körperteile, die vom Wasser (Kapha) beherrscht werden. Psychisch verleiht es Emotion, Empfindung und Vorstellungskraft – die Funktionen des äußeren Geistes.

Pingala, was Rot bedeutet, ist das rechte oder Sonnennadi und hat die Energie der Sonne. Es ist männlich, hat eine feurige (Pitta) Natur und ist heiß, trocken und stimulierend. Es arbeitet eher während des Tages und verleiht Wachheit und Aktivität. Physisch regiert Pingala über Verdauung und Zirkulation. In psychischer Hinsicht verleiht es Vernunft, Aufnahmefähigkeit, Analyse- und Unterscheidungsvermögen – die Funktionen der Intelligenz (Buddhi).

Diese zwei Kanäle beziehen sich in umgekehrter Weise auf die rechte und linke Gehirnhälfte. Menschen, die von der rechten Gehirnhälfte dominiert werden, haben das Gefühl und die intuitiven Fähigkeiten des Ida, des linken Mondnadi. Menschen, die von der linken Hemisphäre dominiert werden, haben die rationalen und kritischen Fähigkeiten des Pingala oder des rechten Mondnadi.

Der Atem fließt vorrangig in einem dieser zwei Kanäle, im Wechsel von wenigen Stunden, abhängig von Faktoren wie Zeit, Umgebung, Alter und Konstitution. Wir können die physische und psychische Verfassung eines Menschen bestimmen, indem wir beobachten, welcher Nasenflügel zu welchem Zeitpunkt in Funktion ist. Wenn der rechte Atem vorwiegt, dominiert die männliche, feurige, aggressive und rationale Seite unseres Wesens. Wenn der linke Atem vorwiegt, steigt die weibliche, wässrige, empfangende und fühlende Seite unseres Wesens an. Wenn das Prana oder die Lebenskraft ausgeglichen ist und die Energie im Sonnen- und Mondnadi verläuft, wird der Geist in einen friedvollen Zustand der höheren Wahrnehmung gebracht.

Aber wie auch die Kanäle im physischen Körper, können die Nadis durch den falschen Energiefluss gestört werden. Ein erhöhter Energiefluss durch das Sonnennadi lässt Geist und Körper hyperaktiv werden. In psychischer Hinsicht kann er zu einem Übermaß an Klarheit, Zorn, Kritiklust und manipulativen Absichten führen (Tejasstörungen). Physisch verursacht es Schlaflosigkeit, Fieber und ein heißes Gefühl im Kopf (Pittastörungen).

Ein erhöhter Energiefluss im Mondnadi führt zu Verletzlichkeit der Gefühle, gestörter Vorstellungskraft und Beeinflussung durch astrale Kräfte. Physisch verursacht es übermäßigen Schlaf und Träume, Verstopfung und Gewichtszunahme (Kaphastörungen).

Der Fluss in den Nadis wird durch negative Emotionen, Egoismus, Aufnahme von zu wenig Sinneseindrücken und mangelhafte geistige Verarbeitung gestört. Zu den physischen Faktoren gehören falsche Ernährung, vor allem zu schwere oder fettige Nahrung wie Fleisch, Käse, Zucker und Öle, mangelnde Körperübungen, flaches Atmen und zu viel Sex. Die Unterdrückung der Gefühle ist die hauptsächliche Ursache für ihre Blockierung. Drogen oder gewaltsame Körperübungen, gewaltsame Atem- oder Meditationsübungen sind zusätzliche Faktoren, die dies verschlimmern können. Dadurch werden Giftstoffe gebildet, die den Energiefluss in diesen feinstofflichen Kanälen hindern oder blockieren.

Wechselatmung durch die Nase

Ein sehr wichtiger Faktor für die geistige und physische Gesundheit ist das Sauberhalten der Nadis und die Aufrechterhaltung eines ausgeglichenen Flusses zwischen Ida und Pingala. Dies hilft auch, Prana, Tejas und Ojas auszugleichen und Geist und Gefühle zu kurieren. Meditation, Mantren, die richtige Aufnahme von Sinneseindrücken und physische Heilmethoden, wie Asanas, Körperarbeit, Kräuter und Diäten, helfen, die Nadis zu reinigen. Pranayama ist jedoch die wichtigste Methode dafür, und zwar vor allem die Wechselatmung durch die Nase, die auch „Nadi Shodhana" oder „Reinigung der Nadis" genannt wird.

Da der rechte Nasenflügel vom Mond oder Kapha dominiert wird, bewirkt die Atmung durch diesen Nasenflügel eine Stärkung unserer Körpergewebe und des Ojas und nährt den äußeren Geist (Manas). Die Atmung durch den linken Nasenflügel hilft bei Fieber, Schlaflosigkeit, Ängstlichkeit, Zorn, Hyperaktivität und Überempfindlichkeit. Kühlendes oder Mondpranayama ist am besten bei einer Pitta-Konstitution und den entsprechenden Problemen, wie zu viel Hitze und Erregung.

Die Atmung durch den rechten Nasenflügel, der von der Sonne oder Pitta dominiert wird, stärkt Tejas und fördert Mut und Motivation und die Intelligenz (Buddhi). Die Atmung durch den rechten Nasenflügel hilft bei schwacher Verdauung, schlechtem Blutkreislauf, Mangel an Motivation, Depression, Faulheit und Gelähmtheit. Sie hilft bei Kaphaproblemen, wie zu viel Gewicht und Verhaftung.

Wird die Atmung gleichmäßig durch beide Nasenflügel erhöht, so kann Vata beruhigt, das Prana gestärkt und unser tieferes Bewusstsein (Chitta) harmonisiert werden. Es hilft bei Vatabeschwerden, wie Angst, Furchtsamkeit, Unentschlossenheit und Verwirrung. Damit diese Atmung aber gut wirken kann, sollten wir uns gut und reichlich ernähren und auf ausreichende Zufuhr von Ölen und Flüssigkeiten achten. Pranayama hilft bei der Umwandlung von Nahrung und Wasser, was wiederum den Vatatypen erlaubt, an Gewicht zuzunehmen und das Nervensystem zu nähren, vorausgesetzt, dass sie sich richtig ernähren.

17.
Der Achtfache Pfad des Yoga II
Innere Methoden:
Meditation, Samadhi und die Umwandlung des Bewusstseins

Wir alle suchen uneingeschränktes Glück und andauernden Frieden im Leben, denn nur das bringt unserem Geist und unserem Herzen Erfüllung. Aber alles, was wir in der äußeren Welt erlangen, wird niemals ausreichen, egal, wie gut unsere Beziehungen, unsere Karriere oder unsere intellektuellen Kenntnisse auch sind. Wir suchen immer nach etwas noch Größerem, etwas Reinem, Vollkommenem oder Heiligem, das von den Schwankungen und Unvollkommenheiten der Zeit und der Umstände unberührt bleibt. Yoga lehrt uns, dies zu verwirklichen. In diesem Kapitel werden wir auf die inneren Geheimnisse des Yoga eingehen.

Die inneren Methoden des Yoga bestehen aus den vier höheren Ebenen der Yogapraxis: Pratyahara, Dharana, Dhyana und Samadhi – Zurückziehen der Sinne, Konzentration, Meditation und Vereinigung. Auf dieser Ebene sind wir mit dem Geist selbst tätig, bis tief in die innersten Bereiche unseres Herzens. Dies ist aber nur möglich auf der Grundlage der frühen Stadien des Yoga, der ethischen Lebensweise (Yama und Niyama), der Kontrolle des Körpers (Asana) und der Kontrolle des Atems und der Lebenskraft (Pranayama). Auf dieser Grundlage dringen wir in die geheimnisvollen Winkel unseres Herzens ein, in denen sowohl Kummer als auch Freude versteckt sind und verstanden werden können.

Pratyahara – das fünfte Glied des Yoga

Pratyahara ist vielleicht der am wenigsten verstandene Aspekt des Yoga und trotzdem in jeder psychologischen Behandlung am wichtigsten.

Er wird oft übersetzt mit dem „Zurückziehen der Sinne“. Genauer aber müsste es heißen „Zurückziehen von der Ablenkung“, das heißt, der Geist muss sich von den Impulsen lösen, die ihm durch die Sinne übermittelt werden. Ablenkung ist unsere Empfänglichkeit für äußere Stimulierung, für die Beeinflussung durch Energien aus der Umgebung.

Jedes Sinnesorgan hat seine eigenen Triebe, seine eigene Programmierung. Jedes einzelne verhält sich wie ein ungezogenes Kind, das ständig unsere Aufmerksamkeit fordert und Bestätigung sucht. Es beeinflusst den Geist und versucht, die eigenen Vorlieben und Abneigungen durchzusetzen. Das Augenbewusstsein verlangt von uns, angenehme Sehempfindungen zu suchen und unangenehme zu vermeiden. Die Lebenskraft oder das Prana in den Augen treibt uns an, Handlungen auszuführen, die uns visuelle Eindrücke vermitteln. Das Ego, das im Auge tätig ist, versucht, unsere Aufmerksamkeit auf das Auge zu beschränken und die Seheindrücke zum wichtigsten Teil unserer Selbstidentität zu machen. Das gleiche geschieht mit den anderen Sinnesorganen und den motorischen Organen.

Die motorischen Organe, vor allem der Sprechapparat und die Fortpflanzungsorgane, sind schwerer zu kontrollieren als die Sinnesorgane. Die motorischen Organe haben eine stärkere Lebenskraft und können ihre Triebe besser ausdrücken. Sie haben ein aktiveres Wesen, das stärker nach unserer Aufmerksamkeit verlangt. Trotzdem reagieren die motorischen Organe letztendlich auf das, was durch die Sinnesorgane aufgenommen wurde. Wir können die motorischen Organe also über die Sinnesorgane kontrollieren.

Wenn die Sinne nicht richtig kontrolliert werden, wird der Geist in fünf Richtungen geteilt. Sinnesschwankungen, die sehr stark sein können, bringen den Geist aus dem Gleichgewicht und können zu psychologischen Problemen und zum Verlust der Selbstkontrolle führen. Solange wir von den Sinnen dominiert werden, liegt unser Zentrum außerhalb von uns und wir haben keine innere Stabilität oder Charakterstärke. Wir leben in den Moment hinein und reagieren auf alles, was um uns herum geschieht.

Pratyahara ist die Kontrolle der Sinne, was den richtigen Umgang mit den Sinneseindrücken einbezieht. Das heißt, wir lernen, unseren Geist von den Sinnen fernzuhalten und die Sinnesaufnahme zu kontrollieren. Darunter versteht man aber nicht die Unterdrückung der

Sinne, sondern ihre richtige Anwendung, das heißt, wir benutzen sie als Wahrnehmungsinstrumente und nicht zur Beurteilung dessen, was wir aufnehmen. Laut Ayurveda gehen alle Krankheiten aus dem falschen Gebrauch der Sinne hervor, das heißt, die Sinne werden entweder falsch, mangelhaft oder exzessiv eingesetzt. Die Energie, die wir aus der äußeren Welt aufnehmen, von der Nahrung bis hin zu den Gefühlen, ist vom Gebrauch der Sinne abhängig. Pratyahara schließt alle Techniken der Sinne des Ayurveda mit ein, vor allem die, die wir schon besprochen haben, wie die richtige Anwendung der Eindrücke, Farben oder die Mantratherapie.

Es gibt hauptsächlich zwei Techniken des Pratyahara: das Verschließen der Sinne, zum Beispiel durch Zuhalten der Augen oder Ohren, oder die aufmerksame und nicht abgelenkte Benutzung der Sinne. Das Verschließen der Sinnesöffnungen wirkt auf die Sinne wie Fasten auf den Körper. Durch den Verzicht auf Sinneseindrücke kann sich die Verarbeitungsfähigkeit des Geistes selbst erneuern, so wie der Körper sich während des Fastens durch die Ausscheidung von Giften selbst reinigt. Auch innere Eindrücke, wie innere Klänge und Lichter, können so erkannt werden. Die Durchführung ist sehr einfach: Man kann die Augen entweder verschließen oder sich an einem dunklen und ruhigen Platz aufhalten.

Pratyahara kann aber auch während der Sinneswahrnehmung praktiziert werden. Dies geschieht dann, wenn wir auf die Sinneseindrücke nicht mit Vorlieben oder Abneigungen reagieren, sondern in reiner Wahrnehmung verharren. Voraussetzung dafür ist, dass wir nicht mehr Namen und Definitionen auf unsere Eindrücke projizieren, sondern Sinneseindrücke so wahrnehmen, wie sie sind, was zu einem Spiel der Sinnesenergien wird. Man kann dies erreichen, indem man sich nicht auf Objekte konzentriert, sondern auf die Sinneseindrücke – die Klänge und Farben, aus denen sie bestehen. Eine andere Möglichkeit besteht darin, auf den Raum zwischen den Objekten zu schauen und nicht auf die Objekte selbst. Am wichtigsten und sinnvollsten ist jedoch, mit offenen Augen zu meditieren und dabei die eigene Aufmerksamkeit nach innen zu ziehen.[80]

In der Ausführung des Pratyahara können auch innere Objekte benutzt werden, um die Aufmerksamkeit von äußeren Objekten zu nehmen. Hier wird hauptsächlich mit Mantren und Visualisierungen, die die Energie der Sinne, vor allem Klang und Licht, nach innen richten, gearbeitet. Hilfreich ist auch, die inneren Sinnesquellen zu öffnen, das innere Licht und den inneren Klang.

Pratyahara folgt auf Pranayama. Im Pranayama versuchen wir, unseren Atem und unser Prana zu sammeln. Im Pratyahara nehmen wir dieses konzentrierte Prana und bringen es vom Bereich der Sinne in den Bewusstseinsbereich. Wir können visualisieren, dass wir unser Prana Stufe für Stufe von unseren Gliedern, Organen und von unserem Geist zurückziehen und es dann im Herzen ruhen lassen.

Man kann das Pratyahara unterstützen, indem man für eine spezielle Umgebung sorgt, in der andere und bessere Eindrücke vorherrschen. Man kann sich zum Beispiel an einen abgeschiedenen Ort zurückziehen, vielleicht in eine Berghütte, wo man nicht den gewöhnlichen Ablenkungen ausgesetzt ist. Man kann sich aber auch vor einen Altar oder an den heilenden Ort im eigenen Heim zurückziehen, wo Eindrücke höherer Natur entwickelt werden können. Solch ein heiliger Ort hilft uns, die Empfänglichkeit für äußere Eindrücke zu reduzieren. Die Methoden des Pratyahara sind besonders wichtig für Menschen, die überempfindlich, sehr empfänglich und leicht zu beeinflussen sind.

Pratyahara ist die wichtigste Methode zur Stärkung des geistigen Immunsystems und seiner Fähigkeit, negative Eindrücke, Gedanken und Emotionen abzuwehren. Pratyahara ist vielleicht sogar der wichtigste Aspekt des Yoga in Bezug auf psychologische Beschwerden, denn es stellt die richtige Beziehung zwischen Geist und Außenwelt wieder her. Durch Pratyahara können negative Einflüsse von außen abgewehrt und die Aufnahme von positiven Einflüssen von innen verstärkt werden. Es verschließt den geistigen Bereich für negative Energien, sodass ein Heilungsprozess möglich wird. Ein Großteil der Sinnestherapien des Ayurveda fallen in diese Kategorie, wie zum Beispiel die richtige Aufnahme der Sinneseindrücke und die Anwendung von Mantren, Klängen und Farben.

Dharana – das sechste Glied des Yoga

Dharana bedeutet Konzentration oder rechte Aufmerksamkeit, das heißt die Fähigkeit, alle unsere geistige Energie auf ein Objekt zu richten. Unser Geisteszustand wird durch unsere Aufmerksamkeit im Leben bestimmt. Die Aufmerksamkeit ist die zentrale Säule, die unseren Geist und Charakter stützt und allem, was wir tun, Kraft verleiht.

Unser Problem ist allerdings, dass wir unsere Aufmerksamkeit auf die Außenwelt lenken und sie auf der Suche nach Vergnügen und Bestätigung verschwenden. Uns wird nicht beigebracht, unsere Aufmerksamkeit zu kontrollieren, wir werden eher dazu animiert, für die soziale Konditionierung durch Sex, Werbung und Vergnügen empfänglich zu werden. Die meisten psychologischen Probleme entstehen durch einen Mangel an Aufmerksamkeit, sodass wir uns von äußeren Kräften oder unterbewussten Strömungen beherrschen lassen. Wir lassen uns von anderen sagen, wer wir sind, was wir tun, oder sogar was wir denken sollen.

Es gibt verschiedene Techniken des Dharana, unter anderem die Konzentration auf bestimmte Objekte, damit der Geist einspitzig wird. Einige dieser Techniken sind die gleichen, die auch beim Pratyahara angewendet werden. Dort liegt das Ziel jedoch darin, sich von sinnlichen Ablenkungen zurückzuziehen, das Objekt an und für sich ist unwichtig. Das Ziel des Dharana ist, sich ganz auf ein bestimmtes Objekt zu konzentrieren, das Objekt selbst kann dabei von sehr großer Bedeutung sein. Trotzdem führt Pratyahara zu Dharana. Beim Pratyahara wird die Energie des Geistes gesammelt, beim Dharana wird sie auf einen Punkt gebündelt.

Zu den einfachen Techniken des Dharana gehört das Fixieren auf verschiedene Objekte, wie zum Beispiel Gheelampe, Kerze, Statue oder Bild, oder Objekten von der Natur, wie Himmel, Meer, Baum, Berg oder Fluss. Die inneren Techniken des Dharana bestehen aus der Konzentration auf innere Lichter und Klänge oder aus Visualisierung auf Gottheiten, Mantren und Yantren. Dharana kann auch mit den Elementen, den Chakren oder den Gunas ausgeübt werden. Formloses Dharana besteht aus der Konzentration auf verschiedene kosmische Wahrheiten, beispielsweise auf die Vergänglichkeit der Dinge oder die Einheit allen Lebens.

In der psychologischen Behandlung können diese aufmerksamkeitsfördernden Techniken unterrichtet werden, um den Geist besser kontrollieren zu lernen und das Gedächtnis zu schulen. Ganz einfache Übungen können gezeigt werden, wie die Konzentration auf ein einziges Objekt oder das Training des Gedächtnisses durch das Festhalten an einem bestimmten Gedanken. Auch Mathematik und das Erlernen einer Sprache kann hierbei hilfreich sein, denn der Geist wird so auf eine objektive Funktion trainiert und von der emotionalen Subjektivität, die seine Funktionsfähigkeit verschleiert, befreit.

Durch Dharana kann der Geist (Manas) kontrolliert und die innere Intelligenz (Buddhi) erweckt werden. Der konzentrierte Geist ist dann fähig, Ziele, Werte und Prinzipien aufzusetzen und zu befolgen. Er führt uns zur Wahrheit. Wenn wir wieder die Kontrolle über unseren Geist gewinnen und ihn willentlich lenken können, haben wir den Schlüssel zu jedem Erfolg in der Hand.

Techniken für Pratyahara und Dharana

Im folgenden werden einige Techniken des Pratyahara und Dharana erläutert.

Meditation auf die fünf Elemente

Das Element Äther: Der Himmel

Suchen Sie sich eine offene Fläche, von der aus Sie den Himmel klar und ohne Hindernisse sehen können. Legen Sie sich auf den Rücken und schauen Sie für mindestens zwanzig Minuten in den Himmel, jedoch nicht direkt in die Sonne. Stellen Sie sich vor, Ihr Geist wäre wie der Himmel. Wenn Sie zu Ihrer gewöhnlichen Wahrnehmung zurückkehren, werden Sie feststellen, dass Ihr geistiger Bereich gereinigt und erneuert ist.

Sie können diese Methode auch in der Nacht anwenden, vorzugsweise in mondfreien Nächten in einer Gegend, in der keine Stadtbeleuchtung stört. Sie beginnen direkt nach dem Sonnenuntergang und warten bis die Sterne nach und nach herauskommen. Das dauert ungefähr zwei Stunden. Sie können aber auch warten bis der Himmel dunkel ist und zwanzig Minuten ausdauernd die Sterne betrachten. Das wird den Geist kühlen und beruhigen und für höhere wahrnehmbare und intuitive Fähigkeiten öffnen. Diese Meditation wird am besten über dem Äther- oder Kehlkopfchakra ausgeführt und hilft bei dessen Entfaltung.

Das Element Luft: Wolken

Suchen Sie ein offenes Gebiet, an dem Sie einen klaren, uneingeschränkten Blick auf den Himmel haben, vermeiden Sie aber, in die Sonne zu schauen. Wählen Sie einen Tag, an dem der Himmel zum Teil bewölkt ist und Sie weiße und dunkle Wolken bei der Bildung und Bewegung beobachten können. Stellen Sie sich vor, Ihre Gedanken und

Gefühle wären wie die Bewegung der Wolken im unendlichen Raum der Wahrnehmung. Auch diesmal sollten Sie zwanzig Minuten dafür verwenden. Diese Meditation wird am besten über dem Luft- oder Herzchakra ausgeübt und hilft bei dessen Entfaltung.

Das Element Feuer: Eine Kerze, Gheelampe oder Feuer

Stellen Sie eine Kerze oder Gheelampe auf einen Altar oder einen bestimmten Platz in einem ruhigen Zimmer. Schauen Sie fünfzehn Minuten in die Flamme. Versuchen Sie nicht zu blinzeln. Es kann sein, dass sich Ihre Augen mit Tränen füllen. Lassen Sie Ihren Geist mit der Flamme verschmelzen. Stellen Sie sich vor, dieses äußere Licht sei Ihr inneres Licht.

Wenn Sie ein Feuer entzünden, blicken Sie in das Feuer und opfern Sie ihre negativen Gedanken und Gefühle zur Reinigung. Lassen Sie diese vom Feuer reinigen und wandeln Sie die Gedanken und Gefühle in eine positive Energie der Liebe und Freude für das ganze Universum um. Diese Meditation wird am besten über dem Feuer- oder Nabelchakra ausgeführt und hilft bei dessen Entfaltung.

Das Element Wasser: Das Meer, ein See oder ein Fluss

Suchen Sie sich einen Platz, an dem Sie das Wasser gut sehen. Setzen Sie sich bequem hin und schauen Sie in das Wasser. Lassen Sie ihren Geist klar werden und mit dem Wasser verschmelzen. Vereinen Sie die Bewegung ihres Geistes mit der Bewegung der Wellen oder des Flussstromes. Tun Sie das mindestens zwanzig Minuten. Am besten eignet sich ein sehr klarer Tag, wenn die Transparenz des Wassers sichtbar ist. Spüren Sie wie sich Ihr Geist kühlt und erfrischt und Ihr Herz sich öffnet und vibriert. Diese Meditation wird am besten über dem Wasser- oder Sexualchakra ausgeführt und hilft bei dessen Entfaltung.

Das Element Erde: Ein Berg

Steigen Sie hoch auf einen Berg oder Hügel, vorzugsweise dort, wo Sie einen Blick auf andere Berge oder Hügel haben. Setzen Sie sich hin und konzentrieren Sie Ihren Geist auf die niederen Hänge der Berge und auf die entfernten Berge und Täler. Spüren Sie die Erde in sich. Fühlen Sie sich geerdet und sicher wie ein Berg und so offen wie der Himmel. Fühlen Sie sich eins mit der Natur und stehen Sie über all den unbedeutenden Problemen der Menschheit. Führen Sie diese Meditation mindestens zwanzig Minuten durch. Sie wird am besten über dem Erd- oder Wurzelchakra ausgeführt und hilft bei dessen Entfaltung.

Andere Meditationstechniken

Spezielle Farben

Schauen Sie auf bestimmte Farben, wie ein dunkles Blau, Safrangelb, Gold oder Weiß, oder visualisieren Sie diese im Geist. Diese Meditation kann mit Mantren oder Gottheiten kombiniert werden. Für genauere Informationen lesen Sie bitte im Abschnitt über Farbtherapie nach.

Das Bild eines großen Lehrers oder einer Gottheit

Meditieren Sie über dem Bild oder der Statue einer Gottheit oder eines großen Lehrers und versuchen Sie, mit seiner Seele in Kontakt zu kommen und mit seiner Gnade und Weisheit in Verbindung zu treten. Lassen Sie die Figur zu Ihnen sprechen. Behalten Sie seine Lehre im Gedächtnis und überlegen Sie, wie Sie sie anwenden können. Es ist sehr wichtig, den Geist in einen ruhigen und aufnahmefähigen Zustand zu bringen. Einbildungen dürfen nicht verstärkt werden.

Mantren

Alles, was bisher über Mantren gesagt wurde, ist auch hier nützlich. Wählen Sie ein Mantra aus und konzentrieren Sie sich darauf. Wiederholen Sie das Mantra anfangs fünf Minuten hörbar und raunen Sie es dann weitere zehn Minuten leicht vor sich hin. Danach wiederholen Sie es im Geist für zwanzig Minuten. Führen Sie dies morgens und abends einen Monat lang aus und beobachten Sie, wie sich Ihre geistigen Kräfte verbessern.

Geometrische Muster, Yantren und Mandalas

Konzentrieren Sie sich auf ein Yantra, zum Beispiel das Sri Yantra. Visualisieren Sie es in Ihrem Geist und prägen Sie es sich dann gut ein. Stellen Sie sich die Schwingung des Mantra OM darin vor. Führen Sie dies, wie bei den Mantren, mindestens einen Monat lang durch.

Innere Klänge

Wenn Sie Ihre Ohren verschließen, können Sie verschiedene innere Klänge hören. Einige haben physiologische Ursachen, andere wiederum stammen aus den tieferen Schichten des Bewusstseins. Man kann sich auf diese Klänge und die Schwingungen, die durch sie entstehen, konzentrieren. Die Klänge gleichen dem Meer, einer Trommel, einer Flöte oder anderen Musikinstrumenten. Lauschen Sie diesen Klängen und versuchen Sie, mit den höheren Kräften und Energien, die durchkommen, in Verbindung zu treten.

Inneres Licht

In der Region des dritten Auges kann ein Licht gesehen werden. Anfangs mag es noch sehr schwach sein, weißlich oder golden, wie geschmolzenes Metall. Konzentrieren Sie sich darauf, nicht als ein äußeres Objekt, sondern als eine Verbindung zu dem Göttlichen in Ihnen. Lassen Sie diese Lichtkugel als eine Kraft des kosmischen Bewusstseins zu Ihnen kommen und schwer in Ihr Herz sinken.

Affirmationen

Der Geist muss von seinen gewöhnlichen Gedanken zurückgezogen und dann auf ein bestimmtes Ziel gerichtet werden. Wir sollten uns dabei aber auf die innere Wahrheit unseres Wesens konzentrieren und nicht versuchen, unser Ego oder unsere Begierden zu bestärken. Die Fülle unseres inneren Wesens soll verstärkt werden und nicht die Wünsche und Sehnsüchte unseres äußeren Wesens.

Für das Pratyahara gibt es spezielle Affirmationen wie: „In meinem Wesen der reinen Wahrnehmung bin ich ganz frei vom Wunsch nach äußeren Objekten und Vergnügungen.“ Bei psychologischen Problemen eignen sich Affirmationen wie: „In meinem wahren Selbst stehe ich über dem Geist und seinen Problemen. Lass sie kommen oder gehen, sie können mich nicht beeinflussen.“

Für das Dharana gibt es andere Affirmationen, zum Beispiel: „In meinem wahren Selbst habe ich die Kontrolle über den Geist. Ich kann ihn auf alles konzentrieren, was ich verstehen möchte.“ Affirmationen können auch eine Art Pranayama, zur Erhöhung der Lebenskraft sein: „Ich stehe in Kontakt zur kosmischen Lebenskraft, die mich nährt und mir Energie gibt für alles, was ich tun muss.“

Dhyana – das siebte Glied des Yoga

Dhyana ist Meditation im eigentlichen Sinn, das heißt die Fähigkeit, sich lange Zeit auf ein Objekt zu konzentrieren. Im Dharana richten wir unsere Aufmerksamkeit auf ein bestimmtes Objekt, im Dhyana halten wir die Aufmerksamkeit dort fest. Zeitlich verlängertes Dharana wird zu Dhyana. Meist muss Dharana mindestens eine Stunde lang durchgeführt werden, bevor Dhyana einsetzt.

Sobald der Geist fähig ist, sich auf ein einzelnes Objekt zu konzentrieren, erhält er automatisch Wissen über dieses Objekt. Alles, auf das wir unsere vollkommene Aufmerksamkeit richten, wird uns nach und nach seine Bedeutung offenbaren. Das Verharren auf dem Wissen ist Meditation. Meditation besteht weder aus Wunschgedanken, noch reicht es aus, einfach zu sitzen und die Gedanken zu kontrollieren (dies ist im höchsten Fall ein Meditationsversuch). Die Meditation beginnt mit anhaltender Aufmerksamkeit.

Meditation kann mit oder ohne Form ausgeführt werden; die erste Variante bereitet uns auf die zweite vor. In der Meditation mit Formen werden die gleichen Techniken angewendet wie im Pratyahara und Dharana. Der Geist wird auf ein bestimmtes Objekt fixiert, jedoch viel länger dort gelassen. Jeder Gegenstand, der den Geist fesselt, kann verwendet werden: etwas aus der Natur, eine Gottheit, ein Guru, ein Yantra oder ein Mantra. Die formlosen Arten des Dhyana bestehen aus der Meditation auf wahren Prinzipien wie alles ist das Selbst oder Meditation auf die Leere, die alle Objektivität durchdringt.

Die Meditation kann passiv oder aktiv sein. In der passiven Meditation reflektiert der Geist über einem Gegenstand, einer Form oder einer Idee. Dies schafft ein Zeugnis gebendes Bewusstsein, in dem wir wunschlos alle Bewegungen des Geistes beobachten können. Ein Raum entsteht, in dem sich unser inneres Bewusstsein (Chitta) öffnen kann. Man gerät ganz einfach in den Zustand der Seher.

Das aktive Dhyana besteht aus verschiedenen Formen der Befragung, durch die wir mit unserem konzentrierten Geist als Instrument die Wahrheit der Dinge erkennen können. Selbstbefragung, wie schon im Abschnitt über die Selbsterkenntnis erklärt, ist die wichtigste aktive Methode des Dhyana. Durch das aktive Dhyana wird die innere Intelligenz (Buddhi) angeregt. Meist sind die aktiven Methoden der Meditation wirkungsvoller als die passiven Methoden, aber beide gehören zusammen. Durch die passive Meditation fällt der Geist aber leicht in einen leeren Zustand oder verharrt auf einer bestimmten Ebene, die Befragung lässt den Geist tiefer dringen. Aktive und passive Meditation können kombiniert werden, wenn man die Befragung mit der passiven

Kontemplation verbindet. Wenn der Geist des einen müde wird, sollte man zum anderen wechseln. Wenn er sich an beidem ermüdet, sollte man ihn auf ein Mantra richten oder zum Pranayama zurückkehren.

In der höchsten Meditation erreicht man einen Zustand jenseits aller Gedanken. Dies kann eintreffen, wenn das Bewusstsein von allen Inhalten entleert wird, weil man Wesen und Entwicklung dieser Inhalte verstanden hat. Wahre Meditation (Dhyana) kann mit einem unruhigen und emotional bewegten Geist nicht erreicht werden. Voraussetzung dafür ist eine gut entwickelte Konzentration, die wiederum durch die Kontrolle des Körpers, der Sinne, der Lebenskraft und des Geistes unterstützt wird. Dies ist vom Vorherrschen des Sattva Guna in unserem gesamten Wesen abhängig. Aus diesem Grund müssen wir unser Leben und unseren Geist reinigen. Wenn wir nur versuchen, nicht zu denken, erreichen wir höchstens einen Leerzustand, in dem das Bewusstsein nicht umgewandelt, sondern nur eingeschläfert wird. Wir sollten uns nie mit irgendeinem Geisteszustand zufriedengeben, sondern immer versuchen, zu unserem eigentlichen Sein vorzudringen.

Ein Großteil dessen, was heutzutage Meditation genannt wird, ist eigentlich Pratyahara (zum Beispiel Visualisierung) oder Dharana (Konzentrationstechniken). Diese Art von Meditation hilft, den Geist bei psychischen Störungen zu beruhigen. Die Stress abbauende Wirkung der Meditation wurde in den letzten Jahren ausführlich untersucht und bestätigt. Stress ist im Grunde genommen ein Spannungsstau im Geist. Durch Meditation, die den geistigen Bereich ausweitet, kann dieser Zustand gelöst werden. Grundlegende Formen der Meditation, wie Mantra oder Konzentrationsübungen, sind sehr hilfreich bei psychologischen Problemen, da sie von jedem ausgeführt werden können. Die höheren Formen der Meditation können nur von Menschen praktiziert werden, die die gewöhnlichen menschlichen Probleme und Verhaftungen überwunden haben, was in unserer modernen, hektischen Welt sehr schwierig ist.

Meditation über den Tod und das unsterbliche Selbst

Eine der besten Meditationen ist die Meditation über den Tod. Dies ist keine morbide Angelegenheit, sondern die Auseinandersetzung mit der endgültigen Realität unseres Lebens. Sie hat eine heilende Wirkung auf alle unsere Probleme, die sich aufgrund vorübergehender persönlicher Schwierigkeiten entwickelt haben.

Legen oder setzen Sie sich bequem hin. Stellen Sie sich vor, Ihr Körper stirbt. Ziehen Sie Ihre Aufmerksamkeit vom Körper, den Sinnen und dem Geist zurück und sammeln Sie sie in ihrem Herzen. Stellen Sie sich vor, Sie sind eine kleine Flamme im Herzen dieses großen Körpergebäudes. Opfern Sie dieser unsterblichen Flamme all Ihre Gedanken und Gefühle. Vergegenwärtigen Sie sich diese Flamme als das Wahre Selbst, das „Ich-bin-der-ich-bin". Lassen Sie los von allem. Baden, reinigen und verwandeln Sie sich in diesem reinen Licht des Bewusstseins. Erfassen Sie darin das ganze Universum, die Zeit und den Raum.

Samadhi – das achte Glied des Yoga[81]

Samadhi ist das letzte und höchste Glied des Yoga. Es ist der zentrale Aspekt jeglicher Yogapraxis. Yoga wird in den Yoga Sutren vorrangig über Samadhi definiert.[82] Samadhi ist die Fähigkeit des Bewusstseins, mit dem Objekt der Betrachtung eins zu werden, wodurch die endgültige Wirklichkeit erfahren wird. Dieser Zustand kann am besten mit „Vertieftsein" übersetzt werden. Samadhi ist die Fähigkeit, ganz bewusst mit Objekten zu verschmelzen und verleiht höchste Freude und Erfüllung im Leben. Es ist der höchste Zustand der Meditation und bringt uns hin zu dem allem inneliegenden Göttlichen Wesen. Dieser Zustand ist das natürliche Ergebnis der wahren Meditation. Fortgesetzte Meditation führt zum Samadhi.

Es gibt wie in der Meditation also auch zwei Arten des Samadhi: mit oder ohne Form oder Qualität. Der vorläufige Samadhi schließt erhöhte Wahrnehmung, tiefes Denken und Kontemplation mit ein und ist mit einer Form oder einem Gedanken verbunden. Im höheren Samadhi werden Gedanken in das Reine Bewusstsein transformiert, das sogar frei von den höchsten Gedanken und Erfahrungen ist. Aber es ist sehr schwierig, vielleicht sogar unmöglich, den gedankenfreien Samadhi zu erreichen, ohne vorher den Samadhi des tiefen Denkens und der gründlichen Befragung erlebt zu haben. Es ist sehr intensive Kontemplation notwendig, um Samadhi zu erreichen. Man kann ihn nicht innerhalb eines Tages oder eines Jahres entwickeln, eine jahrzehntelange Praxis kann nötig sein, bevor er wirklich eintrifft.

Menschen, deren Geist nicht entwickelt ist oder die unter psychischem Ungleichgewicht leiden, werden Samadhi im Sinne des Yoga nie erreichen. Zuerst muss eine psychologische Reinigung stattfinden, sonst kann der Geist den Zustand des Samadhi nicht ungestört reflektieren. In dieser Hinsicht legt die ayurvedische Psychologie die Grundlage für den yogischen Samadhi.

Samadhi ist der Hauptpfad, den das innere Bewusstsein (Chitta) entwickelt, und geschieht mithilfe der höheren Funktion der Intelligenz (Buddhi).

Im Samadhi kehren wir zu diesem Kernbewusstsein zurück und können alle seine Funktionen wahrnehmen. Deshalb hilft der Samadhi uns auch dabei, zu verstehen, wie unser Geist arbeitet und wie wir ihn verändern können. Das Wissen, das durch den Samadhi vermittelt wird, lässt jede psychologische Behandlung an Tiefen gewinnen. Das ayurvedische Wissen ist deshalb in der Behandlung des Geistes so wirksam, weil es ursprünglich aus dem Samadhi, aus der Verwirklichung der alten Rishis, geboren wurde.

Niedere und höhere Samadhi

Wir alle erleben Samadhi oder das Vertieftsein auf die eine oder andere Weise. Es gibt nicht nur den yogischen Samadhi, sondern auch ganz gewöhnliche Samadhi. Wir sind so glücklich, wenn wir uns in etwas vertiefen, weil wir uns dann selbst vergessen; das getrennte Selbst hingegen löst Kummer aus. Samadhi sind Spitzenerlebnisse, in denen wir uns im Objekt unserer Wahrnehmung verlieren. Die Vertiefung in Inspiration, Musik, in einen Film oder eine sexuelle Erfahrung führt zu niederen Samadhi.

Der Yoga lehrt uns fünf verschiedene Ebenen des Bewusstseins (Chitta):

1. trügerisch (Mudha)
2. zerstreut (Kshipta)
3. schöpferisch (Vikshipta)
4. gezielt oder einspitzig (Ekagra)
5. friedfertig (Nirodha)[83]

Samadhi treten in allen fünf Ebenen des Bewusstseins auf, aber in der spirituellen Disziplin des Yoga sind nur die Samadhi auf den beiden letzten Ebenen, die von reiner, sattvischer (spiritueller) Natur sind, interessant. Sie können über die Entwicklung des höheren Bewusstseins erlangt und von unserer tieferen Intelligenz kontrolliert werden. Dies sind die höheren oder yogischen Samadhi.

Die Samadhi des einspitzigen Geistes werden über eine Idee oder Hilfe erreicht, die von der Kontemplation über einem Gegenstand der Natur bis hin zur Reflektion über der höchsten Realität reicht. Sie konzentrieren sich auf ein bestimmtes äußeres oder inneres Objekt. Der Geist konzentriert sich hier ganz bewusst auf das Objekt, sodass die ihm zugrunde liegende kosmische Wahrheit aufgedeckt wird. Yogis nutzen diese Art des Samadhi, um die Geheimnisse des Kosmos und der Psyche herauszufinden.[84] Dies ist eine Ausweitung der Methoden des Pratyahara, Dharana und Dhyana, die wir schon besprochen haben.

Der Samadhi des friedvollen Geistes ist jenseits aller Objekte und Gedanken und setzt ein beruhigtes und friedfertiges Bewusstsein auf allen Ebenen voraus. Diese Art Samadhi ist für die Transzendenz der äußeren Welt und für die Selbstverwirklichung notwendig. Meist muss erst der Samadhi des einspitzigen Geistes erreicht werden, bevor man den des ruhigen oder friedlichen Geistes erreicht.

Die schwächeren und nicht yogischen Samadhi sind in ihrem Wesen vergänglich und können dem geistigen Bereich keinen ausdauernden Frieden bringen. Sie treten auf, wenn der ungereinigte Geist zeitweise von einem der drei Gunas dominiert wird und dadurch mit seinem Kern (Chitta), der Ebene der Gunas, verschmilzt. Wenn ein Guna überwiegt, findet eine Vereinigung mit diesem Guna statt. Aber schon bald setzen sich die anderen Gunas wieder durch und der Samadhi wird beendet. Diese schwächeren Samadhi liegen außerhalb der Kontrolle unseres Bewusstseins und sind von den Umständen abhängig. Sie sind die Hauptursache für geistige Störungen, denn sie bringen uns Verhaftung und Abhängigkeit.

Samadhi des trügerischen Geistes

Zu diesen Samadhi zählt man Schlaf, Koma und Zustände, die durch Alkohol und Drogen verursacht werden; hier herrscht Tamas oder Dumpfheit vor. Der Geist vertieft sich in eine inhaltsleere Verfassung, in der das Körperbewusstsein eingeschränkt oder ganz verschwunden ist. Man verliert die Kontrolle über den Geist und verfällt in einen geistlosen oder nicht fühlenden Status. Man kann sich aber auch in einem Gefühl verlieren, in dem es keine Bewegung gibt, wie ein Betrunkener, der benommen und halb bewusst auf dem Boden liegt.

Samadhi des zerstreuten Geistes

Diese Samadhi treten auf, wenn der Geist von einer Aktivität oder einem äußeren Gefühl so abgelenkt ist, dass er sich selbst vergisst. Hier dominiert die Qualität von Rajas, der energetischen Bewegung. Diese Art des Vertieftseins kommt bei sexuellen und sportlichen Aktivitäten vor, beispielsweise bei der Freude daran, schnell zu rennen. Man kann sich aber auch ganz in einen Film vertiefen; da dies aber hauptsächlich ein passives Erlebnis ist, ist hier auch Tamas vertreten. Der Geist wird durch das Gewicht oder die Intensität der sinnlichen Stimuli beruhigt. Diese Samadhi kommen auch vor, wenn wir uns intensiv mit unserer Arbeit auseinandersetzen, deshalb kann Überarbeitung zur Sucht werden. Wir vertiefen uns so sehr in das, was wir tun, dass wir uns selbst vergessen. Dieser Geisteszustand steht hinter einem Großteil der gewöhnlichen Errungenschaften im Leben, für die wir uns ein Ziel stecken, das wir dann verfolgen. Das Erreichen dieser selbst gesteckten Ziele wie Reichtum und Ruhm ist eine Art des Samadhi, die Vereinigung mit dem Erfolg.

Der Samadhi des zerstreuten Geistes kann auch negativ eintreten, wenn der Geist von großer Angst oder Schmerz eingenommen ist. Jegliches intensive Gefühl, einschließlich Gewalt, erschafft ein Drama, auf das der Geist sich konzentrieren kann, eine Art Samadhi.

Samadhi des schöpferischen Geistes

Diese Samadhi treten ein, wenn der Geist so sehr auf seine eigenen Projektionen konzentriert ist, dass er sich selbst vergisst. Dies geschieht hauptsächlich, wenn die Qualität des Sattva vorherrscht. Es sind Samadhi des inspirierten oder genialen Geistes, wie Visionen von Künstlern, das Nachdenken von Philosophen und die großen Entdeckungen von Wissenschaftlern. Sie schließen auch viele vorübergehende, spontane, religiöse oder mystische Erlebnisse mit ein. Obwohl Sattva während dieser Samadhi überwiegt, wurden Tamas und Rajas nicht entfernt und behaupten sich nach einiger Zeit. Der Yoga schätzt diese kreativen und intellektuellen Samadhi aus diesem Grunde nicht als das Höchste ein. Dies geschieht jedoch in der westlichen, intellektuellen Kultur, denn sie tendiert dazu, das Genie als höchsten menschlichen Typus zu verherrlichen. Yoga geht von höheren Samadhis aus, obwohl auch diese inspirierten Samadhi geschätzt werden. Sie sind aber nicht ausreichend, um den Geist und vor allem das Unterbewusstsein zu reinigen, da sie die anderen Gunas, Rajas und Tamas, die den Geist wieder herunterziehen und Leid und Schmerz verursachen, nicht überwinden können. Diese schöpferischen Samadhi sind Ausblicke auf die höheren Samadhi, können uns aber nicht dahin bringen. Dazu ist mehr nötig, als die Entwicklung des Intellekts, man braucht yogisches Training. Nicht Vorstellungskraft, sondern Verwirklichung ist dafür notwendig.

Es gibt auch gemischte Samadhi, in denen die drei niederen Samadhi zusammenwirken, weil die Gunas, die diese Zustände ausgelöst haben, immer schwanken. Im allgemeinen bringt ein Samadhi des zerstreuten Geistes uns in der nachfolgenden Erschöpfung in einen tamasischen Zustand, so wie die Freude am Wettlauf in einen tiefen, wonnevollen Schlaf mündet.

Die niederen Samadhi schließen alle starken Erfahrungen, die uns abhängig machen und Kummer verursachen, mit ein. Der Geist lässt sich von diesen Spitzenerlebnissen oder höchst intensiven Momenten fangen und wird unruhig durch sie. Die Erfahrungen, die den Geist am meisten beeindrucken, geben uns das stärkste Gefühl des Vertieftseins oder des Sich-selbst-Verlierens und bestimmen den Hintergrund unseres geistigen Zustandes und die äußeren Umstände, die wir für uns selbst schaffen. So wird beispielsweise der Geist, der von sexuellen Erfahrungen dominiert wird, sich in Bewusstsein und Lebensweise auf die Suche nach Sex einrichten. Wird der Geist, der von der Freude an künstlerischen Inspirationen dominiert, so verlangt er mehr davon. Schwere geistige Störungen entstehen durch sehr intensive niedere Samadhis.

Schizophrenie

Die Schizophrenie ist ein minderwertiger Samadhi, der meist von Tamas oder Täuschung geprägt wird. Der Mensch kann in eine Trance gelangen, Stimmen hören oder andere sinnliche Täuschungen erleben, in denen der Geist von Dunkelheit umhüllt ist. Der kranke Mensch wird von dieser eigenen Fantasie, die kein anderer wahrnehmen kann, vollkommen vereinnahmt.

Dies ist alles nichts anderes als die Verwirrung des Geistes. Es können zwar auch psychische Fähigkeiten oder psychische Sensibilitäten auftreten, aber diese liegen alle außerhalb der Kontrolle des jeweiligen Menschen. Er kann zum Beispiel mit der Astralebene in Kontakt treten und jeglichen Bezug zur physischen Realität verlieren. In diesen

Fällen versinkt der Geist in einer dumpfen oder leeren Vertiefung und ein astrales Wesen kann ihn besetzen und benutzen. Alle schweren geistigen Störungen werden durch den Einfluss oder die Besitznahme anderer Wesen verursacht, durch die die jeweilige Person die bewusste Kontrolle über den Geist verliert.[85]

Spirituelle und nicht-spirituelle Samadhi

Spirituelle und nicht-spirituelle Samadhi können durch eine Kombination von höheren und niederen Samadhi eintreten. Es sind kräftige und ausdauernde mystische Erlebnisse, die aber mit Egoismus vermischt sind. Der Mensch kann eine berechtigte tiefe Erfahrung machen, die jedoch vom Ego eingefärbt wird. Wir spüren, dass wir ein Avatar, Jesus Christus oder eine andere heilige Person sind oder dass Gott durch uns eine besondere Offenbarung geben möchte. Einige der religiösen Kulte, die der Welt Probleme bereitet haben, bauen auf solchen mystischen Erlebnissen auf, die zwar authentisch, aber doch von gemischter Natur sind. Das Zusammensein mit einer Person, die solch einen gemischten Samadhi erlebt, kann sehr verwirrend sein, vor allem für naive oder nicht darauf vorbereitete Menschen. Die Authentizität dieser Samadhi kann dazu führen, dass man an die Täuschungen des Ego glaubt.

Die niederen Samadhi sind nach außen gerichtet und auf Wunschgedanken aufgebaut. Die höheren Samadhi werden vom Geist selbst produziert, wenn er die Wünsche überwindet. Die Samadhi dazwischen kommen dadurch zustande, dass zwar Wünsche vorliegen, diese aber von feinstofflicher Natur sind. Wünsche, die beispielsweise während einer Reise durch die Astralwelt erfahren werden können, in denen man in Welten, die außerhalb der physischen Welt liegen, subtile Formen des Vergnügens finden kann. Dies kann aber auch bei Samadhi des einspitzigen Geistes vorkommen.

Samadhi und Prana

Einige Samadhi entstehen, wenn der Geist vollständig vom Prana oder der Lebenskraft und ihrer Funktion aufgesogen wird. Unsere vitalen Funktionen unterstützen und halten den Geist. Jeder Zustand des Vertieftseins erfordert noch mehr Prana für den Geist, da er außerordentlich mobil dabei wird. Wenn wir nicht über die Energie verfügen, den Geist zu konzentrieren, wird er einfach wegwandern. Im Samadhi wird der Geist selbst völlig aufgesogen im Prana oder der Energie der

Erfahrung, die eine sehr starke Prägung in der Psyche hinterlässt. Nur mächtige Erlebnisse, die auf sehr viel Prana aufbauen, können den Geist halten. In dieser Hinsicht kann auch das Prana in drei Kategorien eingeteilt werden: sattvisch, rajasisch und tamasisch.

Das tamasische Prana ist tätig während des Schlafes, während Benommenheit, Koma und unter dem Einfluss von Drogen – die Samadhi des trügerischen Geistes. Der Geist wird von diesem tamasischen Prana eingehüllt und ruhiggestellt. Aber die Probleme selbst werden so nicht gelöst, sondern durch Ignoranz verdeckt.

Das rajasische Prana ist während motorischer Aktivitäten tätig, wie Essen, Trinken, während der Ausscheidung, beim Geschlechtsverkehr, während anderer großer Anstrengungen, wie Rennen oder Arbeiten, und während sinnlicher Aktivitäten, die sehr vereinnahmend sind, wie großes Glück, Schmerz, Freude, Kummer, Angst oder Verhaftung. Dies sind Samadhi des zerstreuten Geistes.

Pranische Erfahrungen werden meist von Rajas dominiert, deshalb wirken sich alle pranischen Aktivitäten auf die Ebene des rajasischen Geistes aus. Jede vitale (pranische) Funktion, sogar solche Aktivitäten wie Essen oder Stuhlgang, schließt zumindest eine vorübergehende Vertiefung des Geistes mit ein. Das aktive Prana hält den Geist fest, damit diese Funktion ohne Beeinträchtigung durch andere Aktivitäten durchgeführt werden kann. Der Geist wird solange außer Kraft gesetzt bis das Prana das Ziel seiner Handlung erreicht hat. Immer, wenn das Prana eine vitale Funktion ausübt, muss der Geist vorübergehend ausgeschaltet werden bis die Funktion beendet ist, auch wenn sie nur einen Moment dauert. Wenn das Prana aktiv ist, wird der Geist zu einem gewissen Grad absorbiert. Beobachten Sie, wie der Geist sich, zumindest für kurze Zeit, nach innen zurückzieht, während Sie essen oder andere vitale Handlungen ausführen.

Das sattvische Prana ist während Inspirationen tätig, wie zum Beispiel künstlerischen Eingebungen, in genialen Momenten oder anderen kreativen Einsichten und während Entdeckungen wissenschaftlicher oder philosophischer Art. Dieses Gefühl der Inspiration ist an und für sich schon eine Form des Prana. Es entsteht, weil wir unsere Lebenskraft in künstlerische Arbeit investieren. Bis zu einem gewissen Ausmaß kann ein Samadhi des sattvischen Prana während aller sinnlicher Wahrnehmungen, vor allem während des Sehens oder Hörens, eintreten, denn der Geist muss vorübergehend in einen sattvischen Zustand der

Erleuchtung eintreten, um die Wahrnehmung zuzulassen. Diese sinnlichen Samadhi dauern aber nur einen kurzen Moment an und werden nicht bemerkt, solange der Geist nicht sehr subtil und rein ist.

Yogische Samadhi sind nur möglich, wenn das Prana energetisiert ist und der Geist und das Prana bewusst vereinigt werden. Aus diesem Grund ist Pranayama zur Erreichung der yogischen Samadhi sehr wichtig. Wenn diese gesteigerte Energie des Prana nicht entwickelt werden kann, wird es sehr schwierig, yogische Samadhi zu erreichen. Prana und Chitta, die Lebenskraft und das tiefere Bewusstsein, sind miteinander verbunden, wie schon im Abschnitt über Chitta erklärt wurde. Man sollte die Rolle des Prana während eines höheren aber auch während eines niederen Samadhi nicht vergessen.

Die Psychoanalyse versagt oft, weil sie nicht bis auf die Ebene des Prana und Chitta, dem unbewussten Geist, in dem unsere geistigen Beschwerden gelagert sind, und zu dem Prana, das diese dort hält, vordringen kann. Die Freisetzung dieses Prana kann nicht durch intellektuelle Übungen erreicht werden. Am besten kann man dies über Pranayama erreichen. Bei der Durchführung von Pranayama wird das Unbewusste energetisiert und tiefsitzende Muster kommen nach oben. Wenn man nun bewusst in diese emotionalen Beschwerden hineinatmet, werden sie gelöst, auch wenn die äußeren Umstände ihres Entstehens nicht weiter berücksichtigt werden. Auf diese Weise kann unser Bewusstsein mit Hilfe des Prana gereinigt werden und uns so in höhere Zustände des Vertieftseins führen.

Samadhi und die ayurvedische Psychologie

In der ayurvedischen Psychologie werden diese niederen oder trügerischen Samadhi untersucht. Durch verschiedene Methoden, von der Ernährung bis hin zur Meditation, versucht man dann, ihre Konditionierung des Geistes rückgängig zu machen. Durch den Zustand des Samadhi haben diese Konditionierungen jedoch einen sehr starken Einfluss auf die Psyche und sind deshalb schwer zu entfernen. Allgemein gilt: Nur durch die Herbeiführung eines höheren Samadhi, können die Wirkungen der niederen Samadhi vollständig aufgelöst werden. Im Grunde genommen führen alle echten, spirituellen Methoden zu höheren (spirituellen) Samadhi hin, um den niederen (weltlichen) Samadhi und ihren Verhaftungen entgegenzuwirken.

In der Yogapraxis werden durch Körperstellungen, Atemübungen, Mantren und Meditationen höhere Formen der Samskaras (geistige Neigungen) entwickelt, die einen Bewusstseinszustand schaffen, der auf Liebe, Frieden und Weisheit gründet. Nur höhere oder sattvische Samskaras können den Wirkungen der niederen, den rajasischen und tamasischen Samskaras, entgegenwirken. Nur diese können auch gewöhnliche Neigungen, die durch niedere Samadhi der Wünsche, Ruhelosigkeit und Illusion geprägt wurden, auflösen. Sind diese höheren Samskaras dann entwickelt, können sie uns zu einem spirituellen Leben führen, in dem sogar die niederen Samskaras in reines Bewusstsein verwandelt werden können.

Geringe geistige Störungen beruhen meist auf der Verhaftung an niedere Samadhi, beispielsweise Abhängigkeit von Sex, Alkohol oder Essen. Solange die Menschen nicht eine höhere Art der Vertiefung kennenlernen, werden die Samskaras dieser niederen Samadhi den Geist immer wieder dahin zurückziehen und sein Verhalten bestimmen. Es ist aber nicht immer möglich, Menschen von diesen niederen zu höheren Samadhi zu bringen. Manchmal ist es notwendig, Stufe für Stufe vorzugehen, indem erst Samadhi des zerstreuten Geistes geschaffen werden, um denen des trügerischen Geistes zu begegnen, und anschließend Samadhi des schöpferischen Geistes, um sich wiederum von denen des unruhigen Geistes zu lösen.

Einige der niederen Samadhi des schöpferischen oder zerstreuten Geistes können in der Behandlung sehr nützlich sein. Wenn ein emotional gestörter Mensch sich völlig in eine nützliche Tätigkeit vertieft, wird dies den Geist sehr beruhigen. Wenn man die Patienten beispielsweise zu einem sehr aktiven Sportprogramm (Entwicklung eines Samadhi des zerstreuten Geistes) animieren kann und sie daran Freude finden, kann dies in der Behandlung ihrer Beschwerden schon sehr hilfreich sein. Genauso kann auch das Interesse an künstlerischem Ausdruck (Samadhi des schöpferischen Geistes) sie schon sehr viel weiter bringen.

Der Kernpunkt einer psychologischen Behandlung ist, dem Patienten zu helfen, gesündere Samadhi zu entdecken. Dies ist das Ziel der ayurvedischen Therapien, vor allem von denen, die mit den feinen Sinnen arbeiten, wie die Mantratherapie und die Meditation. Wir müssen lernen, den richtigen Ort zu finden, an dem wir unserem Geist erlauben können, sich ganz zu vertiefen. Dieser sollte sattvisch sein, da der Geist sonst unwissend und zerstreut bleiben wird. Wir müssen lernen, höhere Samadhi zu entwickeln, damit wir uns nicht in den niederen verfangen. Weiter ist es wichtig, innere, anhaltende Vertiefung zu entwickeln, damit der Geist sich nicht an äußere Vertiefungen bindet und unter dem Schmerz leidet, wenn diese aufhören.

Zusammenfassung des achtfachen yogischen Pfades

Die acht Glieder des Yoga reflektieren die Tätigkeit unseres Geistes, der auf den richtigen Weg gebracht werden muss, um geistigen Frieden zu erreichen.

1. Erstens müssen wir bestimmte Grundsätze des sozialen Verhaltens befolgen, die unsere Beziehungen zur Welt festlegen (Yamas). Am wichtigsten darunter ist das Maß an Gewalt, das wir in unserem Leben zulassen (Ahimsa), dem folgen unsere Wahrhaftigkeit, der maßvolle Gebrauch unserer sexuellen Energien, die Art und Menge unserer Besitztümer und das Lösen unserer stärksten Verhaftungen. Dies alles schafft unsere psychologische Atmosphäre.
2. An zweiter Stelle stehen die Regeln unseres persönlichen Verhaltens und unserer Lebensweise (Niyamas). Wir haben eine ganz gestimmte Art, uns zu unserer Zufriedenheit zu verhalten und unser äußeres Leben zu organisieren, uns selbst einzuschätzen und gewisse Ansichten über uns selbst zu entwickeln. Wir richten uns nach einer ganz bestimmten Routine oder Disziplin und haben unseren eigenen Weg, Hilfe oder Gefälligkeiten von anderen zu erbitten. Dies alles bestimmt, wie wir leben.

Wenn Sie zum Beispiel viel Geld verdienen möchten, müssen Sie Ihre Suche nach Glück auf dieses Ziel ausrichten. Sie müssen ihr äußeres Leben dementsprechend einrichten und Dinge entfernen oder vermeiden, die diesem Ziel im Wege stehen. Dies schafft eine gewisse Identität, ein gewisses Selbstverständnis. Es bringt bestimmte Disziplinen mit sich, wie beispielsweise die Tätigkeit in der Geschäftswelt. Außerdem müssen Sie sich der Hilfe all jener vergewissern, die Ihnen beim Erreichen dieses Zieles helfen können, beispielsweise der Menschen, die einflussreiche Positionen innehaben.

Alle Entscheidungen, die wir treffen, selbst in Bezug auf kleinere Vergnügungen, schaffen bestimmte Werte und Disziplinen. Um eine Sache zu erreichen, müssen wir eine andere aufgeben. Das Leben verlangt immer gewisse Entscheidungen. Um jedoch die Ziele zu erreichen, für die wir uns entschieden haben, müssen wir bestimmte Methoden anwenden.

Diese grundlegende Orientierung unseres Lebensstils liegt unserer Psyche zugrunde. Falsche Werte und falsche Praktiken, die daraus erwachsen, führen zu psychologischen Störungen. Manchmal ist der moralische Ansatz falsch, beispielsweise, wenn man versucht, andere zu verletzen. Manchmal ist auch die Herangehensweise falsch, wenn wir zum Beispiel Liebe suchen, aber immer wieder bei Menschen landen, die uns ausnützen. Die falsche Lebensorientierung bringt den Geist dazu, störende und Kummer verursachende Faktoren zuzulassen. Egal, welcher Art von Tätigkeiten wir nachgehen, angefangen bei einer kleinen Reise bis hin zu unserer Karriereplanung, wir müssen unserer Energie immer eine grundlegende Orientierung geben.

3. Drittens entwickeln wir, aufbauend auf unserer Orientierung im Leben, eine bestimmte Art und Weise uns zu bewegen, die wiederum den Körper in eine bestimmte Haltung bringt. In der Verfolgung sexueller Abenteuer wird unser Körper auf eine bestimmte Weise benutzt, die Ausübung athletischer Höchstleistungen führt zu einer anderen Körperhaltung und so weiter. Wird der Körper falsch beansprucht, so kann dies Stress oder Anspannung, Schwachsinn oder Krankheiten hervorrufen und zu psychologischen Belastungen beitragen.
4. Viertens gehen wir mit unserer Lebensenergie auf bestimmte Weise um (Pranayama). Mit allem, für das wir uns entscheiden, richten wir unser Prana auf ein bestimmtes Ziel aus. Jegliche Tätigkeit, die wir ausführen, verbraucht Lebensenergie, was wiederum unsere Vitalität beeinflusst. Alles, was wir ausüben, sei es Kunst, Sport, Geschäfte oder Spiritualität, bewirkt eine ganz bestimmte Orientierung der Lebenskraft.
5. Fünftens haben wir unsere eigene Art, unseren Geist und unsere Sinne auf etwas auszurichten. In jedem Augenblick strömen unzählige Sinneseindrücke auf uns ein und wir können nur

wenige daraus auswählen, je nachdem, für welches Ziel wir uns im Leben entschieden haben. Beim Fernsehen, bei der Arbeit im Büro oder einfach nur, wenn wir eine Straße entlanglaufen, weisen wir gewisse Empfindungen zurück, um uns auf andere zu konzentrieren. Wenn die Eindrücke, auf die wir uns konzentrieren, nicht bekömmlich sind (rajasisch oder tamasisch), wird der Geist dadurch beeinträchtigt werden.

6. Sechstens müssen wir unsere Aufmerksamkeit in eine bestimmte Richtung lenken (Dharana). Das, für was wir uns im Leben entscheiden, schafft einen bestimmten Aufmerksamkeitsradius. Dadurch werden nicht nur bestimmte Objekte aus unserer Wahrnehmung entfernt, sondern diese auch auf die ausgewählten Objekte konzentriert. Wenn diese Objekte oder Ziele jedoch nicht wohltuend sind, wird unser Geist darunter leiden.
7. Siebtens gibt es gewisse Dinge, über die wir intensiv nachdenken (Dhyana) – die beständigsten Themen unserer Gedanken. Wir denken immer über etwas nach. Unsere Gedanken kreisen um die Ziele, die wir uns gesteckt haben, unsere Vergnügungen, Errungenschaften und Erfolge. Wenn die wichtigsten Dinge, über die wir nachdenken, beunruhigend, einschränkend oder verwirrend sind, so wird auch unser Geist dadurch gestört werden.
8. Achtens vertiefen wir unseren Geist in die Dinge, nach denen wir am meisten streben. Dies ist bei bestimmten Spitzenerlebnissen (Samadhi) der Fall, die am Ende unserer Bestrebungen auf uns warten. Sogar das Erzielen angenehmer Dinge, wie Sex oder Essen, ist der Höhepunkt bestimmter Werte oder Disziplinen und trifft selten ohne Anstrengung ein. Das gleiche gilt für andere Ziele im Leben. Wenn unser Zielobjekt jedoch durch persönliches Begehren bestimmt wird, ist unsere Vertiefung nur vorübergehend und hinterlässt ein leeres Gefühl, egal, wie glücklich wir in diesem Moment der Vertiefung auch waren.

Yoga zeigt uns den Weg, diesen Prozess, in dem wir uns mit Gott oder der Natur vereinigen, bewusst zu erleben. Psychologische Beschwerden entstehen dann, wenn dieser Prozess falsch oder unbewusst durchlaufen wird und wir uns so in falsche Einflüsse vertiefen, durch die wir die Beherrschung unseres eigenen Bewusstseins (unseren inneren Frieden) verlieren. Wenn wir diesen Prozess einmal verstanden haben, werden wir nicht länger nach Dingen suchen, die uns Kummer und Leid bringen. Voraussetzung dafür ist aber, dass wir unser Bewusstsein und dessen Funktionen sehr gut verstehen. Ohne das Verständnis und die Anwendung der großen Prinzipien des Yoga und Ayurveda wird dies nicht möglich sein.

Ich wünsche Ihnen, dem Leser, dass Sie auf diesem Pfad des unsterblichen Lebens schnell und ohne Hindernisse voranschreiten!

Ursprungsyantra

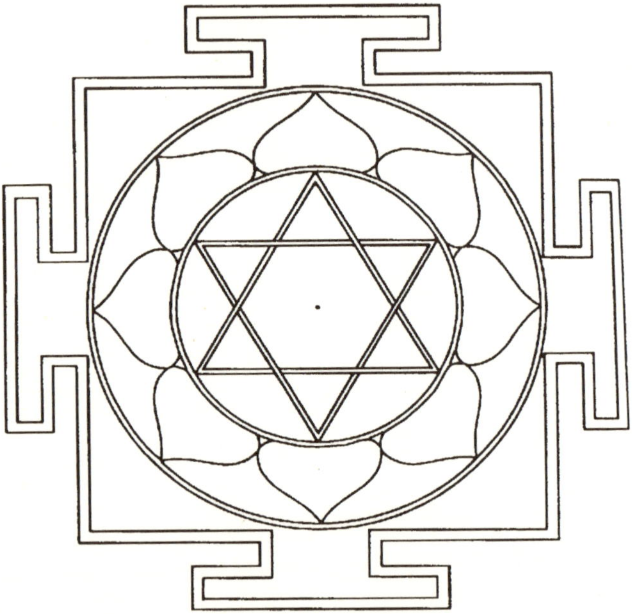

Die folgenden Tabellen geben nicht nur eine Zusammenfassung, sondern erweitern das Wissen über unsere psycho-physische Natur und ihren Platz im großen Universum des Bewusstseins. Erläutert werden die drei Körper, die fünf Hüllen, die sieben Ebenen des Universums, die sieben Chakren, die fünf Pranas; in einer Tabelle werden die Funktionen des Geistes (Chitta) vorgestellt und ein Diagramm zeigt die kosmische Evolution.

Tabelle A
Die drei Körper

Unser wahres Selbst, dessen Wesen das Reine Bewusstsein ist, wird von drei Körpern umschlossen. Nur der grobstoffliche oder physische Körper ist ein Körper im eigentlichen Sinne des Wortes. Der feinstoffliche (astrale) Körper setzt sich aus den Eindrücken zusammen, die durch den Geist und die Sinne aufgenommen werden. Der kausale Körper besteht aus unseren tief verwurzelten Neigungen, die in den drei Gunas Sattva, Rajas und Tamas festgehalten sind. Das innere Selbst ist der vierte Faktor, der alle drei Körper durchdringt.

Körper	Zusammensetzung	Zustand	Existenz	Guna
Grobstofflich (physisch)	grobstoffliche Elemente, die aus der Nahrung stammen	Wachzustand	physisch	Tamas
Feinstofflich (astral)	feinstoffliche Elemente, die aus den Eindrücken stammen	Traumzustand	astral	Rajas
Kausal	kausale Elemente, die aus den Gunas stammen	Tiefschlaf	kausal oder vollkommen	Sattva
Transzendierendes Selbst (Reines Bewusstsein)	unverändertes Bewusstsein	Transzendenz (Turiya)	nicht manifestiert, absolut	jenseits der Gunas

Der physische Körper ist während des Wachzustandes tätig, in dem wir uns in einer Welt physischer Objekte befinden, von denen jedes eine spezifische Form und eine Bestimmung in Zeit und Ort hat. Für die Existenz dieses Körpers müssen wir essen und die grobstofflichen Elemente aufnehmen, aus denen er aufgebaut wird.

Der Astralkörper ist während des Traumzustandes oder während Inspirationen tätig, wenn wir in einer Welt eigener Eindrücke leben. Dieser Körper definiert eher Zeit und Raum, als dass er über sie definiert wird. Er ist aus den Eindrücken und den feinstofflichen Elementen, seiner Nahrung, zusammengesetzt. Er wird vom emotionalen oder Sinnesgeist (Manas) beherrscht.

Der Kausalkörper ist während des Schlafes und in tiefer Meditation tätig, während wir in unserem eigenen Bewusstsein leben, in dem äußere Objekte weder in der Wahrnehmung noch in der Vorstellung existieren. Er ist nicht an Form oder Eindruck in Zeit und Raum gebunden, sondern existiert als Idee, die Zeit und Raum nach eigenen Qualitäten schafft. Er ist zusammengesetzt aus Gedanken, den kausalen Elementen, die seine Nahrung ausmachen. Dominiert wird er von unserem tieferen Bewusstsein (Chitta). Unser wahres Selbst und unsterbliches Wesen durchdringt alle drei Körper und Bewusstseinszustände. Nur darin finden wir die Befreiung von Zeit und Raum, Geburt und Tod.

Die drei Körper und psychologische Störungen

Um unsere psychischen Beschwerden zu behandeln, müssen wir zuerst bestimmen, aus welcher Ebene unseres Wesens sie entstammen. Bei einer physischen Ursache, beispielsweise falscher Diät, muss die Störung auf dieser Ebene behandelt werden. Hat die Beschwerde astrale Ursachen, das heißt, ist sie durch falsche Eindrücke entstanden, muss man die Sinneseindrücke verändern, um den Zustand zu verbessern. Kausale Ursachen, beispielsweise tiefsitzende Rajas oder Tamas in der Seele, sind sehr schwer zu behandeln, denn die Ursachen können das Karma eines vergangenen Lebens sein. Eine physische oder astrale Behandlung kann indirekt helfen. Es ist sehr schwierig, direkt zur Kausalebene vorzudringen, denn dies erfordert Kontrolle über die niederen Körper und die Fähigkeit zu meditieren.

Physische Krankheitsfaktoren, wie schlechtes Essen oder schlechtes Wasser, beeinflussen den Astralkörper indirekt durch die Eindrücke, die dabei entstehen. Gleichermaßen können Eindrücke des Astralkörpers aufgrund ihrer Gunas einen indirekten Einfluss auf den Kausalkörper haben. Unabhängig vom Zustand sind immer alle drei Körper mehr oder weniger miteinbezogen.

Hinsichtlich des Heilungsprozesses kann unsere physische Welt verändert werden, indem wir die Dinge um uns herum verändern, vor allem unsere Nahrung, das Wasser und die Luft, die wir einatmen. Unsere astrale Welt kann durch einen Wechsel der Eindrücke und Ideen verändert werden. Unsere kausale Welt kann durch einen Wechsel unserer innersten Grundsätze und Wunschvorstellungen (die Gunas, an denen wir festhalten) verändert werden.

Tabelle B
Die fünf Hüllen und der Geist

Die drei Körper bilden fünf Hüllen, von der grobstofflichen Materie bis hin zur kausalen.

Ebene	Hülle	Funktion	Zusammensetzung
Chitta (Bewusstsein oder innerer Geist)	Wonne, Anandamaya Kosha	Liebe oder spirituelles Streben	Samskaras (Gunaprägung der Tanmatras)
Buddhi (Intelligenz)	Intelligenz, Vijnanamaya Kosha	Vernunft oder Urteilskraft	geistige Aktivitäten (Vritis)
Manas (äußerer Geist)	Sinne, Manomaya Kosha	Sammeln von Sinneseindrücken und Daten	Eindrücke (Tanmatras)
Prana (Lebenskraft)	vital, Pranamaya Kosha	belebt den physischen und astralen Körper	fünf Pranas
Physisch	Nahrung, Annamaya Kosha	veranlasst die Verkörperung	fünf Elemente

Die drei Körper bilden fünf Hüllen. Die pranische Hülle vermittelt zwischen physischem und astralem Körper, die Intelligenzhülle zwischen astralem und kausalem Körper, die drei wichtigsten Funktionen des Geistes (Chitta, Buddhi und Manas) bilden die drei feinstofflichsten Hüllen. Der Bereich unseres Kernbewusstseins bildet die Wonnehülle (Anandamaya Kosha), in der wir unsere innigsten Freuden und Schmerzen aufbewahren, unsere Karma und Samskaras, die in die Gunas eingeprägt sind. Das Bewusstsein selbst ist Wonne, in dem Liebe oder Begehren vorwiegt und das immer auf der Suche nach Glück und Freude ist. Es herrscht über den Tiefschlaf, in dem alle manifestierten Gedanken und Eindrücke verschwinden und in dem wir Frieden und Freude erleben.

Der Bereich der Intelligenz bildet die Intelligenzhülle, in der unser tieferes Wissen, unsere Vorstellungen und unser Wahrheitsempfinden beheimatet sind. Dies gibt uns entweder Zugang zur Wonnehülle, falls wir über spirituelle Weisheit verfügen, oder schließt uns daraus aus, wenn unser Wissen nur auf die äußere Welt konzentriert ist. Die Intelligenzhülle ist der Sitz der meisten geistigen Aktivitäten (Vrittis), vor allem derjenigen, die sich auf die Unterscheidung zwischen Wahrheit und Wirklichkeit beziehen.

Der Bereich des Geistes bildet die geistige Hülle, in der unsere verschiedenen Eindrücke, sowohl sinnliche als auch geistige, beheimatet sind. Diese geben uns entweder Zugang zur intellektuellen Hülle, falls wir sie verarbeitet und verstanden haben, oder schließen uns daraus aus, wenn wir in äußere Vergnügungen verstrickt bleiben.

Der niedere (tamasische) Aspekt des Pranamaya Kosha wird zu physischem Prana, sein höherer (rajasischer) Aspekt mündet in feinstofflichem Prana und Emotionen (Geist und Sinne) und bildet den emotionalen Körper. Ebenso ist auch die intellektuelle Hülle von zweifacher Natur. Ihre niedere (rajasische) Funktion sind der Intellekt oder die Gedanken, die sich auf die äußere Welt konzentrieren und mit den Sinnen und Teilen des astralen Körpers arbeiten. Seine höhere (sattvische) Funktion ist die wahre Intelligenz oder Unterscheidungskraft, die auf den unvergänglichen Teil des kausalen Körpers ausgerichtet ist und die Sinne transzendiert.

Tabelle C
Die sieben Ebenen des Universums

Das Universum ist eine organische Einheit oder ein kosmischer Körper, der durch die kosmische Intelligenz geschaffen wurde und in verschiedenen Ebenen vorliegt – vom Reinen Sein bis zur grobstofflichen physischen Materie. Die fünf Hüllen entsprechen den ersten fünf Ebenen des Universums.

1. Materie – Anna
2. Energie – Prana
3. Emotion – Manas
4. Intelligenz – Vijnana
5. Wonne – Ananda
6. Bewusstsein – Chit
7. Sein – Sat

Das Sein und das Bewusstsein, die letzten beiden, haben keine Hüllen, da sie jenseits aller Manifestation liegen. Sie sind die fundamentale Wirklichkeit und bilden den Hintergrund für die anderen Prinzipien. Man kann diese Ebenen auch als konzentrische Kreise sehen, mit der physischen Hülle in der Mitte, da sie der begrenzendste Faktor ist. Diese Ebenen schaffen sieben Welten, Lokas oder Existenzstufen.

Ananda, die Wonne, hat eine duale Natur. Der höhere Aspekt liegt jenseits der Manifestation, ihr niederer Aspekt ist die Quelle der Manifestation. Zusammen mit den zwei anderen höheren Prinzipien formt sie das Satchitananda, Sein-Bewusstsein-Wonne, als die dreifache, transzendierende Wirklichkeit von Brahman oder Atman, dem Absoluten oder Selbst.

Tabelle D
Die sieben Chakren

Die Chakren sind Energiefelder im feinstofflichen Körper und herrschen über die feinstofflichen Elemente, die Sinnesorgane und über die motorischen Organe. Sie verfügen über entsprechende Energiefelder im physischen Körper, dem Nervengeflecht, das wiederum über die grobstofflichen Elemente, die physischen Sinnesorgane und die motorischen Organe herrscht. Die New-Age-Bewegung tendiert dazu, die äußere oder physische Funktion der Chakren mit ihrer inneren oder spirituellen Funktion zu verwechseln. Diese zwei Funktionen unterscheiden sich jedoch sehr deutlich voneinander, die spirituelle spielt nur bei fortgeschrittener Meditationspraxis eine Rolle.

Element	Sitz	Sinnesqualität	Sinnesorgan	motorisches Organ
Bewusstsein	Kopf	kausaler Klang	kausales Hören und Sprache	
Geist	Drittes Auge	feinstofflicher Klang	feinstoffliches Hören und Sprache	
Äther	Kehle	Klang	Ohren	Sprechapparat
Luft	Herz	Berührung	Haut	Hände
Feuer	Nabel	Sicht	Augen	Füße
Wasser	Geschlecht	Geschmack	Zunge	Fortpflanzungsorgane
Erde	Wurzel	Geruch	Nase	Ausscheidungsorgane

Störungen im Geist spiegeln sich durch Disharmonien in den entsprechenden Chakren und ihren Funktionen und durch die Unfähigkeit, höhere Chakrafunktionen anzuregen, wider. Die fünf niederen Chakren beziehen sich in ihren äußeren Funktionen auf die physischen Sinne und motorischen Organe. In ihrer erhöhten oder spirituellen Funktion erwecken sie die feinstofflichen Organe, die motorischen Organe und die Sinnesorgane, mit denen sie in Bezug stehen, und vermitteln uns so Erfahrungen aus den feinstofflichen Welten und den höheren Bewusstseinszuständen.

Psychologische Probleme stehen immer in Beziehung zu ihren entsprechenden Chakren und unterdrücken ihre Funktion. Mangelhafte Kontrolle über die Sinnesorgane verhindert die Öffnung der entsprechenden Chakren und verursacht eine geschwächte oder gestörte Funktion. So verhindert zum Beispiel übermäßige sexuelle Aktivität die Öffnung des Wasserchakras, während zu viel Angst eine Schwächung des Erdchakras herbeiführt. Die Kontrolle über die Sinne zieht die Energie des Bewusstseins für die Entfaltung ihrer höheren Aspekte nach innen. In dieser Hinsicht ist die Rolle des dritten Auges ausschlaggebend: durch das dritte Auge können die Sinne gebündelt und nach innen gerichtet werden.

Die ayurvedische Psychologie gleicht Vata, Pitta und Kapha im Körper aus und erhöht Sattva im Geist, um die niederen Chakrafunktionen zu harmonisieren und so eine Grundlage für die Öffnung ihrer höheren Potenziale zu schaffen. Tejas entspricht der Kundalini und hilft, die unteren Chakren zu öffnen. Ojas hilft bei der Entfaltung der höheren Chakren auf dem Kopf und im dritten Auge. Prana verhilft dem Herzchakra (Luft) zur Öffnung. Die Kontrolle über Manas gibt uns Kontrolle über die niederen fünf Chakren. Die Entwicklung des

Buddhi fördert gleichzeitig die Entwicklung des dritten Auges. Durch die Reinigung von Chitta können das Kronenchakra und das tiefere, spirituelle Herz geöffnet werden. Die Auflösung des Egos (Ahamkara) ist der Schlüssel zu diesem Prozess, denn das Ego hemmt die Energie und verhindert dadurch die richtige Funktion der Chakren.

Tabelle E
Die fünf Pranas und der Geist

Prana wird entsprechend seiner Bewegung und seiner Funktion fünffach aufgeteilt.

Prana	physischer Sitz	physische Funktion	feinstoffliche Funktion
Vyana Vayu – sich verbreitende Lebenskraft	Herz und Glieder, durchdringt den ganzen Körper	Bewegung und Kreislauf	geistiger Kreislauf und Ausweitung
Udana Vayu – aufsteigende Lebenskraft	Kehle, obere Brust	Sprache, Ausatmung, Wachstum	Bestreben, Enthusiasmus, Bemühung, geistiges Wachstum
Prana Vayu – nach innen gerichtete Lebenskraft	Herz und Gehirn	Schlucken, Einatmung, Sinneswahrnehmung	geistige Energetisierung und Aufnahmefähigkeit
Samana Vayu – ausgleichende Lebenskraft	Nabel	Verdauung und Stoffwechsel, Homöostase	geistige Verarbeitung und Homöostase
Apana Vayu – absteigende Lebenskraft	unterhalb des Nabels	Ausscheidung, Fortpflanzung, Immunität	geistige Ausscheidung und Immunität

Diese fünf Pranas leiten sich alle aus dem Element Luft, ihrer feinstofflichen Entsprechung (der Tanmatra oder Sinnesqualität der Berührung) und dem Rajasguna ab. Die fünf Pranas existieren in allen Elementen, allen Organen, Koshas und Geistesfunktionen. Sie bringen Energie und verbinden unsere Handlungen auf allen Ebenen miteinander.

Prana bewirkt Energetisierung. Samana sorgt für Nahrung. Apana ist verantwortlich für die Ausscheidung. Vyana herrscht über den Kreislauf. Udana sorgt für Leistung und Arbeitsfähigkeit. Auf der physischen Ebene ist Prana zum Beispiel verantwortlich für den Verzehr der Nahrung, Samana für die Verdauung, Vyana bringt die Nährstoffe zu allen

Geweben, Apana scheidet die Abfallstoffe aus der Nahrung aus und durch Udana können wir die Energie, die aus der Nahrung stammt, für physische Arbeit verwenden.

Auf der Ebene des Geistes ist Prana verantwortlich für die Aufnahme von Eindrücken und Ideen, Samana für deren Verarbeitung, Vyana verteilt die Informationen, Apana scheidet die Abfallstoffe aus (negative Gedanken und Emotionen) und Udana gibt uns die Fähigkeit, positive geistige Arbeit und Anstrengung zu verrichten.

Allgemein gesehen energetisiert Prana alle Koshas, Samana unterstützt ihre Beziehung, ihren Zusammenhalt und ihr Gleichgewicht, Apana bringt die Energie von den feinstofflichen Koshas hinunter zu den grobstofflichen, Udana bringt die Energie von den grobstofflichen hinauf zu den feinstofflichen Koshas und Vyana sorgt für den Kreislauf durch alle fünf Koshas und ist für ihre Differenzierung verantwortlich.

Psychische Beschwerden und die Pranas

Psychische Beschwerden sind mit einem Ungleichgewicht der Pranas oder der Energien, die den Geist beherrschen, verbunden. Wenn falsche Eindrücke, Emotionen oder Gedanken aufgenommen werden, wird zuerst das Prana oder die Energetisierung gestört. Dadurch oder auch durch falsche Unterscheidungskraft wird Samana oder die Verarbeitung aus dem Gleichgewicht gebracht. Das führt zu einer Störung der anderen drei Pranas. Apana bewirkt dann eine Erhöhung der Abfallstoffe im Geist. Vyana und damit der Kreislauf wird gestört und führt zu einer Stagnation im tieferen Bewusstsein. Udana, unser positiver Wille, wird geschwächt, was uns daran hindert, Leistungen zu vollbringen oder unseren Zustand zu verändern oder zu verbessern.

Prana Vayu ist unsere Fähigkeit, positive Eindrücke und Gedanken aufzunehmen und die Fähigkeit der Lebenskraft, unser Gleichgewicht zu kontrollieren. Bei mangelnder Funktion können wir keine positiven Eindrücke mehr aufnehmen und unser gesamtes Gleichgewicht gerät aus der Balance. Dieses leitende Prana steht in Verbindung mit Agni oder dem Feuerprinzip und mit ihm zusammen belebt es den Geist und die Sinne.

Apana Vayu ist unsere Fähigkeit, Negativität, das heißt die Schwerkraft im Geist, abzuwehren. Wenn seine Funktion gestört ist, werden wir depressiv oder nehmen Energien der Stagnation und des Verfalls auf. Es kann zu verschiedenen störenden Ausscheidungen der Lebenskraft kommen.

Samana Vayu, die ausgleichende Lebenskraft, wird geschwächt, wenn geistiger Frieden und Harmonie gestört sind. Auf physischer Ebene werden das Verdauungssystem und die Nährstoffaufnahme behindert, was zu einer Anhäufung von Giftstoffen führt. Dies bringt psychische Verstopfung und Verhaftung mit sich, die mit der Unfähigkeit einhergeht, allein zu sein. Schwere psychologische Probleme können schwerwiegende Störungen des Samana Vayu auslösen, mit Beeinträchtigungen des Nervensystems und einem lang anhaltenden geistigen Ungleichgewicht.

Vyana Vayu ist der expandierende Teil der Lebenskraft, der für die nach außen gerichtete Bewegung und Aktivität verantwortlich ist. Sie macht uns glücklich, unabhängig und lässt uns nach außen gehen. Störungen führen zu Zittern im Körper oder Unruhe im Geist. Probleme in diesem Bereich können auch zu Entfremdung und Isolierung führen und Beziehungen zu anderen Menschen stören.

Udana Vayu ist unser ansteigender Enthusiasmus, Wille und unsere Motivation. Sie bringt uns in eine aufgeräumte, erhebende und stolze Stimmung. Durch Depression wird sie geschwächt. Wenn wir depressiv sind, kann unsere Energie nicht mehr aufsteigen und sinkt hinunter. Die Unfähigkeit zu sprechen oder sich selbst auszudrücken zeigt an, dass Udana Vayu geschwächt ist. Wenn dieses Prana gestört ist, kann es zu verschiedenen hochsteigenden Schüben der Lebenskraft kommen, die sich in Husten oder unkontrolliertem Sprechen äußern. Ein Übermaß an Udana Vayu lässt uns eitel, dominant und intolerant werden.

Diese fünf Pranas sind einer der tiefgründigsten Aspekte des ayurvedischen Gedankenguts. Wir haben sie hier nur kurz vorgestellt, aber sie sollten nicht unterschätzt werden. Eigentlich müsste ein Buch nur über sie allein geschrieben werden.

Tabelle F
Geistesfunktionen

Selbst oder Seele	**Jivatman**
Element	Ätheraspekt der feinstofflichen Luft und des Äthers
Guna	unmanifestierter Zustand der Gunas
Hülle	voll aktivierte Wonnehülle
Funktionen	Selbstwahrnehmung
Sinn	Selbstverwirklichung
Zeit	ewige Gegenwart
Bewusstseinszustand	stetiger Wachzustand
Reich der Natur	Yogi oder Weiser
Natur	reines Wissen
Bewusstsein	**Chitta**
Element	Luftaspekt der feinstofflichen Luft und des Äthers
Guna	Ursprung der Gunas
Hülle	Wonnehülle allgemein
Funktionen	Gedächtnis, Schlaf, Samadhi
Sinn	Instinkt/Intuition
Zeit	Vergangenheit
Bewusstseinszustand	Tiefschlaf
Reich der Natur	Pflanze (niedrig), Gott oder Engel (hoch)
Natur	Liebe, Begehren
Intelligenz	**Buddhi**
Element	Feueraspekt der feinstofflichen Luft und des Äthers
Guna	Sattva
Hülle	intellektuelle Hülle
Funktionen	Wahrnehmung, Vernunft, Entscheidungskraft
Sinn	Sinnesorgane, vor allem Gehör
Zeit	Gegenwart
Bewusstseinszustand	Wachzustand
Reich der Natur	Mensch (Weiser, wenn voll aktiviert)
Natur	Wissen, höheres und geringeres
Geist	**Manas**
Element	Wasseraspekt der feinstofflichen Luft und des Äthers
Guna	Rajas
Hülle	geistige Hülle
Funktionen	Empfindung, Willenskraft, Vorstellung
Sinne	motorische Organe, vor allem Hände
Zeit	Zukunft

Bewusstseinszustand	Traum
Reich der Natur	Tier
Natur	Handlung
Ego	Ahamkara
Element	Erdaspekt der feinstofflichen Luft und des Äthers
Guna	**Tamas**
Hülle	Physischer Körper
Funktionen	Selbst-Sinn, Eigentum
Sinn	Selbst oder Ego
Zeit	Vergangenheit
Bewusstseinszustand	Tiefschlaf
Reich der Natur	Elemente
Natur	Ignoranz

Anmerkungen

1) Im Sanskrit wird dieser medizinische Bereich „Yoga-Chikitsa“ genannt. Yoga als spirituelle Praxis heißt „Yoga-Sadhana“
2) Ganz ähnlich findet sich in klassischen yogischen Texten die ayurvedische Terminologie, um die physiologische Wirkung der Yogapraxis zu erläutern.
3) Ayurveda und Yoga haben ihre Grundlage in der Sankhya-Philosophie, die aus den Upanishaden stammt.
4) Dies erklärt sich aus den Eigenschaften der Elemente und der Fähigkeiten der Sinne, die später erläutert werden.
5) Mehr Informationen zu Prana, Tejas und Ojas finden Sie in meinem Buch *Tantric, Yoga and the Wisdom Goddesses: Spiritual Secrets of Ayurveda*, Seiten 193-226. Dort werden die Zeichen und Zustände von viel, wenig und ausreichend Prana, Tejas und Ojas beschrieben. In einem Abschnitt wird erklärt, wie sie entwickelt werden und wie man sie im Gleichgewicht halten kann.
6) Eine eher traditionelle, aber dafür ausführlichere Auseinandersetzung mit den sattvischen, rajasischen und tamasischen geistigen Typen des Ayurveda, finden Sie in *Charaka Samhita, Sarirasthana IV.* 36-40.
7) Die Psychatrie mit ihrem Gebrauch an chemischen Medikamenten kann eine tamasische Therapie sein. Es ist vor allem bei zuviel Rajas notwendig, wenn der Patient sich selbst oder andere verletzen könnte. Medikamente können über einen kurzen Zeitraum auch in anderen Zuständen von zuviel Rajas nützlich sein, wenn zum Beispiel akute Schmerzen oder Angstzustände vorliegen, die mit starken Beruhigungsmitteln gedämpft werden müssen. Da Medikamente aber tamasischer Natur sind, wird ihre Langzeitwirkung Sattva verdrängen, sie dürfen nur als letzte Zuflucht und kurzfristig angewendet werden.
8) Die Psychoanalyse ist im allgemeinen eine rajasische Therapie. Sie bringt uns von unterdrückten Gefühlen (Tamas) hin zum Selbstausdruck (Rajas). Sie wird uns aber nicht in einen sattvischen Zustand bringen, solange nicht zusätzliche Therapien angewendet werden. Die Analyse muss zu praktischen Handlungen führen. Ein Übermaß an Analyse kann einen Menschen davon abhalten, sich wirklich zu verändern, wie zum Beispiel das zu lange Nachdenken über ein Problem uns davon abhalten kann, es wirklich zu lösen.
9) Die moderne Psychoanalyse mit ihren aktiven und kommunikativen Methoden ist von ihrem Wesen her ein rajasischer Prozess.
10) Im Sanskrit wird dies „Karma Yoga“ genannt.
11) Diese Position eines Zeugen wird im Sanskrit „Sakshi-Bhava“ genannt und ist die Grundlage für die meisten vedischen Formen der Meditation.
12) Dies ist in der vedantischen Philosophie der „Atman“.
13) In den *Yogasutren* III. 33 steht, dass durch die Konzentration auf das Herz, während der Meditation, dem Geist Wissen vermittelt wird.
14) Siehe auch Patanjali, *Yogasutren* I.2. „Yoga ist die Beherrschung der verschiedenen Tätigkeiten des Bewusstseins (Chitta).“
15) In der buddhistischen Schule des Yogachakra wird dieses tiefere Bewusstsein „Alaya Vijnana“ oder „Lagerhaus des Bewusstseins“ genannt, da es alle karmischen Informationen enthält.

16) Das unkonditionierte Chit, das sich materialisiert (Prakriti oder Maya), wird zum konditionierten Chitta. In der buddhistischen Lehre, wie der Lakavatara Sutra, kann sich der Begriff Chitta aber auf beides beziehen, auf das konditionierte Chitta und das unkonditionierte Chit. Das letztere wird „unkonditioniertes Chitta" oder die „reine Natur des Geistes" genannt. Der Eine Geist des Buddhismus, Eka Chitta, bezieht sich auf das unkonditionierte Eine Bewusstsein und gleicht damit dem Einen Selbst oder Atman in der Lehre des Vedanta.
17) Im Sanskrit wird dieses Wunschpotenzial „beherrschendes Iccha" genannt.
18) Die Bedeutung des wirklichen Gedächtnisses im Ayurveda und seine Auswirkung auf Gesundheit und Befreiung werden ausführlicher diskutiert in *Charaka Samhita, Sarirasthana* I., 147-151.
19) Für genauere Informationen schlagen Sie bitte die Abhandlung über Samadhi im Yogakapitel des Buches nach.
20) Im Ayurveda wird der falsche Gebrauch der Intelligenz unter dem Begriff „Prajnaparadha" oder „Versagen der Weisheit" behandelt. Siehe *Charaka Samhita, Sarirasthana* I., 102-109.
21) Die *Bhagavad Gita*, das große yogische Buch über den Avatar Krishna, betont den Buddhi Yoga, den Yoga der Intelligenz, durch den wir während aller Hochs und Tiefs unseres Lebens Gelassenheit bewahren können.
22) Im Sanskrit wird dies „Viveka" genannt.
23) Die kosmische Intelligenz wird im Sanskrit „Mahat" genannt. Sie ist das kosmische Gegenstück zum Buddhi.
24) Brahma, Vishnu und Shiva im indischen Gedankengut.
25) Dies ist der höhere Aspekt des Agni oder kosmischen Feuers.
26) Im Sanskrit „Antarayami".
27) Im Vergleich zum Bewusstsein (Chitta) in seiner reinen Form, wirkt sogar der höchste Aspekt der Intelligenz rajasisch. Aus diesem Grund bringen manche Yogis Chitta mit Sattva in Verbindung und Buddhi mit Rajas in Verbindung. Andererseits werden zum Beispiel aus der Sicht des klassischen Samkhya Chitta und Buddhi oft gleichgesetzt, da beide vorrangig sattvisch sind. Ebenso werden die kosmische Intelligenz und das kosmische Bewusstsein oft als das Gleiche angesehen.
28) Aus diesem Grund wird die Intelligenz manchmal auch in der Kehle oder zwischen Kopf und Herz lokalisiert.
29) Im Sanskrit „vorrangig Jnana".
30) Dies wird im Sanskrit „Prajnaparadha" genannt und ist laut Ayurveda einer der Hauptfaktoren im Krankheitsprozess.
31) Dieser Wille zur Wahrheit wird in den Veden „Kratu" genannt, im Sinne von „Opfer" oder „Selbstentsagung". Dies ist nur möglich, wenn die Intelligenz unsere äußeren Wünsche negiert. Um die Wünsche des Geistes nach innen zu richten, ist eine Übereinstimmung von Geist und Intelligenz notwendig. Später im Vedanta wird dies dann „Samkalpa Shakti" oder die „wahre Willenskraft" genannt, nämlich das zu tun, was wir sagen und das zu sagen, was wir tun.
32) Hier ist auch der Abschnitt über Samadhi im Kapitel über das Bewusstsein wichtig.
33) Das Verschmelzen der Intelligenz (Buddhi) mit dem Herzen (Chitta) wird in der buddhistischen Philosophie „Bodhichitta" oder „erleuchtetes Bewusstsein" genannt.

34) In den Schriften des Vedanta taucht Manas als allgemeiner Begriff für den Geist auf; in diesem Fall ist er ein Synonym für Chitta und beinhaltet alle anderen Funktionen des Geistes. In der buddhistischen Literatur kann sich Manas auf alle Funktionen des Geistes beziehen. Das unkonditionierte Manas kann Bezug nehmen auf den Buddhazustand oder die erleuchtete Wahrnehmung, vergleichbar mit dem Atman des Vedanta. Da ein Großteil der geistigen Aktivität im Bereich des Manas stattfindet, kann es als der charakteristischste Teil für das bezeichnet werden, was wir Gehirn nennen.
35) Schauspieler lernen mit diesen Kernstimmungen, diesen Gefühlen zu spielen, die im Sanskrit „Rasas" oder „Essenzen" genannt werden. Sie stehen auch in Beziehung zu den Bhavas oder Gemütszuständen, die sich wiederum in verschiedenen Beziehungen spiegeln. Das Fühlen ist beziehungsorientiert. Der Pfad der Hingabe, der Bhakti Yoga, ist die bewusste Arbeit mit diesen Gefühlen und Beziehungen.
36) Einige Yogis klassifizieren Manas als Tamas im Vergleich zu Buddhi, das sattvisch ist, denn Manas hat eine nach außen gehende Energie und Buddhi eine nach innen gehende. Manas hat eine Komponente von Tamas, und Rajas führt im allgemeinen zu Tamas. Der Klassische Samkhya macht das Manas zu einem Produkt des Ahamkara oder Ego, mit Bezug auf seine sattvischen und rajasischen Seiten. Dies spiegelt die Beziehung zwischen Manas und den motorischen Organen und Sinnesorganen wider, die jeweils zu Rajas und Sattva in Beziehung stehen. Alle Funktionen des Gehirns brauchen etwas Sattva, um richtig arbeiten zu können.
37) im Sanskrit „Kriya"
38) Die Vatatypen haben im allgemeinen den aktivsten und unruhigsten Geist. Dies kommt daher, dass sie am sensitivsten sind und ihr Bewusstsein (Chitta) am meisten den Aktionen von Geist und Körper ausgesetzt ist.
39) Im Sanskrit „Samkalpa" und „Vikalpa". Hier ist aber das gewöhnliche Samkalpa gemeint, als Absicht zur Handlung mit Körper oder Sinnen, nicht Samkalpa, der höhere Wille zur Wahrheit, der die Übereinstimmung von Buddhi und dem Selbst voraussetzt.
40) Im Sanskrit wird dies „Samkalpa Shakti" genannt, die Kraft des Willens oder der Absicht. Wir können diese Willenskraft fördern, indem wir uns spirituelle Ziele setzen, zum Beispiel den Zorn zu kontrollieren, und uns daran halten, wie schwer es auch sein mag.
41) Dies wird im Sanskrit „Aham-Dhi" oder „Aham-Buddhi" genannt. Durch diese Bezeichnung wird ausgedrückt, dass hier ein Missverständnis oder ein Fehler der Intelligenz oder des Buddhi vorliegt.
42) Dies ist eine Kritik des Vedanta an einigen buddhistischen Systemen.
43) Im Sanskrit wird dies „Ahamtva" und „Mamatva" genannt.
44) Diese zwei Faktoren werden im Kapitel über spirituelle Behandlungsmethoden erörtert.
45) In der ayurvedischen Literatur wird viel über die individuelle Seele und die Höchste Seele und ihre Beziehung diskutiert. Siehe *Charaka Samhita, Sarirasthana I.*
46) Siehe vor allem die neueren Lehren von Ramana Maharshi und die antiken Erörterungen von Shankara zur Lehre des Advaita oder nicht-dualistischen

Vedanta. Es gibt noch weitere vedantische Erörterungen, wie den integralen Nicht-Dualismus (Purnadvaita) von Sri Aurobindo, den qualifizierten Nicht-Dualismus (Visishtadvaita) von Ramanuja und den dualistischen Vedanta von Madhva.

47) „Chitta-Shuddhi“ im Sanskrit.

48) In der gewöhnlichen Terminologie des Ayurveda kann ein Überfluss der Doshas Vata, Pitta und Kapha die Gewebe oder Dhatus des Körpers beschädigen. Dies wird auch „Dushti“ oder „Schadensfaktor“ genannt. In der ayurvedischen Psychologie verursacht das Buddhi-Dosha den Chitta-Dushti, das heißt, die Falschfunktion der Intelligenz schädigt die Substanzen unseres Bewusstseins.

49) Für eine längere Auseinandersetzung mit diesen verschiedenen Funktionen des Geistes und ihren Zuständen in Bezug auf die drei Gunas siehe *Science of the Soul* von Swami Yogeshwaranand Saraswati, Seiten 96-115.

50) Siehe *Yoga Sutren II.* 33-34.

51) Bitte schlagen Sie den Teil zur Intelligenz nach, um mehr Informationen zur richtigen Funktion des Buddhi zu erhalten.

52) Diese drei Zustände beziehen sich auf das Vaishvanara, Taijasa und Prajna im vedischen Gedankengut. Vaishvanara ist das Verdauungsfeuer des physischen Körpers, Taijasa ist das Verdauungsfeuer des feinstofflichen Körpers und Prajna ist das Verdauungsfeuer des Kausalkörpers. Taijasa, die Kraft des Tejas, ist am wichtigsten für die Verarbeitung von Eindrücken, das heißt für die geistige Verdauung, da es das Verdauungsfeuer des feinstofflichen Körpers oder des Geistes ist.

53) Siehe Abschnitt zu Panchakarma später im Buch.

54) Siehe *Charaka Samhita, Sarirasthana I.* 118-132 in Bezug auf die Rolle der Sinne im Krankheitsprozess.

55) Eine Bezug dazu findet sich in meinem Buch „Ayurvedic Healing“, auf den Seiten 51-87.

56) Leider finden sich in sehr vielen Lebensmitteln tierische Zusätze, beispielsweise Fischleberöl als Vitaminergänzung, Lab im Käse und Rinderknochen als Bleichmittel für Zucker. Man sollte versuchen, dies alles zu vermeiden.

57) Dies wird genauer erläutert in *Ayurvedic Healing*, Seiten 83-85.

58) Siehe diesbezüglich *Yoga of Herbs*.

59) Bezüglich des medizinischen Hintergrunds der Pflanzen, die hier aufgeführt werden, lesen Sie bitte in *Yoga of Herbs* und *Planetary Herbology* nach.

60) Die sechs Geschmacksrichtungen werden ausführlich erläutert in *Yoga of Herbs*, Seiten 23-25.

61) Im Sanskrit „Medhya Rasayanas“ genannt.

62) Diese fünf Methoden werden im Sanskrit Vamana, Virechana, Basti, Nasya und Raktamoksha genannt.

63) Vergleiche *Charaka Samhita, Sutrasthana XI.* 54, in denen die Edelsteine neben anderen spirituellen Therapien des Ayurveda aufgeführt werden.

64) Mehr Informationen zur vedischen Astrologie, einschließlich seiner heilenden Aspekte, werden dargelegt in *Astrology of the Seers*, vor allem auf den Seiten 235-261.

65) Ausführlichere Informationen zur Nutzung der Edelsteine im Ayurveda finden sie in *Ayurvedic Healing*, Seiten 308-312.
66) Siehe auch *Charaka Samhita Sutrasthana* XI. 54, in der das Mantra als spirituelle Therapie des Ayurveda erwähnt wird.
67) Dieser Vorgang wir im Sanskrit „Purascharana" oder „Anusthana" genannt.
68) Dieses Thema wird in *Tantric Yoga and the Wisdom Goddesses* genauer untersucht. Außerdem in *Tools for Tantra* von Haresh Johari.
69) Hinsichtlich der Erhöhung von Prana, Tejas und Ojas durch Mantren siehe auch *Tantric Yoga and the Wisdom Goddesses*, Seiten 197-219.
70) Diese ausgewählte Form Gottes wird in Sanskrit „Ishta Devata" genannt. Es gibt sehr viele Abhandlungen über Bhakti Yoga oder den Yoga der Hingabe, beispielsweise die *Bhakti Sutren* von Narada, die *Srimad Bhagavatam*, das *Ramayana* und die Lieder von großen Heiligen, wie Mira Bai.
71) Diese werden im Sanskrit „Homa", „Havana" oder „Agnihotra" genannt.
72) In *Tantric Yoga and the Wisdom Goddesses* habe ich die Rolle von zehn wichtigen Göttinnen in dieser Hinsicht untersucht.
73) Vagbhatta, der große buddhistische Ayurvedalehrer, empfahl die Verwendung von Bodhisattva Avalokiteshvara oder die Götter Shiva und Vishnu (*Astangahrdaya Uttarasthana V.* 50-52). Die Gefährtin von Avalokiteshvara ist die Göttin Tara, in der chinesischen Tradition auch Kwan Yin genannt.
74) Die Selbsterkenntnis ist das wichtigste Thema des Advaita oder nicht dualistischen Vedanta. Sein wichtigster Vertreter ist Shankaracharya. Der bekannteste moderne Vertreter ist Ramana Maharshi, der große Weise aus Tiruvannamalai in Südindien.
75) In Bezug auf die Bedeutung des Yoga im traditionellen Ayurveda siehe *Charaka Samhita, Sarirasthana I.* 137-155.
76) *Yoga Sutren* von Patanjali, I,2.
77) Im vedischen Gedankengut wird dies „Varna" und „Ashrama" genannt. Die Varnas sind unsere sozialen Verhaltensregeln, die vierfach unterteilt sind, da sie auf Wissen, Ehre, Vermögen oder Arbeit basieren. Die Ashramas entsprechen den Phasen eines Lebens als Jugendlicher, Familienvater, Zurückgezogener und Entsagender.
78) Das eigentliche Ziel des Yoga ist die innere Vereinigung. Dahinter steht eine spirituelle Absicht, die Entsagung und Selbstverzicht voraussetzt. Vergnügen, im Sanskrit „Bhoga" genannt, ist nicht das Ziel des Yoga, das sich in eine ganz andere Richtung bewegt. Trotzdem üben viele Menschen Yoga aus, um sich besser zu fühlen, was eigentlich ein Ziel von Bhoga ist. Dies gibt oft ein falsches Bild des Yoga und hindert daran, seine tiefer gehenden Methoden kennenzulernen.
79) Siehe auch *Yoga Sutren* I.12., der Kommentar von Vyasa zur Erklärung des Chitta-Nadi. Der äußere Fluß des Geistes durch die Sinne führt zu Verhaftung und Kummer. Der innere Fluß der Unterscheidung führt zu Frieden und Befreiung. Dieser innere Fluss setzt die Kundalini, den erweckten Chitta-Nadi, in Bewegung.
80) Im Yoga wird dies „Shambahvi Mudra" genannt. Es wird auch in verschiedenen buddhistischen Meditationspraktiken angewendet.

81) In den Abschnitten über Chitta und Buddhi wurde schon über Samadhi berichtet, schlagen Sie bitte dort nach, da wir diese Informationen hier nicht mehr wiederholen.
82) Der wichtigste Kommentator *der Yoga Sutren*, Vyasa, definiert Yoga als Samadhi. Der erste Teil des Buches ist das Samadhi Pada, das heißt der Abschnitt über Samadhi. Ein Großteil der Verse im Buch beziehen sich auf Samadhi oder Samyama.
83) Sanskrit – siehe Vyasas Kommentar zu den ersten vier Versen der Yoga Sutren.
84) Diese Samadhi (Samyamas) werden in den *Yoga Sutren*, vor allem im dritten Abschnitt, genauer erläutert.
85) Diese Art von Besitznahme wird in der ayurvedischen Psychologie genau untersucht. In *Ayurvedic Healing* habe ich einige davon erläutert, Seiten 254-257.

Sanskritglossar

Agni – Verdauungsfeuer
Ahamkara – Ego oder getrenntes Selbst
Antahkarana – inneres Instrument, Geist auf allen Ebenen
Apana – abwärtssteigendes Prana
Asana – Yogastellungen
Astralebene – feinstoffliche Welt der reinen Eindrücke, Traumebene
Atman – wahres Selbst, das reine „Ich bin“
Ayurveda – yogische Wissenschaft der Heilung
Bhakti Yoga – Yoga der Hingabe
Bija Mantra – einzelnes Silbenmantra, beispielsweise OM
Brahman – absolute Wirklichkeit
Buddhi – Intelligenz
Chakren – Energiezentren des feinstofflichen Körpers, die den physischen Körper über das Nervengeflecht beherrschen
Chitta – Bewusstsein, innerer Geist, vor allem das Unbewusste
Devi – die Göttin
Dharana – Konzentration
Dharma – das Gesetz unseres Wesens
Dhyana – Meditation
Gunas – drei Ursprungsqualitäten der Natur: Sattva, Rajas und Tamas
Guru – spiritueller Führer
Homa – vedisches Feueropfer
Ishvara – Gott oder der Schöpfer
Ishvari – Göttliche Mutter, der weibliche Aspekt Gottes
Jiva – individuelle Seele
Jnana Yoga – Yoga der Selbsterkenntnis
Karma – Wirkung unserer vergangenen Handlungen, auch die vorhergehender Geburten
Karma Yoga – Yoga des Rituals, der Arbeit und des Dienstes
Kausalebene – Ursprungswelt der Schöpfung, Bereich der Ideale oder Archetypen, Tiefschlafebene
Kundalini – latente Energie der spirituellen Entwicklung
Mahat – Göttlicher Geist oder kosmische Intelligenz
Manas – äußerer oder Sinnesaspekt des Geistes
Mantra – Samentöne, die für die Heilung oder yogische Zwecke angewendet werden
Marmas – empfindsame Punkte auf dem Körper
Niyamas – yogische Regeln
Ojas – Wasser auf der vitalen Ebene
Pitta – biologisches Feuertemperament
Prakriti – Natur
Prana – Lebenskraft, Atem
Pranayama – Kontrolle oder Ausweitung der Lebenskraft
Pratyahara – Kontrolle oder Zurückziehen der Sinne und des Geistes

Puja – hinduistisches Ritual
Purusha – innere Seele, Selbst
Raja Yoga – integrales Yogasystem von Patanjali, in den *Yoga Sutren* erläutert
Rajas – Qualität der Handlung und Unruhe
Rajasisch – in der Natur von Rajas
Samadhi – Vertiefung, Vereinigung
Samana – ausgleichende Lebenskraft
Sattva – Qualität der Harmonie
Sattvisch – in der Natur von Sattva
Shakti – Kraft, Energie, vor allem auf tiefster Ebene
Shiva – Göttliche Kraft des Friedens und der Transzendenz
Tamas – Qualität der Dunkelheit und Trägheit
Tamasisch – in der Natur von Tamas
Tanmatras – Sinnespotenzial der feinstofflichen Elemente (Klang, Berührung, Sicht, Geschmack, Geruch)
Tantra – energetische Methode zur Arbeit mit unseren höheren Potenzialen
Tejas – Feuer auf der vitalen Ebene
Udana – aufsteigendes Prana
Vata – biologisches Lufttemperament
Vayu – anderer Name für Prana oder Lebenskraft
Veden – antikes spirituelles System des Hinduismus über das Selbst und das kosmische Wissen
Vishnu – Göttliche Kraft der Liebe und des Schutzes
Vyana – ausweitende Lebenskraft
Yama – yogische Werte
Yantras – geometrische Meditationsformen
Yoga – Wissenschaft der Wiedervereinigung mit der universellen Wirklichkeit

Pflanzenglossar

Alant .... Inula
Aloe vera .... Aloe
Amalaki.................................... Emblica officinalis
Asafoetida (Stinkasant*) .... Ferula asafetida
Ashwagandha .... Withania somnifera
Bala .... Sida cordifolia
Baldrian .... Valeriana
Basilikum .... Ocinum
Beifuß .... Artemisia
Brustbeere .... Zizyphus spinosa
Champak .... Michelia champaka
Chrysantheme........................... Chrysanthemum indicum
Damiana .... Turnera aphrodisiaca
Echte Betonie, Heilziest............. Stachys betonica
Ephedra.................................... Ephedra
Eukalyptus .... Eucalyptus
Frauenschuh.............................. Cyripidium pubescens
Gardenie .... Gardenia floribunda
Geißblatt.................................. Lonicera japonica
Gokshura (Erd-Burzeldorn*) ..... Tribulis terrestris
Gotu Kola (Wassernabel*) .... Hydrocotyle asiatica
Grüne Minze............................. Mentha spictata
Guggul .... Commiphora mukul
Haritaki (Mirobalanen*)............ Terminalia chebula
Helmkraut................................. Scutellaria
Henna .... Lawsonia alba
Hopfen..................................... Humulus lupulus
Hysop .... Hyssop officinalis
Ingwer...................................... Zingiberis officinalis
Iris... Iris
Jasmin .... Jasminum grandiflorum
Jatamansi (Narde*) .... Nardostachys jatamansi
Kalmus..................................... Acorus calamus
Kamille .... Anthemum nobilis
Kampfer................................... Cinnamomum camphor
Kapikacchu (Kuhkrätze*) .... Mucuna pruriens
Kardamom .... Elettaria cardamomum
Knoblauch .... Allium sativa
Lavendel................................... Lavendula stoechas
Lilie.. Lilum
Lorbeer.................................... Myrica
Lotussamen .... Nelumbo nocifera
Ma Huang................................ Ephedra sinense
Manduka Parni.......................... Bacopa monnieri

Muskat	Myristica fragrans
Myrrhe	Commiphora myrrha
Nelken	Syzgium aromaticum
Passionsblume	Passiflora incarnata
Pfefferminze	Mentha piperita
Pippali (schwarzer Pfeffer*)	Piper nigrum
Plumaria	Plumeria rubra
Rose	Rosa
Rosmarin	Rosmarinus officinalis
Safran	Crocus sativa
Salbei	Salvia officinalis
Sandelholz	Santalum alba
Sesamsamen	Sesamum indica
Shankha Pushpi	Canscora decussata
Shatavari (Spargel*)	Asparagus racemosus
Shilajit	Asphaltum
Süßholz	Glycyrrhizzra glabra
Tamarinde	Tamarindus indicus
Thymian	Thymus vulgaris
Vetiver	Andropogon muriaticus
Vidari (Turbithwurzel*)	Ipomoea digitata
Weihrauch	Boswellia carteri
Wintergrün	Gaultheria procumbens
Yohimbe	Caryanthe yohimbe
Zeder	Cedrus
Zimt	Cinnamomum zeylonica
Zitronengras	Cymbopogon citratus

*Anm. der Übersetzerin: Die Sanskritnamen des Originals werden beibehalten und mit den z. T. vorhandenen dt. Pflanzennamen ergänzt.

Bibliographie

Anirvan, *Sri, Antaryoga,* Voice of India, New Delhi, India, 1994.

Anirvan, Sri,. *Buddhiyoga of the Gita and other Essays,* Samata Press, Madras, India, 1990.

Aurobindo, Sri, *Letters on Yoga,* Sri Aurobindo Ashram, Pondicherry, India

Frawley, David, *Astrology of the Seers: A Guide to Hindu/Vedic Astrology,* Passage Press, Salt Lake City, Utah, 1990.

Frawley, David,. *Ayurvedic Healing, A Comprehensive Guide,* Passage Press, Salt Lake City, Utah, 1989.

Frawley, David, *Beyond The Mind,* Passage Press, Salt Lake City, Utah, 1992.

Frawley, David, *From the River of Heaven: Hindu and Vedic Knowledge for the Modern Age,* Passage Press, Salt Lake City, Utah, 1990.

Frawley, David, *Tantric Yoga and the Wisdom Goddesses: Spiritual Secrets of Ayurveda,* Passage Press, Salt Lake City, Utah, 1994.

Frawley, David und Dr. Vasant Lad, *Die Ayurvwda-Pflanzenheilkunde,*. Windpferd Verlag, Aitrang, 4. Auflage 1995

Lad Vasant, Dr., *Das Ayurweda Heilbuch,* Windpferd Verlag, Aitrang, 10. Auflage 1999

Lad, Vasant, Dr. *Ayurvedic Cooking for Self-Healing,*. Ayurvedic Institute, Albuquerque, New Mexico, 1994.

Ranade, Dr. Subhash, *Natural Healing Through Ayurveda,* Passage Press, Salt Lake City, Utah, 1993.

Yogeshwarananda, Swami, *Science of the Soul,* Yoga Niketan Trust, New Delhi, India, 1992.

Yogeshwarananda, Swami, *Science of the Soul,* Yoga Niketan Trust, New Delhi, India, 1992.

Yogeshwarananda, Swami, *Science of Prana,* Yoga Niketan Trust, New Delhi, India, 1992.

Yukteswar, Sri, *The Holy Science,* Self-Realization Fellowship, Los Angeles, California, 1978.

Sanskrit-Texte

Astanga Hridaya of Vagbhatta/*Bhagavad Gita* of Sri Krishna/*Caraka Samhita* (three volumes), Varanasi, Chowkhamba Sanskrit Series, India/Daivarata Vaisvamitra, *Chandodarshana*/Daivarata Vaisvamitra, *Vak Sudha*/Ganapati Muni, *Uma Sahasram* with commentary by Kapali Sastri/*Mahabharata, Sanskrit,* Gita Press, Gorakpur/ Pantanjali, *Yoga Sutras* with commentaries of Vacaspati Misra and Vijnana Bhiksu/ *Sankhya Karika* of Ishvara Krishna with the commentaries of Matharacarya and Samkaracarya/*Satapatha Brahmana/Susruta Samhita/188 Upanishads/Vedantasara.*

Über David Frawley (Pandit Vamadeva Shastri)

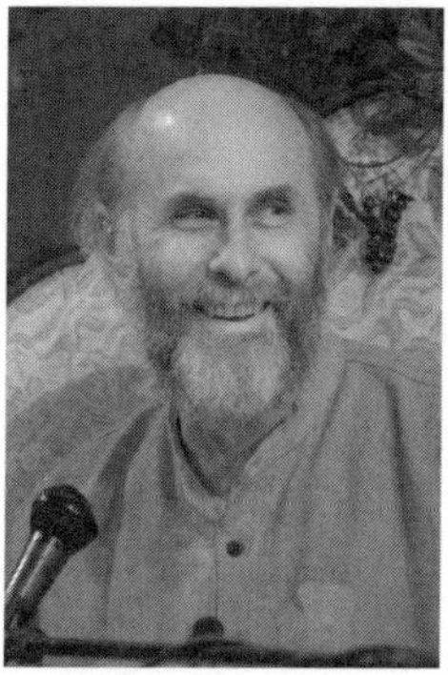

David Frawley ist eine weltweit anerkannte Autorität auf dem Gebiet des Yoga und Ayurveda und Autor zahlreicher Veröffentlichungen und Fachpublikationen. Er lebt in Santa Fee, New Mexico, USA, verbringt aber den Großteil des Jahres auf Reisen, um zu lehren und Seminare zu leiten.

David Frawley ist das zweite von zehn Kindern einer katholischen Großfamilie und wurde 1950 in Wisconsin geboren. Im Alter von etwa zwanzig Jahren stieß Frawley erstmals auf hinduistische Schriften. Daraufhin begann er, sich für die vedischen Wissenschaften zu interessieren. Ausgerüstet mit einer Sanskritausgabe der indischen Urtexte und eines Grammatiklehrbuchs begab sich Frawley auf das schwierige aber erfolgreiche Abenteuer, Sanskrit zu erlernen.

Seither ist die Liste seiner Ausbildungsstationen, Studien und Lehraufenthalte zu umfangreich geworden, als dass sie sich hier aufführen ließe. Nur zwei seien beispielhaft erwähnt: 1991 wurde ihm von seinem damaligen Lehrer Avadhuta Shastri der Name *Vamadeva Shastri* verliehen (nach einem großen vedischen Weisen), 1996 wurde dieser Name im Rahmen des *Brahmachari Vishwanathji Awards* durch den offiziellen Titel eines *Pandit* ergänzt.

Das American Institute of Vedic Studies (AIVS)

Um vedisches Wissen zu verbreiten und in seiner Tiefgründigkeit zugänglich zu machen, gründete Dr. David Frawley das *American Institute of Vedic Studies*, das Fernkurse in vedischen Wissenschaften anbietet. Über achttausend Menschen haben bisher vom Grundlagenkurs *Ayurvedic Healing* und den weiterführenden Ausbildungen profitiert.

Internetadresse des AIVS: www.vedanet.com

Das AIVS kooperiert in Deutschland mit dem Berliner Vedic Center, das David Frawleys Fernkurse in Deutschland anbietet und dessen Seminare organisiert.

Internetadresse des Vedic Centers: www.vediccenter.de

David Frawleys Fernkurse (in deutscher Sprache)

Neben seinen zahlreichen Veröffentlichungen hat David Frawley drei Fernkurse verfasst, die ein umfassendes Kompendium des vedischen Wissens bieten und als eigenständige Ausbildungseinheiten international anerkannt sind. Die Kurse liegen in deutscher Übersetzung vor und werden vom Vedic Center angeboten und betreut.

- Der *Kurs der ayurvedischen Heilkunde* vermittelt die philosophischen und praktischen Grundlagen des Ayurveda und seiner einzelnen Disziplinen.
- Der Kurs des *Yoga und Ayurveda* führt umfassend in den Weg des Yoga ein und leuchtet dessen Zusammenhang mit der ayurvedischen Wissenschaft bzw. der vedischen Tradition aus.
- Die *Astrologie der Seher* bzw. der *Kurs der vedischen Astrologie* legt vor ayurvedisch-heilerischem Hintergrund die astrologische Wissenschaft der Veden dar.

Das Kursmaterial umfasst jeweils drei bzw. vier Ringbücher und ist in einzelne Lektionen gegliedert. Eine detaillierte Inhaltsübersicht finden Sie auf der Internetpräsenz des Vedic Centers.

Sämtliche Kurse sind selbstständige in sich geschlossene Schriften. Sie bauen jedoch stellenweise auf David Frawleys Veröffentlichungen auf bzw. setzen deren Lektüre voraus. Methodisch und inhaltlich gehen die Kurse damit weit über die Buchpublikationen hinaus.

Die Kursprüfungen werden anhand eines Fragenkatalogs in schriftlicher Form abgelegt. Im Falle eines erfolgreichen Abschlusses werden 300 bzw. 200 Ausbildungsstunden zertifiziert, die zu weiterführenden Studien an namhaften Schulen und Institutionen weltweit berechtigen.

www.vediccenter.de

Index